BODYWEIGHT TRAINING MIT MIKE DIEHL

INHALT

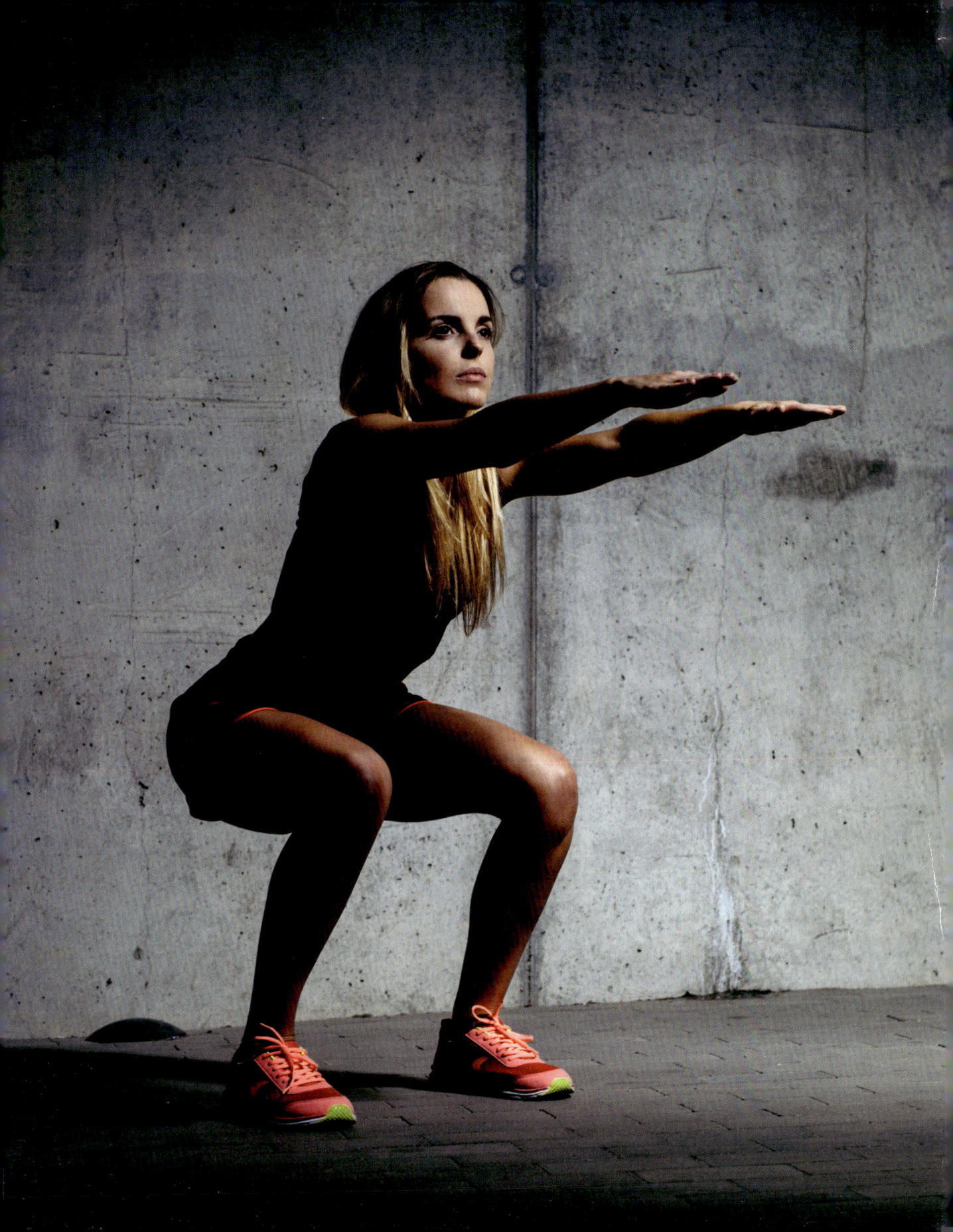

1 VORWORT

Liebe Leserin, lieber Leser,

Fitness ist ein Thema, das jeden beschäftigt. Wer möchte nicht schlank und stark durchs Leben gehen? Wer hat nicht den Wunsch, dauerhaft fit zu bleiben und damit nicht nur etwas für sein Äußeres zu tun, sondern auch die eigene Gesundheit zu schützen?

Der perfekte Begleiter auf diesem Weg ist nun auf dem Markt – *Bodyweight Training mit Mike Diehl* ist das ideale Buch für alle, die sich endlich in Form bringen oder neue Übungen für das alltägliche Training und Anregungen für die Motivation entdecken wollen. Dass ich die ersten Zeilen in diesem Buch schreiben darf, freut mich besonders. Denn das Thema Fitness begleitet mich bereits den Großteil meines Lebens – insbesondere das Training mit dem eigenen Körpergewicht. Für ein effektives Training benötigt man keine Geräte und kein Studio. Wer die richtigen Bodyweight-Übungen kennt, der kann sich auch unterwegs auspowern und einen maximalen Trainingseffekt erzielen.

Niemand weiß das besser als Mike Diehl – und glauben Sie mir: Ich kann das beurteilen, immerhin war ich vor vielen Jahren mit diesem Mann verheiratet. Inzwischen arbeiten wir seit 2007 eng im deutschen Fed-Cup-Team (Nationalmannschaft der Tennisspielerinnen) zusammen. Mike als Fitnesscoach zu unserer Mannschaft zählen zu dürfen, ist ein Riesengewinn für uns alle. Seine Begeisterung, mit der er in jeder Fed-Cup- oder Lehrgangswoche neue Übungen präsentiert, ist großartig. Ich kenne keinen Fitnesscoach, der mit so viel Leidenschaft und Enthusiasmus arbeitet und der den Sport so liebt wie er. Privat hat er übrigens durchaus seine weichen und sensiblen Seiten, ist ein liebevoller und fürsorglicher Familienvater. Im Training aber verkörpert er den unnachgiebigen Schleifer, den Elitesoldaten, der, geprägt von Disziplin und Ehrgeiz, zielstrebig seinen Weg im Leben geht. Er kann seine Sportler auf den Punkt motivieren und so stets das Maximum aus ihnen herausholen.

Auch unsere Spitzenspielerin Angelique Kerber, die 2016 die Australian Open sowie die US Open gewann, im Wimbledon-Finale stand, Olympia-Silber holte und nach Steffi Graf als erste deutsche Spielerin die Nummer eins der Weltrangliste wurde, profitiert seit Jahren von Mikes Workouts.

Ich erzähle Ihnen eine Anekdote: Als wir im Frühjahr 2014 zum Fed-Cup-Halbfinale nach Australi-

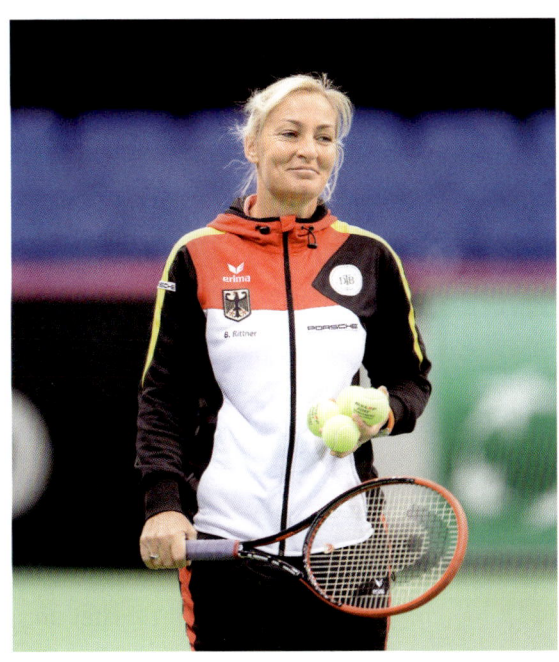

Barbara Rittner,
Bundestrainerin des Deutschen Tennis Bundes (DTB)

en flogen, landeten wir für einen Zwischenstopp in Dubai. Während wir auf den Anschlussflug warteten, motivierte Mike uns alle für eine kurze, spontane Einheit. Mitten auf dem Flughafen trainierten Angelique Kerber, Andrea Petkovic und die anderen Spielerinnen und Betreuer des Teams gemeinsam. Für Mike war das völlig normal – geht es nach ihm, so kann man jede freie Minute für das Training nutzen. Am Ende gewannen wir 3:1 in Brisbane und Deutschland zog erstmals seit 1992 ins Fed-Cup-Endspiel ein. Auch daran hatte unser Fitnessguru einen entscheidenden Anteil.

Alle seine Workouts, mit denen er normalerweise die besten deutschen Tennisspielerinnen und

viele andere Sportler fit macht, können Sie jetzt auch ausprobieren. Die Auswahl an Übungen ist so groß, dass Sie sich selten wiederholen müssen. Und das Beste: Die Übungen machen auch noch Spaß und jeder kann auf seinem persönlichen Fitnesslevel trainieren.

Ich freue mich, dieses Buch in Zukunft immer dabei zu haben, um selbst neue Anregungen für das Training zu erhalten. Aber auch, um es weiterzuempfehlen, damit niemand mehr eine Ausrede findet, nicht trainieren zu können.

Ich wünsche Ihnen viel Spaß beim Lesen – und vor allem beim Training!

Ihre

Barbara Rittner

Bundestrainerin des Deutschen Tennis Bundes (DTB)

Teamchefin der deutschen Fed-Cup-Mannschaft

Wie alles begann ...

So kamen die Autoren auf die Idee, ein Fitnessbuch zu schreiben: Im Frühjahr 2013 produzierten Felix Grewe und Mike Diehl eine Story für das *tennis MAGAZIN*. Sie wurde im Jahr Top Special Verlag, in dem das Heft erscheint, zur besten Geschichte 2013 in der Kategorie „Wissen" ausgezeichnet.

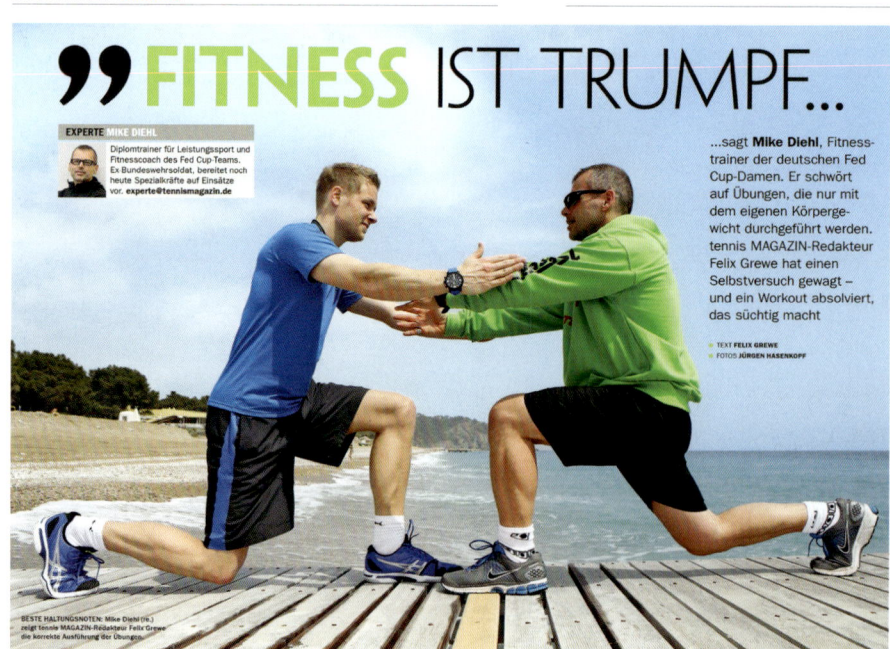

BESSER SPIELEN **TRAINING**

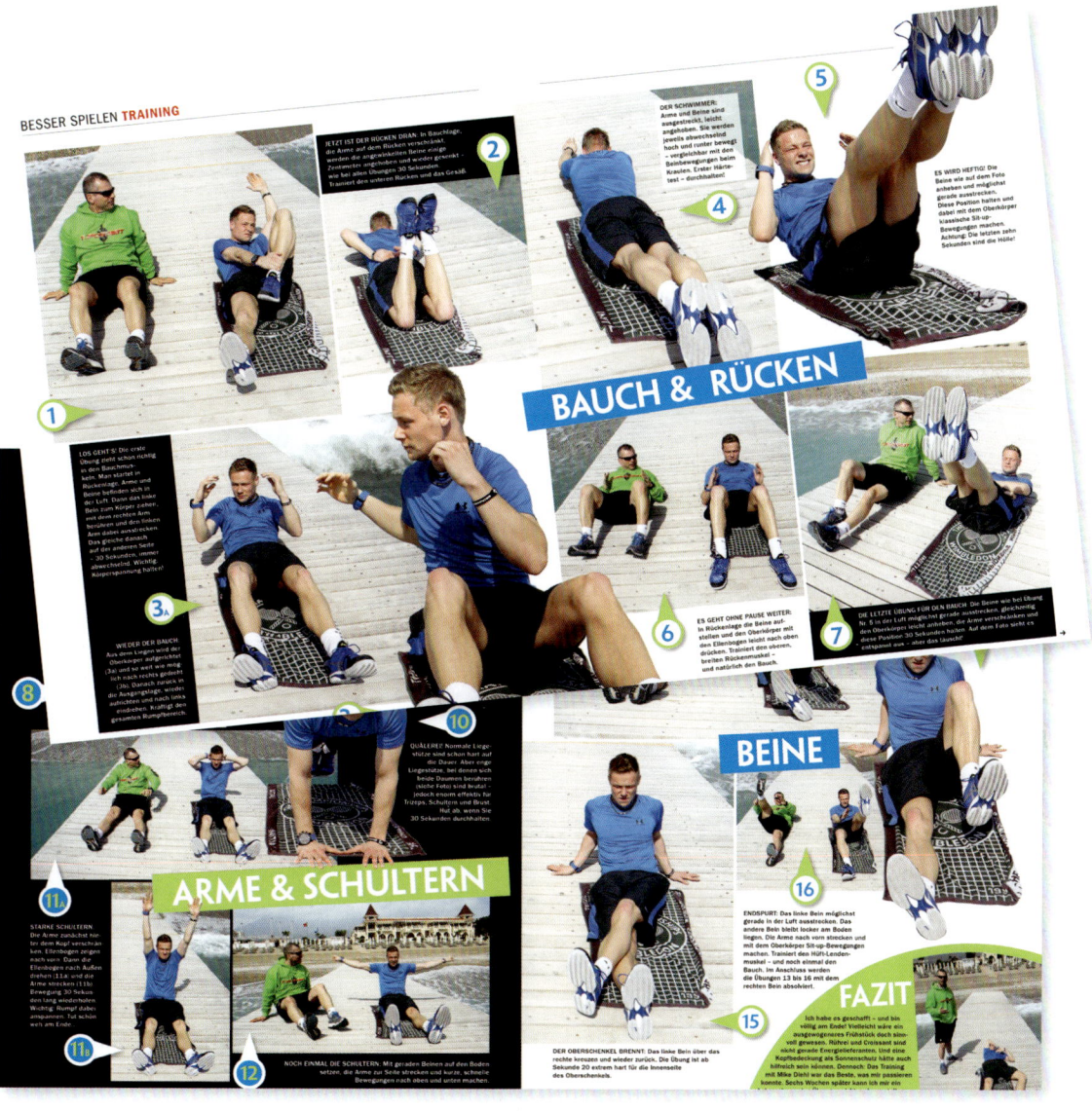

BAUCH & RÜCKEN

ARME & SCHULTERN

BEINE

FAZIT

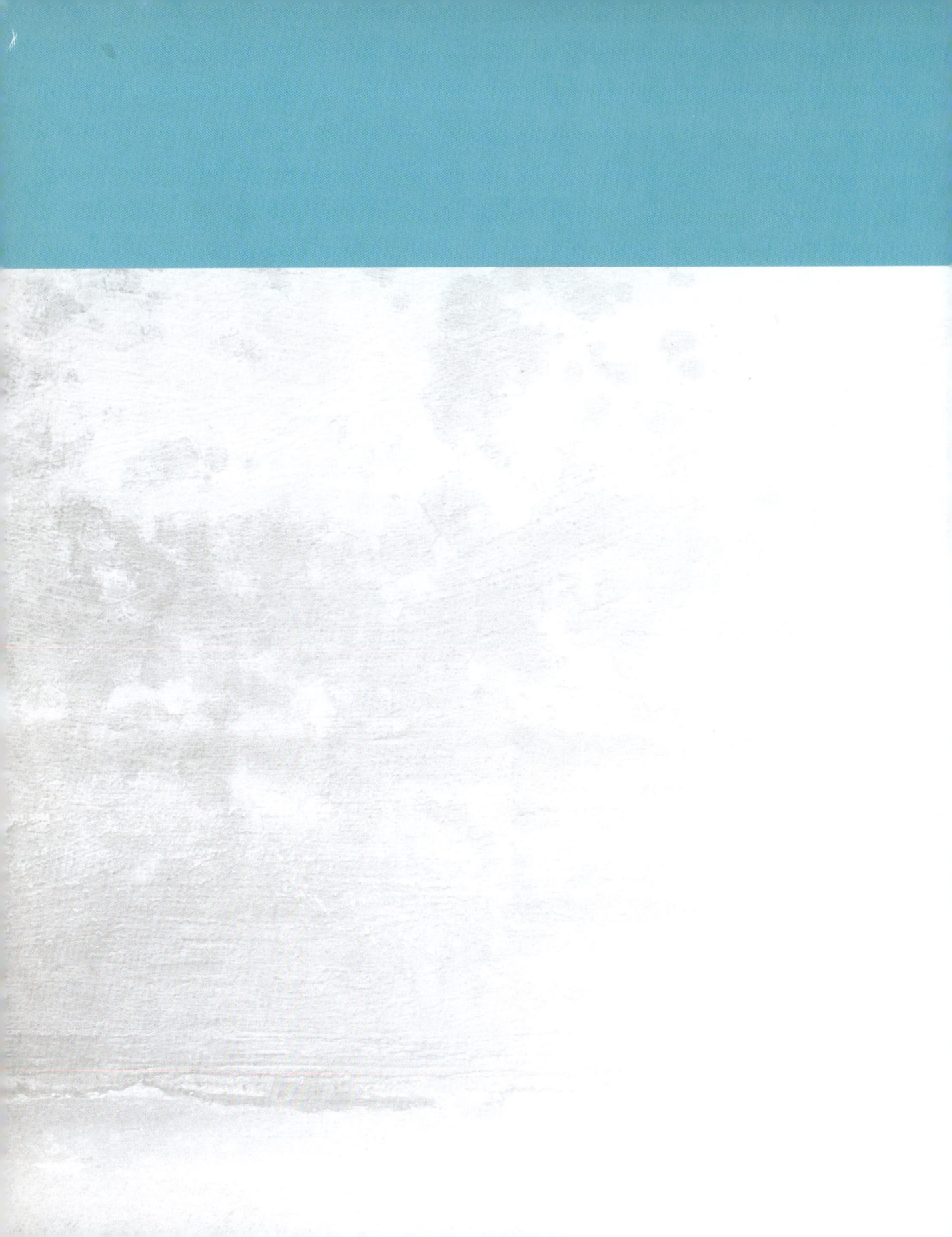

2 EINLEITUNG
SCHLUSS MIT AUSREDEN

Es kann viele Gründe geben, weshalb du zu diesem Buch gegriffen hast. Wahrscheinlich bist du mit deinem Körper nicht zufrieden. Du hast ein paar Kilos zu viel auf den Rippen, willst endlich mehr Sport treiben und dich richtig in Form bringen. Oder du findest dich zu schmächtig und möchtest an Muskelmasse zulegen. Vielleicht trainierst du aber auch regelmäßig, nickst beim Blick in den Spiegel voller Anerkennung und bist auf der Suche nach neuen Trainingsideen. Gleichgültig, welcher Grund auf dich zutrifft – du hast dir das richtige Buch ausgesucht. Eines verspreche ich dir: Wenn du diese Seiten gelesen hast, wirst du nicht nur ein sensationelles neues Workout kennen. Nein, deine Einstellung zum Sport wird sich verändert haben. Deine Lebenseinstellung wird eine andere sein.

Ich möchte, dass du eines verinnerlichst: Wenn du morgens aus dem Bett steigst, hast du jedes Mal aufs Neue die Chance, positiv oder negativ in den Tag zu starten. Welche Entscheidung die Bessere ist, muss ich dir nicht erzählen. Jeder Tag ist einmalig und das Leben ist das Kostbarste, was wir geschenkt bekommen haben. Du hast also die verdammte Pflicht, aus jedem deiner wertvollen Tage das Maximum herauszuholen. Nur so kannst du in deinem Leben das Bestmögliche erreichen. Warum ich dir das erzähle? Weil ein fitter und vitaler Körper die Basis für einen gesunden Geist und ein erfolgreiches Leben bildet. Das Wichtigste, was wir besitzen, ist unser Körper. Leider haben das bis heute viele Menschen noch nicht verstanden. Ich werde dir dabei helfen.

Du wirst in diesem Buch Übungen kennenlernen, die du nur mit deinem eigenen Körpergewicht durchführst – ohne Geräte. Du brauchst keine Hanteln, keine Maschinen. Und: Du kannst dieses Training überall absolvieren. Zu Hause vor dem Fernseher, in der Mittagspause im Büro, im Urlaub am Strand oder im Hotelzimmer. Denn deine persönliche Fitnessbox – deinen Körper! – hast du immer und überall dabei. 4 x die Woche eine Viertelstunde genügt bereits, um alle wichtigen Muskelgruppen zu trainieren. Ich werde dir mehr als 100 Übungen zeigen, die du ohne großen Aufwand nachmachen kannst – gleichgültig, ob du Anfänger oder Profi bist. Du lernst verschiedene Zirkel kennen, mit denen du Abwechslung in dein Training bringst und bis an deine Leistungsgrenze gehst. Kein Fitnesstraining der Welt ist einfacher und gesünder als Bodyweight Training.

Mache dir eines bewusst: Dein Körper ist das Zuhause, in dem deine Seele wohnt. Du verbringst dein ganzes Leben in dieser Hülle. Ich vergleiche den Körper gerne mit einer Wohnung oder einem Haus. Dort räumst du regelmäßig auf, du putzt Küche und Bad, damit sie nicht verdrecken. Du richtest deine Zimmer liebevoll ein, um dich wohlzufühlen. Wenn du einen Garten besitzt, verbringst du im Sommer viele Stunden damit, Beete von Unkraut zu entfernen, Blumen zu pflanzen, den Rasen zu mähen. Es soll schließlich alles schön aussehen. Du möchtest dich wohlfühlen. Warum aber investierst du nicht mindestens genauso viel Zeit für deinen Körper? Du besitzt nur diesen einen und er begleitet dich, deine Seele, durch dein ganzes Leben. Du hast ihn zu pflegen und zu lieben. Denn nur du trägst die Verantwortung für ihn – und damit für dich!

Ich werde in Kap. 5, „Motivation", ausführlich auf den Zusammenhang zwischen Körper und Geist eingehen und darauf, wie wichtig ein austrainierter und gesunder Körper für das Selbstvertrauen ist. Denn eines darfst du nie vergessen: Dein Körper ist der Spiegel deiner Seele!

Die meisten meiner Freunde und Bekannte halten mich für verrückt. Im *tennis MAGAZIN*, in der *Frankfurter Allgemeinen Zeitung* und in einigen anderen Medien wurde ich als „Schleifer" und „harter Hund" bezeichnet. Und zwar völlig zu Recht. Ich bin hart gegen mich selbst, fordere beim Training stets das Maximum von meinem Körper und erwarte von meinen Kunden das Gleiche. Wer mit mir zusammenarbeitet, der geht an seine Grenzen und darüber hinaus – aber er erreicht auch mehr als die meisten anderen. Vielleicht schreckt dich das ab, weil du sagst: „Der Diehl hat einen an der Klatsche, so verrückt, wie er ist, will ich gar nicht werden." Musst du auch nicht, keine Angst. Wie gesagt: Die Übungen in diesem Buch können Männer und Frauen mit jedem Fitnesslevel absolvieren. Aber ich bin der Meinung, dass man Menschen regelmäßig in den Hintern treten muss, damit sie ihn bewegen und endlich ihre Ziele erreichen. Deswegen werde ich dir im Kapitel „Motivation" verschiedene Missionen erklären, mit denen du dein Leben veränderst und eine neue Einstellung zum Sport gewinnst. Ich werde dir zeigen, wie du den inneren Schweinehund für immer besiegst.

Zum Fitnessfreak wurde ich durch meine Berufswahl. Ich habe jahrelang als Elitesoldat für die Bundeswehr gearbeitet, war in verschiedenen Krisengebieten im Einsatz. Schnell und schmerzhaft musste ich erfahren, dass man als Soldat im Bereich der Spezialeinheiten nur mit hundertprozentiger Hingabe und Fitness überlebt. Und zwar im wahrsten Sinne des Wortes! Hier geht es nicht um Geld und Ruhm wie im Sport – sondern darum, das eigene Leben zu schützen. Körper, Geist und Wille werden dabei extrem gefordert. Leider gab es auch Kameraden, die diesem Druck nicht standhalten konnten. Kumpels im Gefecht zu verlieren, waren grausame Erfahrungen, die mich und meine Einstellung zum Leben tief geprägt haben.

Schon während meiner Anfangszeit bei der Bundeswehr zeichnete sich meine Leidenschaft für den Sport ab. Ich wurde ständig als Sportausbilder eingesetzt, Militärwettkämpfe standen für mich an der Tagesordnung. Der absolute Wille, sich Herausforderungen zu stellen, denen andere sich verweigern, war schon immer mein größter Ansporn. Seit ich selbst nicht mehr im Einsatz bin, habe ich Hunderte Spezialisten und Elitesoldaten nach meinen Methoden ausgebildet. Mittlerweile nutzen viele Einheiten im In- und Ausland meine Übungen für ihr Basistraining. Den Workouts mit dem eigenen Körpergewicht kommt dabei eine entscheidende Bedeutung zu.

Wenn ich Profisportler fit mache, seit 2007 insbesondere die deutsche Fed-Cup-Mannschaft im Tennis, dann arbeite ich ganz im Sinne meiner Sportler. Ich kenne als Soldat und Wettkämpfer die Zusammenhänge und Einflüsse, die uns bewegen und zu Höchstleistungen pushen. Oder die uns lähmen und mental zerstören. Moderne Trainingslehre, langjährige Erfahrungen, das Spüren psychischer und körperlicher Stärken und Schwächen zeichneten mich schon immer aus.

Ähnlich ist es bei der Arbeit mit Schauspielern oder Politikern. Ich habe jahrelang Hollywoodstars auf Actionfilme vorbereitet und in kürzester Zeit für Drehbücher in Topform gebracht. Auch Politiker kommen heute noch zu mir. Wenn ich mit ihnen arbeite, geht es mir vor allem darum, diese Personen durch den Sport auch mental stärker und stressresistenter zu machen. Verantwortung für diese Elite zu übernehmen, bedeutet für mich, eine Mitverantwortung für die Bevölkerung und den Staat zu tragen. Denn eine gesunde Lebensweise und ein vitaler Körper führen nachweislich dazu, dass man Entscheidungen leichter und besser trifft.

Bei aller Härte und bei allem Ehrgeiz: Der Sport bringt mir vor allem eines – eine Menge Spaß! Und den möchte ich auch dir vermitteln. Deshalb habe ich gemeinsam mit dem Sportjournalisten Felix Grewe dieses Buch geschrieben. Er trainiert selbst bei mir und hat schon viele meiner Workouts kennengelernt. Das Bodyweight Training ist auch für ihn inzwischen eine Sucht. Dir wird es nicht anders ergehen, das verspreche ich dir. Ich wünsche dir viel Freude beim Lesen und vor allem beim Trainieren. Denke dabei immer daran: Ein fitter Körper ist kein Hexenwerk. Du kannst alle deine Ziele erreichen – wenn deine Einstellung stimmt und du richtig trainierst. Deine Zeit der Ausreden ist mit diesem Buch vorbei!

Dein Mike Diehl

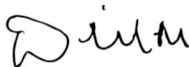

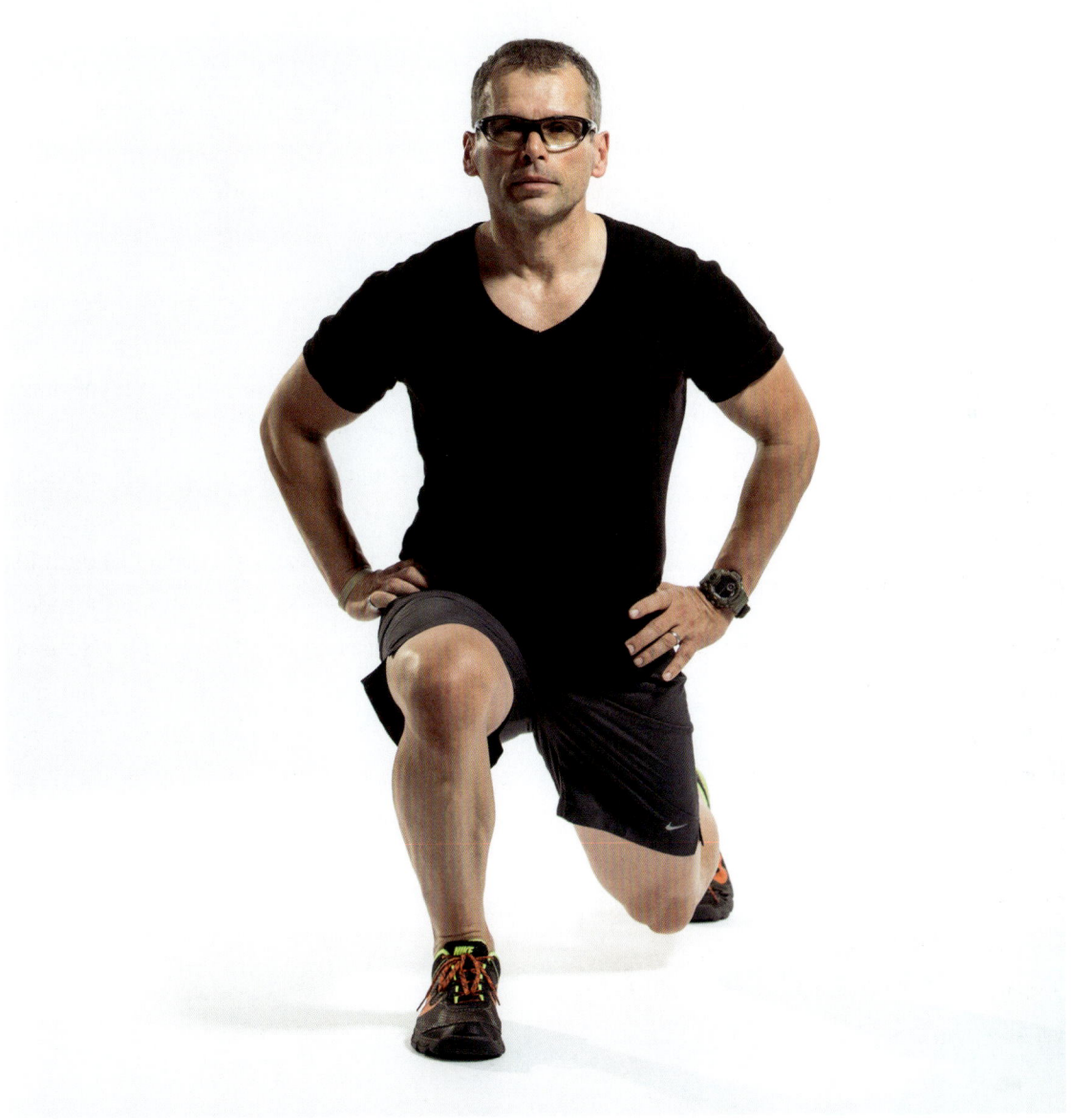

Fitnesscoach und Buchautor: Mike Diehl.

3 BODYWEIGHT TRAINING:
EINFACH UND GENIAL

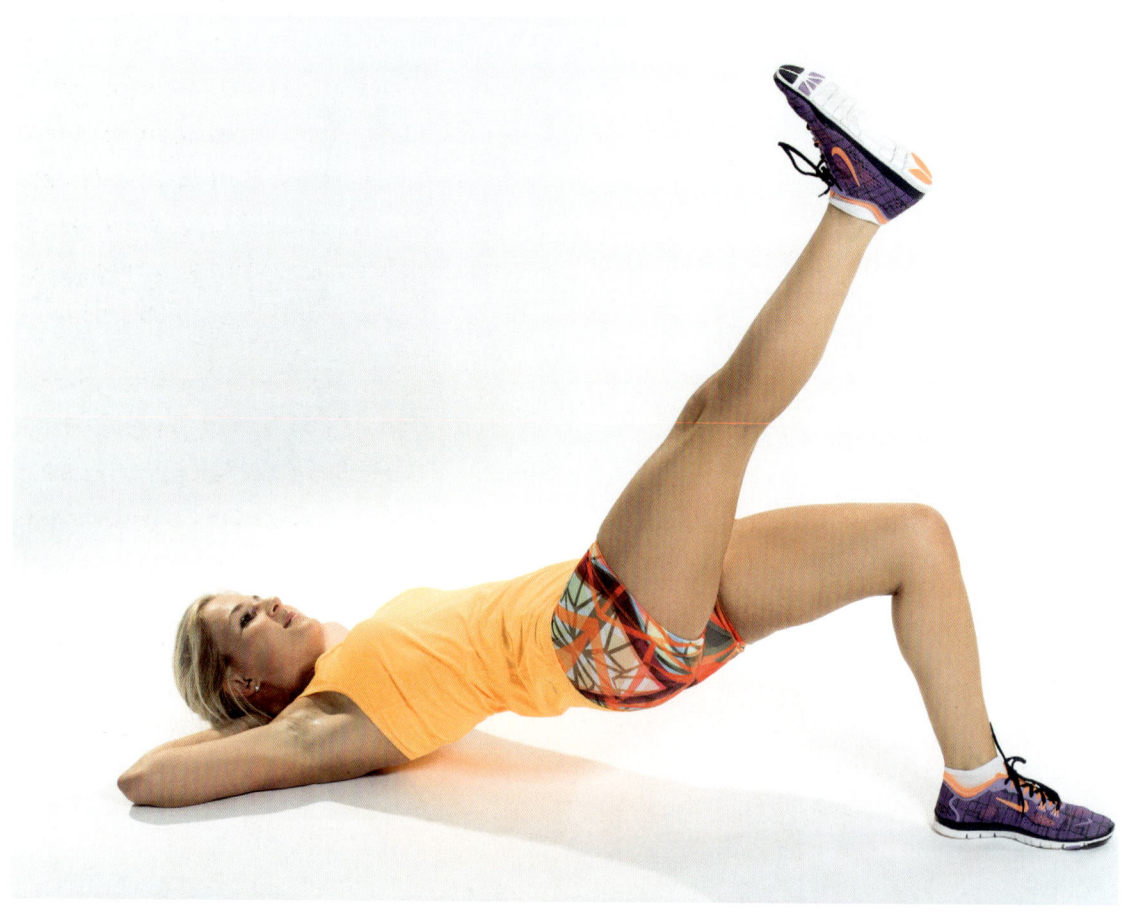

Schlank und stark: Training mit dem eigenen Körper ist extrem effektiv.

Wer mit dem eigenen Körpergewicht trainiert, muss wenig Zeit für seine Workouts aufwenden. Kein Training lässt sich so einfach umsetzen und verspricht größere Erfolge.

Es ist mit allen Dingen auf dieser Welt so: Was einfach ist, ist meistens genial. Und was genial ist, ist fast immer einfach! Für das Bodyweight Training gilt dieser Grundsatz zweifelsohne. Kein Workout ist gesünder, effektiver, aber vor allem einfacher als das Training mit dem eigenen Körpergewicht. Damit meine ich natürlich nicht, dass die Übungen nicht anspruchsvoll und anstrengend wären – ganz im Gegenteil! Du wirst noch ordentlich stöhnen beim Trainieren. Einfach bedeutet in diesem Fall, dass jeder in der Lage ist, mit seinem Körper zu trainieren – immer und überall. Kein anderes Training lässt sich so einfach umsetzen und verspricht schnellere und bessere Erfolge.

Ich habe schon erzählt, dass mich das Bodyweight Training bereits eine lange Zeit meines Lebens begleitet. Schon sehr früh ist mir klargeworden, dass wir mit unserem eigenen Körper das beste Fitnessgerät jederzeit bei uns haben. Während meiner aktiven Zeit bei der Bundeswehr stellten Eigengewichtsübungen für meine Männer und mich die Basis für unsere Fitness dar. Gleichgültig, ob wir uns im Außendienst, in der Kaserne, auf der Schießbahn oder unter widrigsten Bedingungen im Auslandseinsatz befanden: Ich brachte die Jungs in der Truppe stets gerätefrei auf Trab. Für mich ist das Eigengewichtstraining der vielseitigste Ansatz, weil man nicht nur monoton seine Kraft, sondern je nach Zusammensetzung der Übungen auch Ausdauer, Beweglichkeit und Koordination schult. Wie genau diese Übungen funktionieren, wirst du in diesem Buch erfahren.

Anfänglich bin ich mit dieser Methode auf erheblichen Widerstand gestoßen. Vor allem in den 1980er-Jahren war das klassische Bodybuilding ein Trend unter Kraftsportlern. Auch ich schloss mich eine Zeit lang dieser Bewegung an, aber durch das isolierte Training von Muskeln und die Vernachlässigung verschiedener Muskelgruppen wurde ich zunehmend unbeweglich und war kaum noch in der Lage, harte militärische Übungen zu überstehen.

Heute ist die Trainingslehre so weit fortgeschritten, dass wir um die Schädlichkeit des reinen Bodybuildings wissen. Nicht umsonst wird das Training mit dem eigenen Körpergewicht immer mehr zum Trend. Mein amerikanischer Kollege Mark Lauren, der einen ähnlichen Werdegang wie ich hinter sich hat, löste mit seinem Buch *Fit ohne Geräte* einen wahren Boom aus. Ich bin ihm dankbar dafür, dass er das Bodyweight Training auch in Deutschland populär gemacht hat – obwohl ich nicht alle seine Ansichten teile und viele seiner Übungen für zu kompliziert und sogar für zu gefährlich halte. Meiner Meinung nach müssen Ausdauer und alle anderen Komponenten der Kondition im Einklang miteinander stehen. Das erreicht man jedoch nicht, wenn man sich nur auf das Krafttraining beschränkt.

„Das Bodyweight Training hat mein Leben verändert!"

Thomas L., ehemaliger Bundeswehrkamerad von Mike Diehl:

„Oft führt der Zufall zwei Menschen zusammen und ändert ein ganzes Leben. Als ich Ende 2009 einen Hexenschuss erlitt, empfahl mir mein Physiotherapeut dringend ein rückenbetontes Krafttraining. Wie Mike Diehl arbeite auch ich bei der Bundeswehr. Ich ließ mich damals nach dreieinhalb turbulenten Jahren als Kompaniechef und einem ziemlich ernüchternden Auslandseinsatz nach Köln versetzen und lernte Mike kennen. Nicht nur meine körperliche, auch meine seelische Verfassung war schlecht. Mike lud mich zum Training ein und mir war zunächst eines klar: Ich würde alles machen, aber garantiert nicht mit diesem Mann trainieren! Er hatte den Ruf eines Sportverrückten und die Kameraden, die sich von ihm drillen ließen, kamen regelmäßig völlig fertig von ihren Workouts zurück. Heute bin ich Mike unendlich dankbar, dass er damals nicht locker ließ und mich einige Wochen später doch zum Training überredete.

Ich lernte durch ihn eine für mich völlig neue Art des Sports kennen. Wir trainierten viel mit dem eigenen Körpergewicht. Der Schmerz überwog und ich war anfangs nach jeder überstandenen Einheit froh. Und dennoch steckte mich Mike mit seinem Enthusiasmus und seiner Energie immer mehr an. Mit der Zeit merkte ich, wie gut mir sein Training tat – körperlich und mental.

Die Fitnesseinheiten mit Mike waren extrem funktional. Seine Bodyweight-Übungen fordern den Körper ganzheitlich und führen so zu schnellen, spürbaren Fortschritten. Viel wichtiger für mich war allerdings, dass das Training mit Mike ein komplettes Umdenken in mir bewirkte. Der Sport wurde neben der Familie zu meinem neuen Lebensmittelpunkt. Ich erlebte ein neues Körpergefühl und lernte, dass man mit einem ausgewogenen Krafttraining alles erreichen kann, was wirklich wichtig ist: überdurchschnittliche körperliche Fitness, mentale Stärke, innere Ruhe und Ausgeglichenheit.

Unsere dienstlichen Wege trennten sich 2011, aber der kurze gemeinsame Weg reichte für eine Lebensveränderung. Ich trage heute Verantwortung für fast 250 Soldaten und lasse keine Gelegenheit aus, die Philosophie von Mike an meine jungen Männer und Frauen weiterzugeben. Warum? Weil sie meine Grundüberzeugung geworden ist! Dafür danke ich Mike von Herzen."

Warum Bodyweight Training so effektiv ist

Ich möchte das klassische Gerätetraining gar nicht schlechtreden. Hanteln und Co. haben durchaus ihre Berechtigung und auch ich benutze sie regelmäßig in meinen Einheiten. Aber eines ist klar: Im Gegensatz zum monotonen Training an und mit Maschinen ermöglichen Workouts mit dem eigenen Körpergewicht eine wesentlich größere Vielfalt. Durch die koordinativ anspruchsvollen Übungen verbessert man das Zusammenspiel verschiedener Muskeln (Synergismus) und trainiert gleichzeitig die Tiefenmuskulatur. Während man an Geräten in der Regel einzelne Muskeln isoliert trainiert, werden beim Workout mit dem eigenen Körpergewicht viele verschiedene Muskeln gleichzeitig beansprucht. Ein gutes Beispiel hierfür sind sämtliche Übungen für die Bauchmuskulatur. Diese beanspruchen zusätzlich den gesamten Core-Bereich und kräftigen damit auch den unteren Rücken. Trainiert man die Bauchmuskulatur an Geräten, die man in Fitnessstudios findet, wird der Rücken dabei meist weniger oder im schlimmsten Fall sogar falsch beansprucht. Wir können auch das Beispiel Liegestütze wählen, die neudeutsch gern als Push-ups bezeichnet werden. Allein schon die verschiedenen Möglichkeiten der Armpositionen (weit, mittel oder eng) verändern den Effekt sofort. Der Schwierigkeitsgrad kann je nach Leistungslevel variiert werden, indem man sich mit den Armen entweder auf Stufen oder Bänken abstützt (so wird es leichter), oder seine Beine etwas erhöht positioniert (so wird es schwerer). Gleichzeitig werden verschiedene Muskelbereiche trainiert – Arme, Schultern, Rücken, Brust. Ich wette, du kennst kein Gerät, das ein so variables Training unterstützt?!

Durch solche muskelübergreifenden Übungen fördert der Sportler seine Leistungsfähigkeit und zusätzlich das motorische Nervensystem, was eine optimale Abstimmung zwischen dem Hirn und den

Muskeln bedeutet. Ich nenne dies Bewegungsintelligenz, weil man situativ und zunehmend intuitiv reagiert. Gleichzeitig wird die Koordination verbessert, man bringt seinen Körper in ein Gleichgewicht, schützt ihn dadurch vor Verletzungen und stärkt automatisch den mentalen Bereich.

Wenn ich mit meinem eigenen Körpergewicht trainiere, dann liebe ich es, so viele Muskeln wie möglich in einen Bewegungsablauf miteinzubeziehen. Aus normalen Liegestützen werden Burpees (diese werden später ausführlich erklärt), aus einem Ausfallschritt wird eine Drehbewegung, weil der Oberkörper eingesetzt wird. Die Bewegungserweiterungen ermöglichen es, dass jeder Sportler auf seinem persönlichen Level trainiert. Die

Beweglichkeit ist eine Komponente des Trainings, die vor allem von „Hardcore-Pumpern" oft unterschätzt wird. Beim Training mit meinen Kunden treffe ich oft auf gut gebaute Männer (vereinzelnd auch Frauen!), die ich liebevoll Anabolikabomben nenne. Die sind zwar in der Lage, mit ihren Muskelbergen beim Bankdrücken mehr als 100 kg zu stemmen. Abseits von klassischen Kraftgeräten stoßen sie jedoch sofort an ihre Grenzen. Es ist erschreckend, zu sehen, wie sich diese Schränke mit Variationen von Liegestützen schwertun und beim Beintraining mit dem eigenen Körpergewicht regelrecht zusammenbrechen. Auch diesen Extrem-Kraftsportlern empfehle ich, ihr Training regelmäßig um Eigengewichtsübungen zu ergänzen.

Praxistipp

Grenzenlose Möglichkeiten!

Häufig höre oder lese ich, man könne mit Bodyweight Training keine überschwelligen Reize setzen und seinen Körper nicht an die Grenzen bringen. Ich kann darüber nur müde lächeln. Wer mit dem eigenen Körpergewicht trainiert, kann jede Muskelgruppe optimal beanspruchen und sich innerhalb von 10 min bis zur totalen Erschöpfung auspowern. Probiere es selbst aus! Du lernst im Verlauf dieses Buches unzählige Übungen und eine Menge Zirkel kennen, die dich bis an dein körperliches Limit bringen werden.

Immer und überall trainieren

Die Zeit der Trainingsfaulheit ist endgültig vorbei. Du musst dich nicht mehr überwinden, ins Fitnessstudio zu fahren, du brauchst keine Stunden mehr zu investieren, um etwas für deinen Körper zu tun. Das Bodyweight Training kann jederzeit beginnen – und zwar überall! Die Umgebung kann dabei in das Workout einbezogen werden. Wer gerne joggen geht, der kann sich im Wald einen stabilen Ast suchen (Achtung: Er sollte wirklich dick und stabil sein!) und dort Klimmzüge trainieren. Eine Parkbank eignet sich perfekt für sogenannte Dips (super für den Trizeps!) oder einbeinige Kniebeugen. Alle diese Übungen werden im Laufe des Buches vorgestellt. Merke dir eines: Bodyweight Training bedeutet nicht, dass man keine Hilfsmittel zur Hand nehmen darf. Was immer Räumlichkeiten oder die Natur bieten – alles kann genutzt werden,

um das Training spannender, abwechslungsreicher und intensiver zu gestalten. Der Lieblingsort für mein Training ist ein Spielplatz, etwa 1 km von unserer Wohnung in Köln entfernt. Wenn ich mit meinen zwei Kids dort unterwegs bin, schiebe ich häufig ein schnelles Workout ein. Je mehr Erfahrungen man mit dem Eigengewichtstraining sammelt, umso mehr Möglichkeiten entdeckt man, jede Übung zu erweitern und zu intensivieren.

Ich kombiniere das Eigengewichtstraining besonders gern mit Ausdauereinheiten. Normales Joggen im Wald finde ich langweilig. Aber in Kombination mit Burpees, Airsquats oder Jumping Jacks (auch diese wirst du im Laufe des Buches kennenlernen) wird jeder Dauerlauf abwechslungsreicher, intensiver und effektiver.

Praxistipp

Training im Büro!

Hast du schon einmal ein Workout am Arbeitsplatz durchgezogen? Wenn nicht, dann wird es höchste Zeit. 10 min am Tag kann sich jeder noch so gestresste Manager freischaufeln. Positiver Nebeneffekt: Die eine oder andere Zerstreuung bei der Arbeit bewirkt oft Wunder für die Konzentration. Am besten suchst du dir für jeden Muskelbereich 2-3 Übungen aus, die du problemlos vor, hinter oder unter deinem Schreibtisch absolvieren kannst.

Mein Tipp: Mache das tägliche Büro-Training zu einer Gewohnheit, die auch die Kollegen anstecken wird. Im hinteren Bereich des Buches lernst du einen Stretchingzirkel kennen, der sich ideal für eine kurze Unterbrechung der Arbeit eignet und den gesamten Körper entspannt.

Krafttraining als Basis

Viele Kunden fragen mich oft, ob Übungen mit dem eigenen Körpergewicht auch als Krafttraining bezeichnet werden. Die Antwort ist so kurz wie simpel: ja, natürlich! Krafttraining bedeutet nicht automatisch, dass man schwere Hantelstangen stemmen oder mit der Beinpresse arbeiten muss. Grundsätzlich sollte der Kraftbereich die Basis einer Trainingseinheit bilden. Die Natur hat uns mit unseren Muskeln eine Art Panzer geschenkt, der uns vor Verletzungen schützt. Schon die besten Krieger der Antike waren muskulöse Männer, weil sie nur so ihre Kämpfe überstehen konnten. Schau dir im Vergleich dazu einmal die heutigen Marathonläufer an – spindeldürr und abgemagert jagen sie stundenlang über Straßen und Wege. Krafttraining? Fehlanzeige. Schließlich ist jedes zusätzliche Gramm Gewicht eine Belastung. Aber sehen diese Menschen gesund aus? Und vor allem: Fühlen sie sich gesund? Nein, weil die meisten mit starken Gelenkbeschwerden zu kämpfen haben.

Wie überall im Leben gilt auch beim Sport: Der Mix macht's! Ich sehe Ausdauertraining keineswegs als sinnlos an. Aber ich empfehle jedem, diese Einheiten mit Kraft- und Beweglichkeitsübungen zu kombinieren, um einen größtmöglichen Effekt zu erzielen. Vor allem Frauen verbringen oft Stunden auf Laufbändern und Crosstrainern und bekommen trotzdem keine straffen und durchtrainierten Körper. Wüssten sie, dass man bei einem intensiven Krafttraining in der Regel mehr Kalorien verbraucht als bei einem durchschnittlichen Lauf, wären Ausdauergeräte in den Fitnessstudios weitaus weniger frequentiert.

Vor allem für Menschen ab dem 30. Lebensjahr – und das sind vermutlich die meisten Leser dieses Buches – sollte Krafttraining essenziell sein. Je älter wir werden, desto langsamer wird unser Stoffwechsel, da wir zunehmend an Muskelmasse verlieren. Die Folge: Kalorien werden nicht mehr so leicht abgebaut wie in jungen Jahren. Aus diesem Grund steigt mit dem Alter die berühmte Plauzen-Gefahr. Bauen wir allerdings durch Krafttraining unsere Muskulatur weiter auf, wird der Grundumsatz erhöht und der Stoffwechsel wieder beschleunigt. Dadurch setzen wir nicht mehr so schnell Fett an.

Praxistipp

Der perfekte Mix!

Um bestmöglich Muskulatur auf- und Fett abzubauen, empfehle ich dir regelmäßige Einheiten, bei denen du zwischen Kraft- und Cardiotraining variierst. Ein Beispiel: Du startest mit 5 min Ausdauertraining, zum Beispiel auf dem Crosstrainer, dem Laufband oder mit einem Waldlauf. Im Anschluss trainierst du 5 min Bauch- und Rückenübungen aus diesem Buch. Dann folgt der nächste fünfminütige Ausdauerblock, danach Kraftübungen für Oberkörper, Arme oder Beine. Diese Intervalle wiederholst du 3-4 x und trainierst damit wesentlich schneller und effektiver, als wenn du eine Stunde beim Laufen verplemperst.

Fettabbau durch Intervalltraining

Preisfrage? Wer ist Izumi Tabata? Bei Günther Jauch wäre diese Frage wahrscheinlich eine Million Euro wert. Dabei sollte der japanische Wissenschaftler zumindest Sportlern ein Begriff sein. Tabata führte im Jahr 1996 eine Studie durch, in der die Auswirkungen von moderatem Ausdauertraining und hochintensivem Intervalltraining (Tabata-Training) auf den menschlichen Körper untersucht wurden. Das Ergebnis war eindeutig: Es belegte die enormen Vorteile des Intervalltrainings für Muskelaufbau und Fettabbau gegenüber dem normalen Cardiotraining. Beim klassischen Tabata-Training, das in den vergangenen Jahren auch als HIT (High-Intensity-Training) populär wurde, liegt das Verhältnis zwischen sportlicher Betätigung und Erholungsphase bei 2:1. Das heißt: Man gibt 20 s Vollgas und darf danach 10 s verschnaufen. Nimmt man Ausdauertraining als Grundlage, bedeutet das: 20 s laufen, 10 s Pause, 20 s laufen, 10 s Pause. Diese Intervalle werden 8 x wiederholt. Die Einheit dauert also gerade einmal 4 min und ist trotzdem knüppelhart. Tabata-Training ist nichts für Weicheier und Warmduscher. Wer sich für diese Trainingsform entscheidet, der braucht einen starken Willen und die Kraft, sich selbst zu quälen. Der Effekt lohnt sich: In der kurzen Zeit wird schneller Fett verbrannt und die Muskulatur stärker definiert als in stundenlanger Schweißarbeit mit normalem Ausdauertraining.

Auch beim Tabata-Training darfst du variieren. So kannst du beispielsweise vier verschiedene Übungen à 2 x 20 s durchziehen und nach jedem Durchgang 10 s verschnaufen. Oder du führst eine Übung mit acht Durchgängen à 20 s aus oder aber acht verschiedene Übungen à 20 s, die jeweils nur 1 x drankommen. Der Flexibilität sind keine Grenzen gesetzt.

Praxistipp

Vier Minuten Quälerei!

Das Beispiel des Ausdauertrainings nach der Tabata-Methode habe ich bereits erläutert. Das schöne an dieser Trainingsform ist ihre Flexibilität. Wer nicht die Kondition für ein solches Programm besitzt, der kann mit leichteren Übungen einsteigen. Die sogenannten *Jumping Jacks* (auch Hampelmannsprünge, siehe Trainingskapitel) eignen sich perfekt für Anfänger der Tabata-Methode. 20 s springen, 10 s Pause – das ganze 8 x, also 4 min Quälerei. Alle Körpergewichtsübungen (zum Beispiel Liegestütze und Kniebeugen) lassen sich nach dem Tabata-Prinzip durchführen. Der Schinderei zu Hause im Wohnzimmer steht also nichts im Wege! Auf geht's!

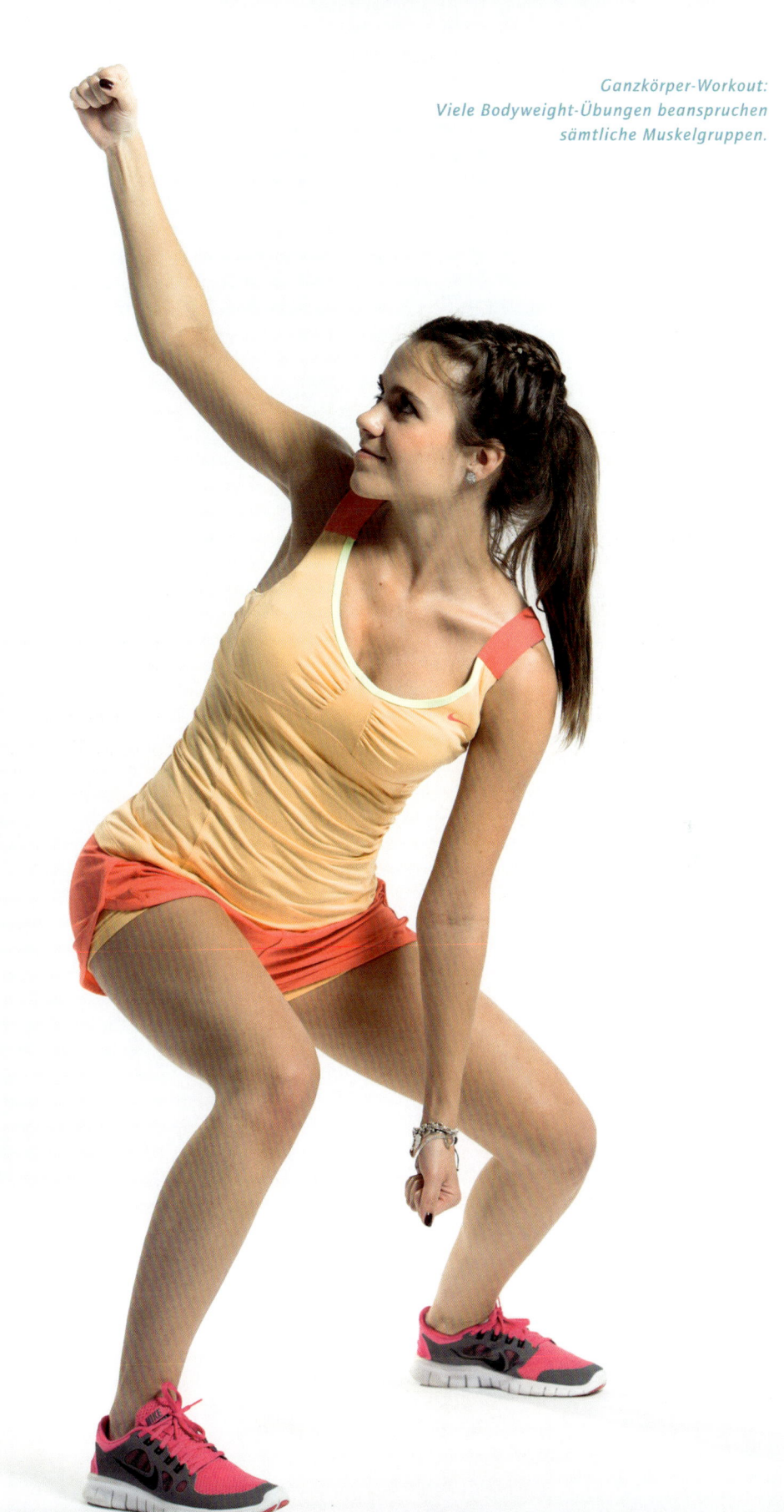

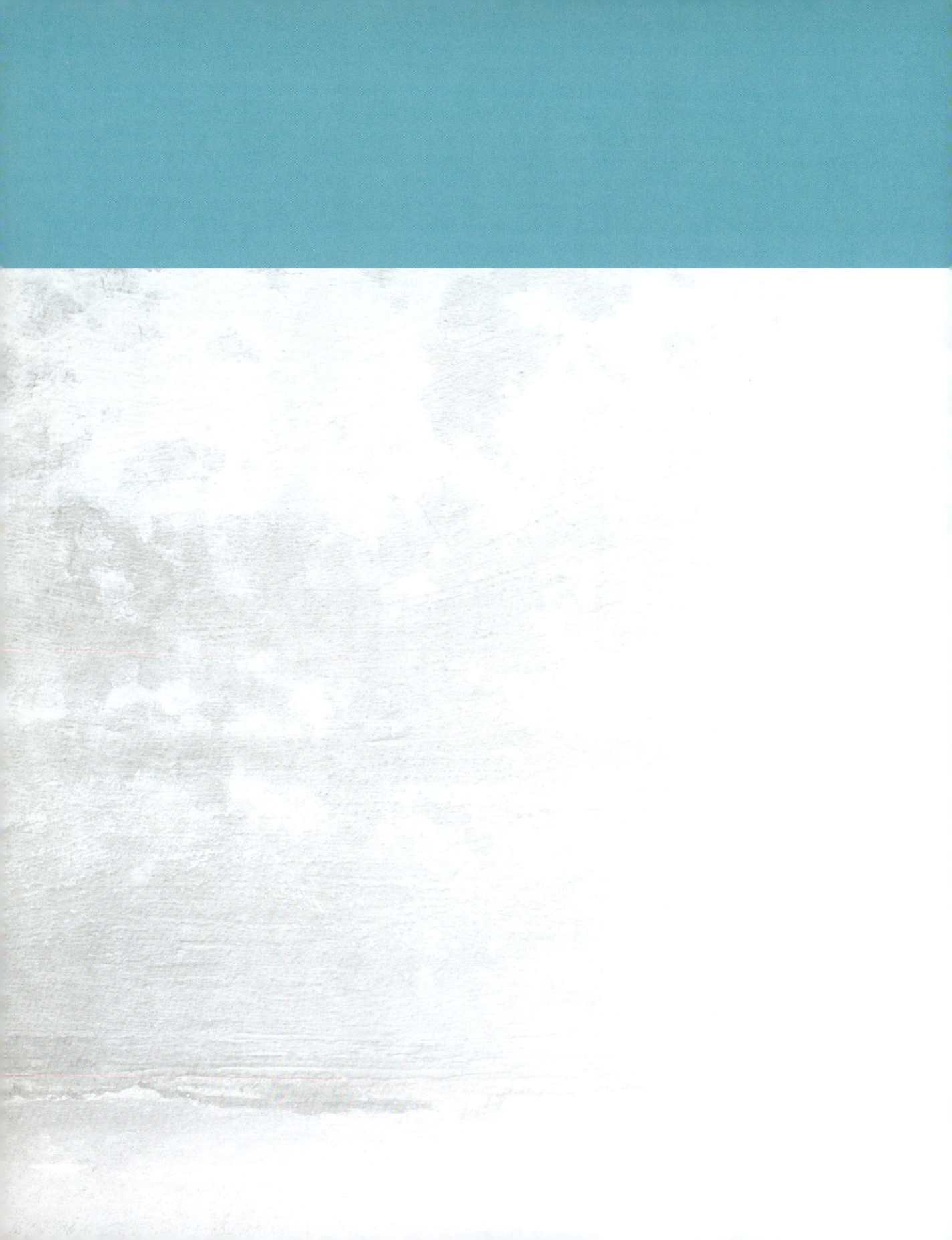

4 GRUNDSÄTZE DES KRAFTTRAININGS

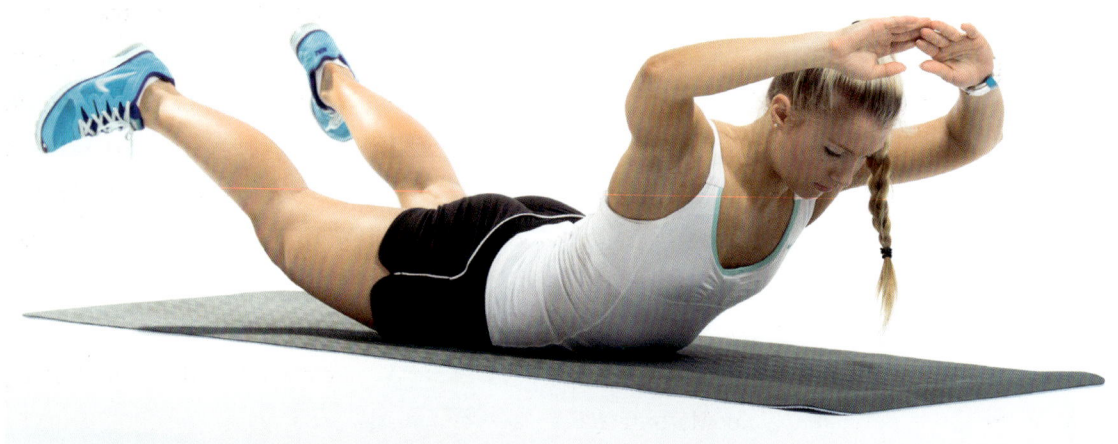

Gut in Balance: Auch Gleichgewicht und koordinative Fähigkeiten sind für Kraftsportler essenziell.

Es gibt Hunderte Bücher, die sich mit sportwissenschaftlichen und medizinischen Studien zur Trainingslehre befassen. Auch ich könnte Romane über die Trainingsprinzipien verfassen – aber sie würden den Rahmen sprengen. Um das Wichtigste zu erläutern, stelle ich dir acht Grundsätze des Trainings vor, die du beachten solltest.

Warm-up – der perfekte Start

Das Aufwärmtraining hat grundsätzlich einen schlechten Ruf. Damit meine ich, dass die wenigsten Sportler sich gern warm machen vor dem Training. Insbesondere bei Hobbyathleten lässt sich immer wieder beobachten, dass auf ein Warm-up häufig verzichtet wird. Manche Leute rennen tatsächlich im Fitnessstudio aus der Umkleidekabine sofort zur Hantelstange, legen das Maximalgewicht auf und stemmen die Kilos, als hätten sie keine Minute Zeit zu verlieren. Das ist damit vergleichbar, sein Auto im Winter direkt nach dem Start im zweiten Gang auf mehr als 60 km/h zu beschleunigen. Eine Katastrophe! Beim Auto geht in so einem Fall der Motor relativ schnell kaputt. Beim Training können Sehnen, Bänder und Muskeln reißen. Selbst schuld! Ein professionelles und konzentriertes Aufwärmprogramm stellt die Basis für ein erfolgreiches und vor allem gesundes Training dar. Die Muskelkerntemperatur steigt beim Warm-up von ca. 34,5° auf etwa 39,5° C. Dadurch wird die Kontraktionsfähigkeit der Muskulatur im Vergleich zum kalten Zustand um mehr als 20 % erhöht und das Verletzungsrisiko sinkt.

Ein weiterer Aspekt: Durch das Warm-up wird der Stoffwechsel in den Gelenkknorpeln angeregt – auch dadurch wird die Verletzungsgefahr der Gelenke reduziert. Dem gesamten Körper steht bei höherer Betriebstemperatur automatisch mehr Sauerstoff und Nährstoffe zur Verfügung. Die Folge: eine stärkere Durchblutung der Muskulatur. Ein besser vorgedehnter Muskel kontrahiert sich mit größerer Kraft und Schnelligkeit, was vor allem in den Explosivkraft-Disziplinen wichtig ist. Die Verbesserung der Versorgung des Muskels mit energiereichen Substraten und dem wichtigen Sauerstoff erfolgt durch die gezielte Mehrdurchblutung der Arbeitsmuskulatur.

Vor allem darf man eines nicht vergessen: Durch das Warm-up stimmt man sich mental auf die vorstehende Belastung ein. Man bringt nicht nur den Körper auf Touren, sondern auch den Geist. Dopamin, Adrenalin und Noradrenalin werden bereits beim Aufwärmen in kleinen Mengen freigesetzt. Dadurch wird die Konzentrationsfähigkeit beim Training gesteigert, die Willenskraft wird größer und die Trainingseinheit erfolgreicher. Deshalb wiederhole ich noch einmal: Das Warm-up ist

Pflicht – und zwar für jeden und vor jeder Einheit! Es muss gar nicht lange dauern. Je nach dem, wie das Training aufgebaut ist, können bereits 5 min reichen, um den Körper auf Betriebstemperatur zu bringen.

Man unterscheidet in der Trainingslehre ein *allgemeines* und ein *spezielles Aufwärmen*. Beim *allgemeinen Aufwärmen* sollen die funktionellen Möglichkeiten des Organismus auf ein höheres Niveau gebracht werden. Dies geschieht durch Übungen, die der Erwärmung der großen Muskelgruppen dienen. Man erreicht diesen Effekt zum Beispiel durch das Joggen.

Beim *speziellen Aufwärmen* hingegen arbeitet man disziplinspezifisch. Es werden also solche Bewegungen ausgeführt, die der Erwärmung der Muskeln dienen, die in direktem Zusammenhang mit der jeweiligen Sportart stehen. Bei Tennisspielern beispielsweise kommt dem Warm-up der Schultern und der Beine eine besondere Bedeutung zu. Grundsätzlich gilt für alle Sportler: Das allgemeine Aufwärmen hat dem speziellen immer vorauszugehen.

Praxistipp

So wärmst du dich richtig auf!

Bei unserem Training mit dem eigenen Körpergewicht reicht ein kurzes Warm-up in der Regel aus – weil die Muskulatur behutsam beansprucht wird. Beginne am besten mit den Übungen für den Bauch und den unteren Rücken. Dadurch kommt der gesamte Körper schnell auf Touren. Als Alternative empfehle ich dir Jumping Jacks („Hampelmannsprünge"). 50-100 Wiederholungen – je nach Trainingszustand – sind ideal. Anders ist es, wenn du Krafttraining mit Geräten betreibst. In diesem Fall rate ich dir, vorher mindestens 15-20 min auf dem Laufband zu joggen, Fahrrad zu fahren oder den Crosstrainer zu nutzen.

Ziele – was willst du erreichen?

Bist du dir im Klaren darüber, was du erreichen möchtest? Viele Sportler trainieren einfach drauflos. Sie haben von ihrem Coach ein Workout gezeigt bekommen, das sie nun immer wieder monoton durchziehen. Nach dem Motto: Irgendwie werde ich schon schlanker und muskulöser werden. Nach einigen Wochen befinden sie sich in einem Kreislauf aus gewohntem, immer wiederkehrendem, langweiligem und ziellosem Training. Die Folgen: kein Fortschritt und nachlassende Motivation. Viele sagen sich: Immerhin mache ich überhaupt etwas für meinen Körper. Stimmt – planloses Training ist immer noch besser als gar kein Training. Aber es ist bei Weitem nicht optimal und wird früher oder später dazu führen, dass man das Training mehr und mehr vernachlässigt. Mein

Credo: Wenn ich etwas mache, dann so, dass ich dabei das Optimum für mich heraushole. Das gilt übrigens nicht nur für den Sport, sondern auch für andere Bereiche des Lebens. Frage dich selbst: Mit wie viel Leidenschaft und Hingabe machst du das, was du machst? Gibst du immer und überall alles? Wie viel investierst du für deine Ziele?

Eine mittel- und langfristige Trainingsplanung verspricht Erfolgserlebnisse und vermeidet Langeweile und nachlassenden Ehrgeiz. Ganz wichtig dabei sind die eigenen Zielsetzungen. Was möchtest du überhaupt erreichen? Hast du ein klares Ziel vor Augen, oder trainierst du ohne Sinn und Verstand? Nur wer plant und konkrete Ziele verfolgt, kann im Training das Maximum aus sich herausholen.

Praxistipp

So setzt du dir Ziele!

Ein konkretes Ziel ist der beste Weg, um ein passendes Training zu gestalten. Es ist ähnlich wie bei den Spezialeinheiten, für die ich früher gearbeitet habe: Eine Zielformulierung muss auch im Sport so klar wie möglich beschrieben werden. Wenn du Muskelmasse aufbauen möchtest, dann ist das erst einmal ein sehr vages Ziel. Deswegen mein Tipp: Lege schriftlich fest, welche Ziele du in welchem Zeitraum erreichen möchtest. Zum Beispiel: „Im nächsten halben Jahr nehme ich eineinhalb Kilo an Muskelmasse zu." Oder: „Bis zum Urlaub im nächsten Sommer nehme ich 5 kg Gewicht ab." Missionsplanung lautet die Erfolgsformel!

Wenn du langfristige Ziele verfolgst, dann setze dir Etappenziele. Beispiel: Bis Anfang Juli schaffe ich zwei saubere Klimmzüge. Bis Ende August schaffe ich fünf, bis Weihnachten 10." Oder: „Die ersten 1,5 kg nehme ich bis Mai ab." Zwischenziele halten deine Motivation aufrecht und helfen dir dabei, deine Ziele schneller zu erreichen. Außerdem erkennst du, ob dein Ziel überhaupt realistisch ist, oder ob du dir möglicherweise zu viel vorgenommen hast und deine Ziele neu definieren solltest.

Intensität – raus aus der Komfortzone

Einer der wichtigsten Aspekte des Trainings ist die *Intensität*. Leider wird sie von vielen Sportlern vernachlässigt. Wenn ich selbst trainiere, dann bevorzuge ich kurze, aber extrem harte Einheiten. Ich kann 15 min Vollgas geben und dabei bis an die Grenzen meiner körperlichen Leistungsfähigkeit gelangen. Früher glaubte man, je länger ein Training dauere, desto effektiver sei es. Das ist natürlich Quatsch und lange widerlegt. Grundsätzlich gilt: Je höher die Intensität einer Einheit, desto kürzer muss sie dauern. Gerade in einer so schnelllebigen Zeit, in der sich unser Leben abspielt, ist kaum jemand mehr in der Lage, 2 h am Tag Sport zu treiben. Deswegen sollte jeder die wenige Zeit, die er hat, so effektiv wie möglich nutzen. Das gilt übrigens nicht nur für den Sport! Im hinteren Teil dieses Buches stelle ich einen sogenannten *HIT-Zirkel (High-Intensity-Training)* vor. Dabei werden extrem harte Übungen aneinandergereiht – ohne Pausen! Eines verspreche ich dir: Wenn du diese Übungen öfter absolvierst, wirst du das harte Training irgendwann lieben. Intensität macht süchtig!

Und sie hat einen enormen Einfluss auf die mentale Stärke. Je mehr man im Training an seine Grenzen und darüber hinausgeht, desto widerstandsfähiger wird der Geist. Früher haben wir vor und während unserer Einsätze mit der höchstmöglichen Intensität trainiert. Unser Grundsatz lautete: „Train hard, fight easy" (auf Deutsch: trainiere hart, kämpfe leicht). Wir haben uns teilweise so stark gequält, dass wir vor Schmerzen nicht mehr laufen konnten. Das Wissen, seinem Körper alles abverlangen zu können, hat uns für lebensgefährliche Operationen mental gepusht. Dadurch haben wir nie den Glauben an uns und unsere Stärke verloren. Jeder in unserer Truppe wusste: „Ich habe mich und meinen Körper so intensiv vorbereitet, dass mich niemand besiegen kann." Das klingt natürlich ein wenig martialisch und ist für manch einen Hobbysportler nicht nachvollziehbar. Aber wenn man als Soldat in Krisengebiete zieht, dann muss man so denken, um zu überleben.

Das Thema *Intensität* ist aber auch in der Zusammenarbeit mit Profisportlern entscheidend. Wenn ich Angelique Kerber, inzwischen die Nummer eins der Tennisweltrangliste, viele Jahre lang im Winter auf eine neue Saison vorbereitete, dann erlebte Angie mit mir die härtesten Wochen ihres Jahres. Auch wenn sie mich in manchen Momenten dafür hasste – die Gewissheit, im Training alles getan zu haben, zahlt sich später in vielen Matches aus. Kaum eine Spielerin auf der WTA-Tour ist körperlich so fit wie „Angie". Zahlreiche Duelle in den vergangenen vielen Jahren, in denen sie konstant zu den besten Spielerinnen der Welt gehörte, hat sie vor allem deshalb gewonnen, weil sie das Vertrauen in ihre Fitness besaß.

Merke dir deshalb eines: Wenn du trainierst, dann lass es krachen! Verschenke keine Zeit und zieh intensive Einheiten durch. Das gilt für jedes Level. Auch wer selten Sport treibt, kann an seine Grenzen gehen – diese sind dann eben nicht so hoch wie bei Leistungssportlern. Nur wer seine Bequemlichkeit ablegt, ist in der Lage, über sich hinauszuwachsen. Das Ergebnis werden ein fitter, gesunder, attraktiver Körper und ein starker Geist sein. Effektives Training beginnt dort, wo du deine Komfortzone verlässt!

Praxistipp

So trainierst du besonders intensiv!

Verplempere im Training keine Zeit durch unnötige Pausen. Wenn du wirklich Gas geben willst, dann zieh ein Workout durch, bei dem du über deine Grenzen hinausgehst. Kombiniere die Übungen so, dass zwar die einzelnen Muskelgruppen nach jeder Belastung eine kurze Erholungsphase bekommen, aber trainiere während dieser Zeit schon wieder andere Muskeln. Beispiel: Arbeite zunächst abwechselnd für den Bauch und den unteren Rücken. Danach konzentrierst du dich auf Bizeps, Trizeps und Schultern. Im Anschluss sind die Beine an der Reihe. Wenn du für jeden Bereich 10 Übungen à 30 s aus diesem Buch absolvierst, dauert die gesamte Trainingseinheit bei höchster Intensität gerade einmal 15 min!

Vielfältigkeit – Abwechslungen schaffen

Unser Körper ist ein Meister der Anpassung. Er gewöhnt sich an Belastungen, an Bewegungen und Übungen. Deswegen ist es wichtig, Abwechslungen im Training zu schaffen. Wer regelmäßig trainiert, kennt folgendes Phänomen: Nehmen wir das Beispiel Liegestütze. Wer lange Zeit nichts für seinen Körper getan hat, für den sind 10 Liegestütze hintereinander bereits eine große Herausforderung. Absolviert man diese jeden Tag, wird man nach einer Woche bereits deutlich weniger erschöpft sein. Noch einmal eine Woche später sind 10 Liegestütze nur noch so anstrengend wie das tägliche Zähneputzen.

Einer meiner wichtigsten Grundsätze lautet: Vermeide Trainingsmonotonie! Abwechslung schafft man, indem man ständig Übungen wechselt oder bestehende Trainingspläne durch neue Übungen ergänzt. Neue Reize zu setzen, ist eine Grundregel, um erfolgreich Muskeln aufzubauen und nicht die Lust am Workout zu verlieren. Bleiben wir beim Beispiel Liegestütze: Natürlich sind diese effektiv. Bei kaum einer Übung wird der gesamte Körper so sehr unter Spannung gehalten. Aber auch hier gibt es viele verschiedene Formen, die in ihren leichten Abwandlungen teilweise gezielt andere Muskelgruppen beanspruchen. Einige werden im Trainingskapitel später vorgestellt. Gerade beim Training mit dem eigenen Körpergewicht gibt es keinen Mangel an Alternativen.

Wer sich ständig neuen Herausforderungen stellt, der überrascht seinen Körper damit. Es ist wissenschaftlich erwiesen, dass das Training durch Abwechslungen effektiver wird, dass sich schneller Muskeln auf- und Fett abbauen lassen, wenn der Körper nicht die Gelegenheit bekommt, sich an Bewegungen zu gewöhnen. Auch hier kommt wieder der mentale Aspekt ins Spiel: Monotones Training ist einer der Hauptgründe, weshalb sich viele Menschen nach wenigen Wochen nicht mehr aufraffen können. Die meisten kennen das: Man geht eine Weile regelmäßig und motiviert ins Fitnessstudio, bis irgendwann die Lust fehlt, weil sich dort alles wiederholt. Immer die gleichen Geräte, immer die gleiche Anzahl an Sätzen, keine Fortschritte. Stagnation.

Praxistipp

So schaffst du Abwechslung in deinem Training!

Beim Training mit dem eigenen Körpergewicht gibt es unglaublich viele Möglichkeiten, um Variationen einzustreuen. Mein Tipp: Absolviere deine Einheiten öfter an unterschiedlichen Orten. Ich trainiere manchmal zu Hause im Wohnzimmer, dann wieder im Studio auf der Matte, gelegentlich morgens im Park oder auch mal im Sandkasten. Wenn du 3 x pro Woche trainierst, dann versuche, jedes Mal eine andere Trainingsumgebung zu wählen. Den Abwechslungen sind keine Grenzen gesetzt – und sie wirken Wunder!

Ausgewogenheit – Training für den ganzen Körper

Wer kennt sie nicht, die Jungs mit mächtig aufgepumpten Oberkörpern und streichholzdünnen Beinen? Typen, die im Studio wie besessen an den Hantelbänken trainieren, gleichzeitig aber Beine, Rücken und Bauch völlig vernachlässigen. In diesem Fall stimmt das Verhältnis irgendwann nicht mehr und auf mittelfristige Sicht werden körperliche Beschwerden auftreten. Denn: Schwachstellen und Dysbalancen – und sind sie noch so klein – senken die Leistungsfähigkeit. Verletzungen sind in diesem Fall programmiert. Fitness bedeutet vor allem eines: die eigenen körperlichen Schwächen zu erkennen und gezielt an ihnen zu arbeiten. Meine Devise: Wird der Spieler trainiert, muss auch der Gegenspieler beansprucht werden. Man spricht in diesem Fall von Agonist und Antagonist (Beispiel: Bauch und unterer Rücken, Bizeps und Trizeps).

Vernachlässigt man eine Seite, entstehen Muskelverkürzungen oder Muskelabschwächungen. Die Folgen sind häufig Gelenkprobleme, Muskelverspannungen, Überlastungen der Sehnen und koordinative Störungen. Ein klassisches Beispiel für muskuläre Dysbalancen ist der sogenannte *Rundrücken*. Er entsteht durch zu schwache Rückenmuskulatur und eine verkürzte Brustmuskulatur. Um eine vernünftige Balance herzustellen, ist ein Trainingsprogramm aus Kraft- und Dehnungsübungen notwendig. Das ausgewogene Training beugt aber nicht nur Verletzungen vor, sondern hat auch einen weiteren Vorteil: Je ausgewogener trainiert wird, desto mehr verschiedene Muskeln werden in die Übungen mit einbezogen. Man nennt diesen Effekt *Synergismus*. Das Training wird dadurch viel effektiver. Und alles, was effektiv ist, bringt auch Spaß.

Praxistipp

So gestaltest du ein ausgewogenes Workout!

Trainiere unbedingt nach einem festen Plan. Viele Sportler vernachlässigen vor allem deshalb gewisse Bereiche, weil sie einfach drauflostrainieren, ohne sich Gedanken zu machen. Man neigt in diesem Fall dazu, sich hauptsächlich den Muskeln zu widmen, die schnell sichtbar wachsen und eine gute Figur machen. Du lernst in diesem Buch Übungen für den gesamten Körper kennen und ich rate dir, deine Einheiten genau zu strukturieren. Plane feste Trainingstage und schreibe dir auf, wann du welche Bereiche trainierst. Wenn du weißt, dass am Dienstag und Donnerstag die Beine auf dem Programm stehen und am Montag und Samstag Rückenübungen dran sind, dann gibt es keine Ausreden mehr.

Energie – die richtige Ernährung

Dem Thema **Ernährung** wird am Ende dieses Buches ein ausführliches Kapitel gewidmet. Denn für ein effektives Training ist die nötige Energiezufuhr unerlässlich. Viele Sportler trainieren zwar intensiv und konzentriert – Arme, Beine, Schultern und Brust bleiben aber trotzdem schmächtig. Muskelaufbau? Fehlanzeige. In diesen Fällen ist häufig eine falsche Ernährung schuld. Nur durch eine gesunde und ausgewogene Ernährung und eine durchdachte Supplementierung (Nahrungsergänzung) kann der Körper leistungsfähig und muskulös werden. Training alleine genügt nicht.

Praxistipp

So versorgst du deine Muskeln mit der nötigen Energie!

Achte auf eine Ausgewogenheit in deinem Ernährungsplan. Die wichtigsten Makronährstoffe sind Fette, Kohlenhydrate und Proteine. Vor allem Letztere sind für den Muskelaufbau unerlässlich. Nimm etwa zwei Stunden vor dem Training eine energiereiche Mahlzeit zu dir und versuche, deine Muskeln etwa 30 min nach der Einheit mit ausreichend vielen Proteinen zu versorgen.

Gesunde Atmung – Sauerstoff ist Leben

Ich liebe es, draußen zu trainieren. Für mich gibt es kein schlechtes Wetter, sondern höchstens schlechte Kleidung. Überfüllte Fitnessstudios sind meiner Meinung nach inzwischen völlig out. Das, was mich am meisten motiviert, ist das Training in der freien Natur. Ich bin normalerweise kein großer Fan des Joggens, aber ein Dauerlauf am Wasser oder im Wald in Verbindung mit Krafttraining ist für mich die totale Erfüllung. Warum ich das erzähle? Weil man nirgendwo so gut den Atmen fließen lassen kann wie an der frischen Luft. Aus diesem Grund ist Outdoortraining für mich unverzichtbar. Das richtige Atmen ist essenziell für ein gesundes und erfolgreiches Workout. Unser Körper benötigt Sauerstoff unter anderem dafür, um Energie zu gewinnen. Sauerstoff, Fette, Kohlenhydrate und je nach Situation auch Proteine werden in den Mitochondrien „verfeuert" – und das ermöglicht uns unsere Leistung. Man sollte beim Training in jedem Fall darauf achten, dass der Atmen durchgehend fließt. Gerade beim intensiven Krafttraining halten viele Sportler die Luft an, pressen die Lippen zusammen oder blasen die Backen auf. In diesem Fall wird die Sauerstoffversorgung des Körpers unterbrochen, Muskeln und auch das Herz werden kurzzeitig unterversorgt. Um dies zu vermeiden, sollte man auch bei größter Anstrengung versuchen, ruhig und gleichmäßig zu atmen. An der frischen Luft gelingt das wesentlich einfacher als im stickigen Studio.

Praxistipp

So atmest du richtig!

Achte beim Training darauf, dass du nie die Luft anhältst und dadurch die Sauerstoffversorgung deines Körpers unterbrichst. Grundsätzlich gilt: Beim Durchführen einer Übung solltest du in der Entspannungsphase ein- und in der Anspannungsphase ausatmen. Wenn dir das gleichmäßige Atmen bei besonders hoher Belastung schwerfällt, dann hechle lieber, als die ungesunde Pressatmung durchzuführen. So vermeidest du übrigens auch einen Anstieg des Blutdrucks. Probiere beim nächsten Mal ein Workout im Freien. Viele der Übungen, die du in diesem Buch kennenlernst, kannst du problemlos im Wald oder auf der Wiese im Park durchführen. Ich verspreche dir: Es ist gesünder, bringt mehr Spaß und die Motivation fällt viel leichter.

Erholung – Pausen zwischen den Einheiten

Beim Fitnesstraining gibt es gewisse Basisbereiche, die besonders wichtig sind. Man spricht von den Säulen **Ausdauer**, **Schnelligkeit**, **Kraft**, **Beweglichkeit** und **Koordination**. Ein bedeutender Aspekt wird vor allem von übermotivierten Sportlern häufig vernachlässigt: die **Regenerationsphasen**. Damit Körper und Geist ein neues Leistungsniveau erreichen können, brauchen sie regelmäßig Zeit zur Erholung. Fast jeder kennt das Phänomen: Man trainiert hart, geht an seine körperlichen Grenzen und fühlt sich am nächsten Tag müde, ausgelaugt und nicht zu 100 % motiviert. Wer jetzt zu früh wieder ins Training einsteigt, wird nicht profitie-

ren – sondern das Gegenteil erreichen. In extremen Fällen kann es sogar zu einem Leistungsabfall kommen. Man spricht in diesem Fall vom sogenannten *Übertraining*. Die Nebenwirkungen: geringe Belastbarkeit, Gelenkschmerzen, Erschöpfung, Kopfschmerzen, Schlafstörungen, Infektanfälligkeit.

Wie lange sollte sich der Körper nach einer größeren Belastung schonen? Wie lange sollten die Ruhephasen für die Muskeln idealerweise dauern? Wann ist der richtige Zeitpunkt für die nächste Trainingseinheit? Diese Fragen sind nicht allgemeingültig zu beantworten und hängen von unterschiedlichen Faktoren ab: vom Fitnesslevel des

Sportlers und vom Umfang und der Intensität des Trainings. Eines allerdings ist klar: Je besser der körperliche Zustand ist, je gesünder und ausgewogener man sich ernährt, je weniger Genussgifte man zu sich nimmt und je mehr man darauf achtet, seine Schlafzeiten von 7-8 h pro Nacht einzuhalten, desto schneller erholt sich der Körper. Generell gilt: Ein gut trainierter Sportler regeneriert etwa doppelt so schnell wie ein wenig austrainierter Mensch. Klar ist allerdings auch: Je intensiver das Training, desto länger sollte die Erholungsphase für den Körper dauern. Man kann in der Regel davon ausgehen, dass sich nach etwa 24-72 h der Körper komplett regeneriert hat. Allerdings gilt das nur für die beanspruchten Muskeln! Andere Bereiche oder Ausdauer- sowie motorische Fähigkeiten können und sollten schon vorher wieder trainiert werden.

Praxistipp

So erholst du dich richtig!

Wie bereits erwähnt: Am besten solltest du nach einem festen Plan trainieren. Vor allem, wenn du noch nicht regelmäßig Fitnesstraining betreibst, hilft ein Trainingsplan enorm. Lege bestimmte Tage fest, an denen du dein Workout absolvierst. Je nachdem, wie intensiv du arbeiten möchtest, kannst du mehrmals in der Woche ein Ganzkörper-Workout einplanen und dementsprechend Erholungstage festlegen. Oder du konzentrierst dich auf häufigere, aber kürzere Einheiten, in denen du dich nur bestimmten Muskelgruppen widmest. Ein effektiver Plan könnte folgendermaßen aussehen: Montag: Bauch und unterer Rücken. Dienstag: Pause. Mittwoch: Arme und Oberkörper. Donnerstag: Pause. Freitag: Beine. Samstag: Pause. Sonntag: Ausdauertraining.

Hitze – so trainierst du bei extremen Temperaturen

Bei intensivem Training stellen bereits 25 Grad eine deutlich erhöhte Anforderung für den Körper dar. Ab 30 Grad sollte insbesondere Ausdauersport ausschließlich im Schatten oder im Wasser betrieben werden. Ab einer Ozonbelastung von 360 Mikrogramm empfehle ich, das Outdoor-Training einzustellen.

Aber am einfachsten lassen sich Workouts durchziehen, wenn man Sonne, Hitze und erhöhten Ozonwerten konsequent aus dem Weg geht. Also nicht in der prallen Mittagssonne schuften, sondern auf schattige Trainingstrecken, in das Studio, in den Wald oder auf die kühleren Morgen- und Abendstunden ausweichen.

Wichtig: Bereits vor dem Ausdauertraining solltet ihr ausreichend Mineralwasser oder Apfelschorle zu euch nehmen – dann müsst ihr unterwegs nicht zur Flasche greifen, sofern die Trainingseinheit 45 Minuten nicht überschreitet. Vitamin- und mineralienreiche Kost sind bei hohen Temperaturen noch wichtiger als sonst, da beim Schwitzen eine Menge Elektrolyte verloren gehen. Ich rate zu einer möglichst vollwertigen und leichten Ernährung mit viel Obst und Gemüse.

Unbedingt beachten: Bei Muskelkrämpfen, Kopfschmerzen, Schwindel, Schwäche oder Übelkeit solltet ihr das Training sofort abbrechen, einen kühlen Ort aufsuchen und viel Flüssigkeit zu euch nehmen.

Erkältungszeit – lieber pausieren!

Mit Erkältungen ist es wie mit dem Besuch unbeliebter Verwandtschaft: Meist kommen und gehen sie von selbst. Wundermittel gegen Erkältungen gibt es nicht – und jene, die als solche bezeichnet werden, sind in der Regel zumindest umstritten.

Vitamin C ist eine Universalwaffe gegen Erkältungen – am besten frisch aus der Frucht gepresst. Häufig werden Doppelpräparate aus Vitamin C und Zink angeboten. Dass dieser Mineralstoff bei Erkältungen positive Auswirkungen hat, ist unbestritten. Wer viel trinkt, hilft seinem Körper, die Krankheitskeime auszuscheiden. Erkältungsbäder können bei der Bekämpfung der mikroskopischen Eindringlinge ebenfalls helfen.

Zu den bewährten Hausmitteln gegen Halsschmerzen gehört die obligate Milch mit Honig. Die antibakteriellen Eigenschaften von Honig sind unbestritten. Wer es etwas härter mag, möge sich daran erinnern, dass auch die gute alte Zwiebel antibakteriell wirkt. Für Liebhaber wikingermäßiger Härtegrade gibt es also nichts besseres als Brot oder Salat mit rohen Zwiebeln – oder einen frisch gepressten Zwiebelsaft!

Wichtig: Im Fall einer Erkältung nicht den harten Mann oder die noch härtere Frau spielen, sondern das Training lieber unterbrechen. Trainingspausen sind lästig, keine Frage. Aber man kann die Unterbrechungen auch positiv sehen: Hinterher bringen die Workouts wieder doppelt Spaß!

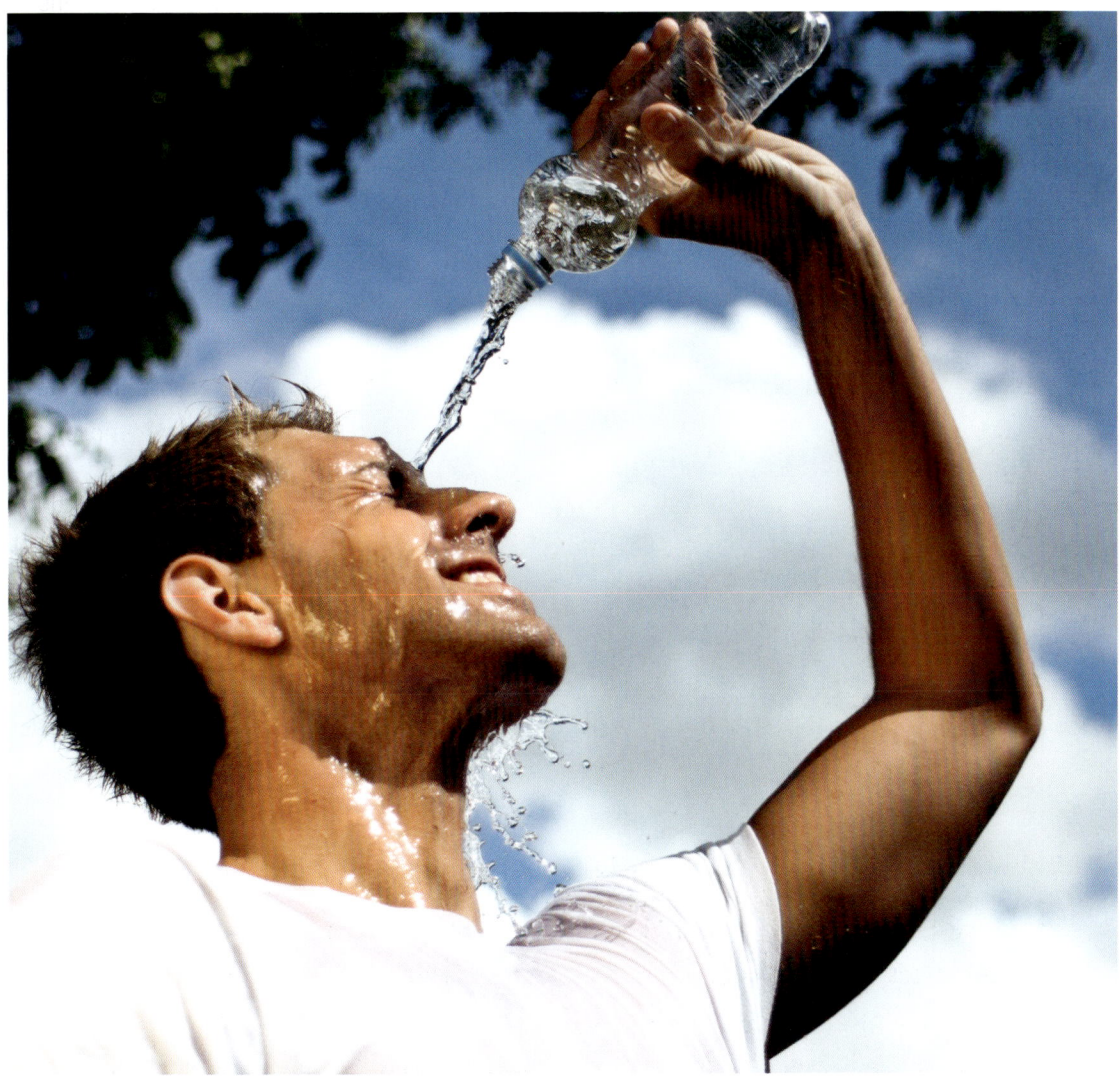

Schweißtreibend: Bereits das Training bei 25 Grad stellt eine deutlich erhöhte Anforderung für den Körper dar.

5 MOTIVATION:
FIT IST TRUMPF!

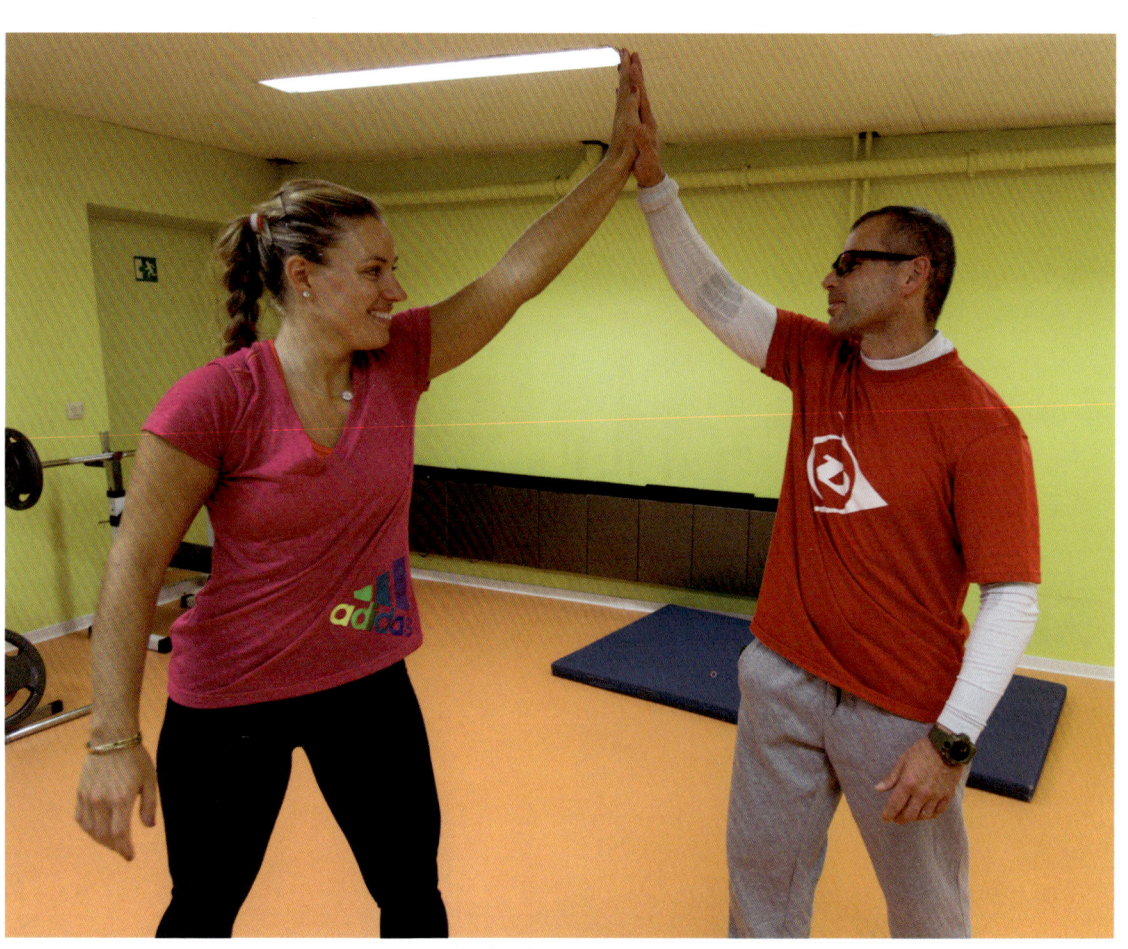

Ein starkes Team: Tennisprofi Angelique Kerber trainiert seit vielen Jahren regelmäßig mit Mike Diehl – und schwört auch auf seine Motivationstipps.

Jeder kennt den Kampf gegen den inneren Schweinehund. Ich zeige dir, wie du ihn für immer besiegst und wie das Training zu einer Lebenseinstellung wird.

Niemand ist gerne dick und unfit. Wir sind alle eitel und werden darin zunehmend beeinflusst durch Medien und Werbung. Besser aussehen zu wollen, ist aus diesem Grund ein legitimer und hervorragender Motivator für das eigene Training. Ich möchte dir in diesem Kapitel eines vermitteln: Sport, und insbesondere das Krafttraining, sollten zu einer Leidenschaft für dich werden. Wer ständig einen Kampf gegen den inneren Schweinehund führen muss, der wird diesen auf lange Sicht verlieren. Das Training stets als eine Last zu empfinden, ist auf die Dauer psychisch zu anstrengend. Die Ausreden werden am Ende überwiegen. Ich möchte, dass du verstehst, wie großartig das Training sein kann, wie viel Spaß es bringt, etwas für den eigenen Körper und die Gesundheit zu tun. Natürlich muss auch ich mich hin und wieder zu gewissen Workouts überwinden. Aber es geht mir um die grundlegende Haltung zum Sport. Wer verinnerlicht, dass ein gesunder und attraktiver Körper das Selbstwertgefühl steigert und letztlich die Lebensqualität erhöht, der beginnt sein Training mit einer viel besseren Einstellung.

Wenn du regelmäßig und intensiv trainierst, verändert sich dein Körper. Das Schwammige weicht einer gewissen Festigkeit. Das Unförmige weicht einer schönen Form, dein Körper wandelt sich und gleichzeitig verändert sich deine Ausstrahlung. Freunde, Bekannte und auch Fremde nehmen dich plötzlich anders wahr. Du strahlst mehr Stärke, Entschlossenheit und Willenskraft aus – in allen Lebensbereichen.

Ich sehe nicht nur beim Militär, wie sich junge Männer durch das Training positiv verändern. Ich nehme es auch täglich bei meinen Kunden und Profisportlern wahr. Es gibt sicherlich Leichteres im Leben als mit mir, meinem System und meiner Einstellung zu trainieren. Andere Coaches sind möglicherweise angenehmer. Aber eines ist klar: Wenn man sich für den harten Weg entscheidet, weicht die Bequemlichkeit mit der Zeit der Leistungsfähigkeit.

Wenn du die Übungen in diesem Buch absolvierst, wirst du verdammt schnell Fortschritte machen – gleichgültig, auf welchem Level du trainierst. Dein Kraftpotenzial wird sich erhöhen, du wirst an Muskeln zunehmen, Fett abbauen, deine Ausdauer steigern und deine Koordination verbessern. Nichts motiviert einen so sehr wie schnelle Erfolge. Was man innerhalb kurzer Zeit erreichen kann – wenn man denn will! – habe ich schon oft bewiesen. Ich habe viele meiner Kunden durch Trainingsprogramme begleitet, die kurz und knackig waren, ihr Leben aber schlagartig positiv veränderten. Auch wenn ich ein großer Fan von Bodyweight-Übungen und Training an verschiedenen Orten bin, ist es für mich okay, wenn andere

Leute ein Studio brauchen, um sich regelmäßig zu motivieren. Mit dem eigenen Körpergewicht kann man schließlich auch dort trainieren. Das Wichtige ist nur: keine Ausreden! Ich höre ständig von Leuten, sie hätten keine Zeit zum Training, im Hotel gab es keinen Fitnessraum oder ähnlich schlechte Entschuldigungen. Das ist alles nur Gerede! Das wichtigste Trainingsgerät, nämlich deinen eigenen Körper, hast du jederzeit und überall dabei. Wann ist schon der richtige Zeitpunkt für ein Workout? Morgens ist man müde, mittags sitzt man im Büro und abends ist man geschafft vom Tag. Wer Ausreden sucht, wird sie immer finden. Aber genau in dieser Zeit, in der du überlegst, warum du gerade jetzt nicht trainieren kannst, könntest du schon einige Übungen durchziehen.

Jeder von uns hat Visionen für sich und das eigene Leben. Und jeder hat eine genaue Vorstellung davon, wie sein Körper idealerweise aussehen sollte. Gleichgültig, ob du Anfang 20 bist, Mitte 30, Ende 40 und jenseits der 50 – wärest du mit deinem Body hundertprozentig zufrieden, würdest du jetzt nicht dieses Buch lesen. Du bist also auf dem richtigen Weg und damit schon weiter als viele andere. Als Coach stehe ich dir in diesem Buch bei allen Übungen zur Seite – aber in Form bringen musst du dich allein. Nur du selbst kannst dich auf diesem Weg aufhalten, sonst niemand. Denk dran: Fit ist Trumpf! Also, leg los und trainiere!

Erfolg ist eine Frage des Willens

Ein befreundeter Arzt drückte mir einmal einen Termin mit einem neuen Kunden aufs Auge. Er schickte einen Kollegen und ich war vorgewarnt, was mich erwarten würde: ein erfolgreicher Radiologe, eigene Praxis, 18 Angestellte, verheiratet, drei Kinder – so weit, so gut. Auf der anderen Seite: 48 Jahre, 60 kg Übergewicht, drei Bypässe – nicht so gut. Wir verabredeten uns für ein erstes Kennenlernen in einem Café. Ich war ein bisschen zu früh. Von meinem Tisch konnte ich beobachten, wie der Herr mit seinem SUV vorfuhr, im Halteverbot parkte und sich aus seiner Nobelkarosse quälte. Ich wäre beinah vom Stuhl gefallen. Mit Edelklamotten und schwer aus der Puste stampfte er zu meinem Tisch. Ich dachte: ein erfolgreicher Arzt, ein Vater und Ehemann, der offenbar nichts kapiert hat. Er fährt mit sündhaft teuren Autos durch die Gegend, trägt Designerkleidung, funkelnde Uhren, besitzt ein Haus, das mehr einem Palast gleicht – aber seinen Körper ließ er seit Jahrzehnten verrotten. Seine Gesundheit scheint ihm nichts zu bedeuten. Um sein Haus hatte er sich immer gekümmert, aber das Zuhause seiner Seele hatte er zu einer Bruchbude verkommen lassen. Ja, er hatte es sogar zugelassen, dass sein Körper quasi nicht mehr bewohnbar war. Auch wenn starkem Übergewicht oft Unzufriedenheit und psychische Ursachen zugrunde liegen: Seinen Körper so verkommen zu lassen, ist eine Respektlosigkeit vor dem größten Geschenk Gottes: dem eigenen Leben.

Als wir uns unterhielten, erzählte mir der Herr, sein Leben habe keine Qualität mehr. Ich wunderte mich nicht, dachte aber: Selbsterkenntnis ist der erste Weg zur Besserung. Er sprach von seiner Angst vor einer weiteren Bypassoperation, klagte, dass ihn sein Übergewicht im wahrsten Sinne des Wortes belaste und sexuell Flaute herrsche. Ich sagte ihm: „Wenn du so weitermachst, wirst du früher unter der Erde liegen, als dir lieb ist. Dann helfen dir dein Geld, dein Haus und deine Statussymbole auch nicht mehr. Fang endlich an und übernimm Verantwortung für dich und deine Gesundheit!"

Inzwischen trainiert der Herr regelmäßig mit mir. Zu Beginn unserer Zusammenarbeit erstellte ich ihm zunächst einen neuen Ernährungsplan. Schon nach wenigen Monaten hatte er 20 kg abgenommen, seine Blutwerte verbesserten sich deutlich. Das Resultat: Er fühlt sich heute so gut wie seit vielen Jahren nicht mehr. Ich hoffe für ihn, dass er diesen gesunden Weg weitergeht. Offenbar hat er in letzter Sekunde die Kurve bekommen.

Warum ich dir diese Geschichte erzähle? Weil es leider viele solcher Leute gibt und sie als abschreckende Beispiele dienen können, es erst gar nicht so weit kommen zu lassen. Oder als Vorbild dafür, dass es (fast) nie zu spät ist, um den Lebensstil zu verändern. Bisher geht leider noch nicht die Mehrheit verantwortungsvoll mit sich und seinem Körper um. Dabei kann es so einfach sein, ein gesundes Leben zu führen, sich sportlich zu betätigen und dem Körper etwas Gutes zu tun. Wer regelmäßig trainiert, der gewinnt an Energie und Lebensfreude. Viele Leistungs- und Wohlstandskrankheiten wie Depressionen, Ungeduld, Stress, Angst und Nervosität, können durch Sport hervorragend gelindert oder sogar vermieden werden.

Wenn ich Profisportler und normale Kunden trainiere, dann lernt jeder meine harte und unbequeme Seite kennen. Ich bin kein Coach, der es seinen Sportlern einfach macht. Ich verlange viel von anderen, aber ich verspreche auch, dass wir gemeinsam große Ziele erreichen. Meine Einstellung zu dem übergewichtigen Arzt mag für manche verachtend und respektlos klingen, aber eines möchte ich klarstellen: Ich traue grundsätzlich jedem zu, seinen Körper auf Trab zu bringen. Und ich ziehe meinen Hut vor den Leuten, die am Boden liegen und aufstehen wollen. Fitness ist kein Geheimnis, sondern vor allem eine Frage des Willens. Ich habe Menschen kennengelernt, die ihr Gewicht halbiert haben. Andere haben so stark an Muskelmasse zugelegt, dass sie kaum wiederzuerkennen waren. Entscheidend ist, welche Ziele du verfolgst. Ob du deine Ziele überhaupt kennst und wie sehr du sie erreichen willst. Je wichtiger dir ein durchtrainierter und gesunder Körper ist, desto mehr bist du bereit, dafür zu investieren.

Praxistipp

Lass deinen Körper nicht verrotten!

Niemand wird gezwungen, hart zu trainieren und einen tollen Body zu formen. Bestimmt schrecke ich mit meiner Einstellung einige Leser ab. Manche werden denken, der Diehl tickt nicht mehr ganz richtig. Aber in einem Punkt wird mir jeder recht geben: Wenn es um die Gesundheit geht, hört der Spaß auf. Die Folgen von starkem Übergewicht sind alles andere als witzig. Falls du dich angesprochen fühlst: Geh in dich, überlege dir, ob du deine Prioritäten im Leben wirklich richtig setzt, ob Geld und Luxus dich wirklich langfristig befriedigen, oder ob du heute starten solltest, dich um den Zustand deines Körpers zu kümmern und ein neues Leben zu beginnen.

„Mike ist der härteste Fitnesscoach – und für unser Team extrem wichtig!"

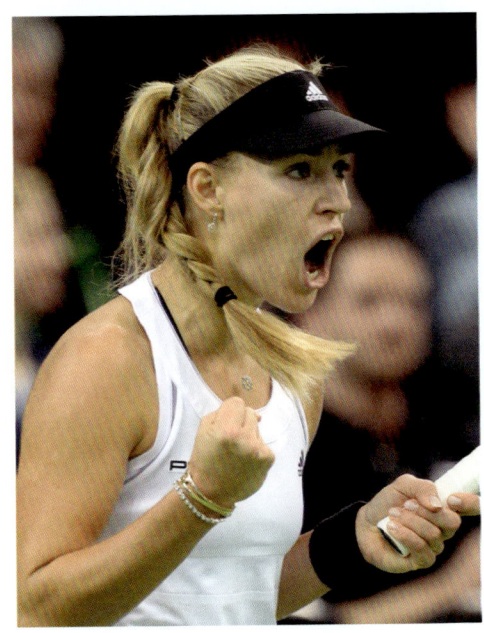

Angelique Kerber,
Tennisprofi,
Ende 2016 die Nummer 1 der
Tennis-Weltrangliste.

„Ich kenne Mike Diehl nun schon seit vielen Jahren. Eines kann ich nach dieser Zeit versichern: Er ist der härteste Fitnesscoach, mit dem ich jemals zusammen trainiert habe. Als Konditionstrainer unserer Fed-Cup-Mannschaft spielt Mike eine wichtige Rolle für den Erfolg unseres Teams. Er kitzelt zu jedem Zeitpunkt Höchstleistungen aus uns Spielerinnen heraus. Gleichzeitig ist er mental eine unglaublich wichtige Stütze. Ich habe in der Vergangenheit schon häufig außerhalb unserer Fed-Cup-Wochen mit Mike zusammengearbeitet, zur Vorbereitung auf eine neue Saison oft mehrere Wochen am Stück mit ihm trainiert. Vor allem mit den sogenannten *HIT-Workouts (High-Intensity-Training)* und dem *Tabata-Training* quält er mich besonders gern. Die Einheiten sind so extrem hart, dass ich häufig über meine Grenzen hinausgehen muss. Das kostet Überwindung, aber es lohnt sich. Denn so anstrengend das Training auch ist: Es bringt eine Menge Spaß und ist enorm effektiv. Dass ich seit 2012 zu den besten Spielerinnen der Welt gehöre, habe ich auch meiner Fitness zu verdanken. Und an der hat Mike einen entscheidenden Anteil." (Statement aus dem Herbst 2014)

Acht Missionen für ein starkes Leben

Mir war schon früh klar, dass ich als Führer und Ausbilder im Bereich der Infanterie körperlich fit und vor allem auch geistig motiviert sein musste, um in meinem Job zu überleben. Geht es im wahrsten Sinne des Wortes um Leben oder Tod, braucht man eine ganz spezielle Einstellung. Man muss sich stark und unbesiegbar fühlen – denn jedes Zeichen von Schwäche kann das Ende bedeuten. Sich dieser Gefahr bewusst zu sein, heißt auch, zu wissen, dass man nur mit intensiver körperlicher und geistiger Vorbereitung eine Chance aufs Über-leben hat. Allein das war für mich stets Motivation genug, im Sport immer wieder an meine Grenzen zu gehen. Denn wenn ich eines liebe, dann ist es mein kostbares Leben auf dieser Erde. Ich habe mein Leben schon früh in acht Missionen aufge-teilt – ja, die Arbeit bei der Armee macht einen schon ein wenig verrückt. Diese acht Missionen, die ich dir jetzt vorstellen werde und die sich nicht ausschließlich auf den Sport beziehen, können so verkehrt aber nicht sein. Denn sie haben mich zu dem gemacht, was ich heute bin.

Mission 1

Lebe eine positive Einstellung!

Es gibt so viele Nörgler und Negativdenker auf dieser Welt. Dazu zähle ich auch die immer Gest-rigen, die sich nicht weiterentwickeln wollen und an gewohnten Zuständen festhalten, nur um bloß nichts ändern zu müssen. Auf Dauer macht das unglücklich und krank! Solche Leute sind es häu-fig auch, die ständig Ausreden finden, warum sie keinen Sport treiben können. Die ihren Hintern nicht hochbekommen und stattdessen verfetten und den eigenen Körper verrotten lassen. Ich habe dafür kein Verständnis. Das Leben ist ein so kostbares Gut und man ist sich selbst gegenüber verpflichtet, aus jeder Woche, aus jedem Tag, aus jedem Moment das Beste herauszuholen. Nur wer nach dem Maximum strebt, ist auch in der Lage, dieses zu erreichen. Warum solltest du dich mit we-niger zufriedengeben? Das gilt für den Sport und für das Leben im Allgemeinen.

In den letzten Jahren hat es auf dem Buchmarkt eine regelrechte Invasion von Werken gegeben, die sich mit den Auswirkungen des menschlichen Denkens befassen. Es ist lange wissenschaftlich erwiesen, dass du mit deiner Lebenseinstellung Er-folg oder Misserfolg programmierst. Du ziehst das in dein Leben, was du mit deinen Gedanken aus-sendest. Wenn du ständig an Unfälle denkst, darfst du dich nicht wundern, wenn du eines Tages unter einem Auto liegst. Wenn du immer Angst hast, von deinem Partner verlassen zu werden, dann wirst du deine Liebste oder deinen Liebsten eines Tages in den Armen eines anderen Menschen finden. Das Gute ist: Es funktioniert auch andersherum. Positives Denken und eine optimistische Lebenseinstellung bewirken regelrechte Wunder. Darauf genauer einzugehen, würde den Rahmen eines Fitnessbuches sprengen. Und dennoch ist es mir wichtig, diese Zusammenhänge zumindest anzureißen – weil deine Einstellung zum Leben einen immensen Einfluss auf deine Gewohnheiten und damit auf deine Gesundheit und deinen körperlichen Zustand hat.

Wer grundsätzlich eine positive Lebenseinstellung an den Tag legt, ist wesentlich leistungsfähiger – im Sport genauso wie im Job. Wenn du bereits regelmäßig trainierst, kennst du folgendes Phänomen: An Tagen, an denen dich Sorgen oder Trauer im Training begleiten, kannst du nur einen Bruchteil deiner Leistungsfähigkeit abrufen. Gehst du positiv ins Workout und visualisierst du während der Schufterei den späteren Erfolg oder andere Dinge, die dich glücklich machen, verschiebt sich deine Leistungsgrenze deutlich nach oben. Deswegen: Achte auf deine Lebenseinstellung und auf deine Gedanken.

Mission 2

Trainiere hart und bleib gesund!

Körperliches Training und eine gesunde Lebensweise erhöhen deine Lebensqualität. Dein Körper ist dein Tempel, aus dem du nie vertrieben werden kannst. Deine Seele ist hier zu Hause und du allein bist dafür verantwortlich, dieses Zuhause so schön wie möglich zu gestalten. Es spielt keine Rolle, wer oder was du bist, ob du aus einem armen oder reichen Elternhaus stammst, ob du arbeitslos oder Millionär bist: Dein Körper ist der Ausdruck deiner Lebenseinstellung. Du bist dir selbst schuldig, das Bestmögliche für deinen Körper zu tun, um ihn fit und attraktiv zu halten.

In Amerika gibt es ein Sprichwort, das ich sehr schätze: Your body is the reflector of your lifestyle. Heißt: Dein Körper ist der Spiegel deines Lebens-

stils. Je mehr du dir darüber bewusst wirst, desto gesünder wirst du leben. Alkohol und Drogen, dazu zähle ich auch Zigaretten, sind Gifte. Nichts gegen ein Bier oder ein Glas Wein zum Essen. Aber es kommt auf die Menge an und darauf, wie häufig du dir diesen Genuss gönnst. In zu großen Mengen zerstören diese Gifte nacheinander deine Einstellung, dein Selbstvertrauen und deinen Körper. Sie zerstören dich! Wenn du dir bewusst bist, welch großen Einfluss Körper und Gesundheit auf deine Ausstrahlung haben, dann wirst du automatisch gesünder leben und intensiver trainieren – und es wird dir immer mehr Freude bereiten. Der berühmte Schweinehund hat irgendwann keine Chance mehr. Vier Punkte sollte man bei dieser Mission verinnerlichen:

▼ **Niemand wurde als Profi geboren!** Wie ich eben schon erwähnt habe: Es ist unwichtig, woher du kommst. Jeder hat die gleichen Möglichkeiten, seinen Körper (und auch seinen Geist!) in Topform zu bringen. Wenn du mit Hingabe und Leidenschaft trainierst, wirst du eines Tages zur Elite gehören und vor Selbstbewusstsein strotzen.

▼ **Raus aus der Komfortzone!** Natürlich ist es leichter, abends auf dem Sofa zu sitzen, einen schönen Film zu schauen und dabei drei Tüten Chips in sich hineinzustopfen. Aber macht dich das langfristig glücklich? Nein, es ist eine sehr kurze Befriedigung. Sich gelegentlich Pausen zu gönnen und auch mal zu sündigen, ist völlig in Ordnung. Aber grundsätzlich gilt: Versuche, jeden Tag besser zu werden, stelle dich im Training immer wieder neuen Herausforderungen, setze dir neue Ziele. Mit Bequemlichkeit erreichst du nichts.

▼ **Geh an deine Grenzen!** Ich gebe zu: Die Frage ist hart, aber ich muss sie dir stellen: Wann hast du das letzte Mal beim Training gekotzt? Für alle, die es nicht ganz so ambitioniert angehen wollen: Wann warst du das letzte Mal kurz davor, dein Workout aufzugeben? Nur wenn du regelmäßig an deine Grenzen gehst, wird dein Körper leistungsfähiger. Hartes Training wappnet dich auch für andere Aufgaben des Lebens. Auch außerhalb des Sports wirst du immer wieder auf scheinbar unüberwindbare Hürden stoßen. Je mehr du es gewohnt bist, dich im Training zu quälen, desto einfacher wird es dir auch auf anderen Ebenen fallen, für deine Ziele zu kämpfen.

▼ **Training endet nie!** Ist ein Workout beendet, darfst du dich gern mal ausruhen. Aber vergiss nicht: Das nächste Training steht schon an. Denn Training hört nie auf. Es muss für dich zu einem Prozess deines Lebens werden, zu einem festen Bestandteil, den du in deine Abläufe integrierst und den du irgendwann nicht mehr missen möchtest.

Mission 3

Liebe das, was du tust!

Du kennst das Phänomen aus den unterschiedlichsten Lebenssituationen. Wenn du etwas mit Hingabe und Leidenschaft machst, dann bist du damit in der Regel erfolgreich. Kinder erleben das häufig in der Schule, wenn sie in bestimmten Fächern gute Leistungen bringen, weil sie Spaß an den Inhalten und am Unterricht haben. Andere, die möglicherweise nicht weniger begabt oder intelligent sind, hinken hinterher, weil sie unmotiviert sind. Im Berufsleben ist es genau das Gleiche. Wer eine Arbeit ausübt, die gleichzeitig Hobby und Erfüllung ist, der ist zum einen extrem belastbar und gleichzeitig zu ganz außergewöhnlichen Leistungen imstande. Wer hingegen am Sonntagabend auf der Couch sitzt, den „Tatort" schaut und währenddessen verflucht, dass das Wochenende bald vorbei ist, der sitzt am nächsten Morgen mit Bauchschmerzen im Büro. Wie soll dieser Mensch in der Lage sein, Höchstleistungen zu bringen?

Ich habe mein Leben schon immer darauf ausgerichtet, das zu lieben, was ich mache. Andersrum ist es natürlich noch besser – nur Dinge zu tun, die man ohnehin liebt. Aber leider funktioniert das nicht immer. Deswegen habe ich mir eine Lebens-einstellung angeeignet, mit der mir viele Dinge leichterfallen. Was ich tun muss, das tu ich einfach gern – das rede ich mir so lange ein, bis ich es tatsächlich so empfinde. Diese Mission kannst du wunderbar auf den Sport übertragen. Wenn es dir schwerfällt, dich zum Workout aufzuraffen, dann probiere ganz bewusst, deine Einstellung zum Training zu ändern. Öffne dich dem Gedanken, dass Sport Spaß bringt. Gibt es noch etwas Schöneres, als richtig zu schuften, zu schwitzen und sich bis ans Limit zu quälen? Ja! Das Glücksgefühl nach einer geilen und intensiven Einheit. Ist das nicht Motivation genug?!

Übrigens: Je mehr du das liebst, was du tust – in diesem Fall bleiben wir mal beim Sport –, desto einfacher fällt es dir, andere mitzureißen. Gerade am Anfang motiviert das gemeinsame Training ungemein, weil man sich zusammen Ziele setzt und dem Trainingspartner gegenüber verpflichtet ist, das Programm durchzuziehen. Motiviere dich, motiviere andere und liebe vor allem das, was du tust! Das Leben ist ein göttliches Geschenk und Motivation ein Schlüsselpunkt für den Erfolg.

Mission 4

Zeige Respekt und ernte Respekt!

Diese Mission habe ich schon früh von amerikanischen Freunden gelernt. Sie sagen: Give respect to get respect! Für mich geht es im Leben darum, jeden einzelnen Tag so handeln und so zu leben, dass mir die Menschen zuhören und vertrauen – vor allem was den Sport betrifft. Ich betrachte jeden Menschen mit dem größtmöglichen Respekt und bekomme diesen automatisch zurück. Oft höre ich von dicken Menschen, sie hätten Angst, bei mir zu trainieren, weil ich als strenger Coach sicher kein Verständnis für ihren unsportlichen Körper aufbringen würde. Falsch! Möchte jemand mit 30 kg Übergewicht beginnen, Sport zu treiben, verstehe ich zwar nicht, wie es so weit kommen konnte. Aber ich respektiere und schätze seinen Wunsch, endlich abzuspecken – und helfe ihm dabei. Dadurch ernte ich Respekt, weil er mich als Mensch und Trainer akzeptiert.

Neben deinen Mitmenschen solltest du vor allem dich selbst respektieren. Wenn du bisher zu wenig trainiert hast und jetzt in einem Körper wohnst, in dem du dich nicht wohlfühlst, dann akzeptiere diese Situation zunächst. Alles, was passiert ist, liegt hinter uns und ist nicht rückgängig zu machen. Du kannst nur auf das Hier und Jetzt einwirken – und jeden Tag die Möglichkeit nutzen, neu zu beginnen. Verachte dich nicht für das, was gewesen ist. Viel wichtiger ist es, dass du verstehst, warum es so weit kommen konnte. Du wirst für die Zukunft daraus lernen.

Mission 5

Setze dir Ziele!

Wie du siehst, stoßen wir in diesem Buch immer wieder auf das Thema Ziele. Jeder von uns braucht – in allen Bereichen des Lebens – eine Richtung, in die er marschiert. Diese Mission hängt sehr eng mit der vierten Mission des Respekts zusammen. Denn je häufiger du deine Ziele erreichst, desto größer wird dein Selbstrespekt. Du kannst dir langfristige, mittelfristige und kurzfristige Ziele setzen – entscheidend ist, dass du sie jederzeit im Hinterkopf hast. Du hast dir gestern ein Ziel für heute gesetzt? Dann gehe los und erreiche es!

Ein klassisches Beispiel: Du möchtest gerne regelmäßig morgens, bevor du ins Büro fährst, trainieren. Du weißt, dass dir morgendlicher Sport guttut und du abends ohnehin ausgepowert bist. Nun ist sich jeder darüber bewusst, dass kaum etwas härter ist, als sich morgens nach dem Aufwachen zu einer Trainingseinheit zu motivieren. Vor allem im kalten Winter, wenn es dunkel ist und sich der Körper dadurch noch länger im Schlafmodus befindet. Um nun nicht einzuknicken, sondern das Bett voller Elan zu verlassen und sich dem Kampf mit dem Schweinehund (in diesem Fall ist seine Anwesenheit kaum zu verhindern) zu stellen, gebe ich dir einen besonderen Tipp: Formuliere deine Ziele zuvor so eindeutig (am besten schriftlich), dass sie sich fest in deinem Bewusstsein verankern. Stelle dir dabei immer wieder vor, wie es sich anfühlen wird, wenn du dein Ziel erreicht hast – in diesem Fall das Gefühl nach einer intensiven Einheit am Morgen.

Wie herrlich ist es, hinterher unter der Dusche zu stehen? Wie herrlich fühlt sich die Gewissheit an, dass der Tag gerade erst begonnen hat und man sich selbst schon etwas Gutes getan hat?

Sich einen gewünschten Zustand als bereits erreicht vorzustellen, ist eine gängige Methode aus dem Mentaltraining, die vor allem Profisportler häufig anwenden. Auch hier gilt wieder: Der Sport steht bei allen Beispielen im Fokus – du liest hier schließlich ein Fitnessbuch. Aber alle Missionen, die ich dir vorstelle, lassen sich auch wunderbar auf andere Bereiche des Lebens übertragen.

Mission 6

Lebe und trainiere ganzheitlich!

Ganzheitlichkeit ist einer der Begriffe, die zunehmend in Mode kommen. Allgemein bedeutet er, ein Thema aus verschiedenen Perspektiven umfassend und weitsichtig zu betrachten. Im Zusammenhang mit der Medizin spricht man häufig von Ganzheitlichkeit, wenn man bei einer Behandlung sowohl den Körper, die Seele als auch den Geist berücksichtigt und den Menschen als ganzes System sieht. Dieser Ansatz lässt sich hervorragend auf den Alltag und insbesondere den Sport übertragen. Für mich bedeutet Ganzheitlichkeit, die Wahrheiten des Lebens zu akzeptieren und zu wissen, dass mein körperlicher Zustand immer auch mit meiner seelischen und geistigen Verfassung zusammenhängt.

Das heißt für dich: Nur, wenn du dich in allen Bereichen des Lebens weiterentwickelst, kannst du auch im Sport Fortschritte erreichen. Gehst du nur körperlich an deine Grenzen, wird das auf lange Sicht nicht zum Erfolg führen, weil ein Ungleichgewicht entstehen muss. Deshalb solltest du immer auch dein Gehirn trainieren und Dinge tun, über die sich deine Seele freut. Die Übungen, die du in diesem Buch kennenlernst, haben zumindest sportlich einen ganzheitlichen Ansatz. Zum einen, weil viele Übungen gleichzeitig mehrere Muskeln beanspruchen, zum anderen, weil das Trainingsprogramm alle Bereiche aus Kraft, Koordination, Schnelligkeit und Ausdauer abdeckt.

Merke dir eines: Sport ist ein wichtiger Bestandteil des Lebens. Er kann einen großen Einfluss auf das Wohlbefinden und erst recht auf die Gesundheit haben. Aber alle positiven Facetten des Trainings wirken nur dann, wenn im Leben ein Gleichgewicht besteht und auch die anderen Bereiche ausgiebig gefordert und gefördert werden.

Mission 7

Lasse dich beraten und berate andere!

Niemand von uns kann alles wissen. An dem alten Spruch „Wissen ist wissen, wo es steht" ist eine Menge Wahres dran. Ich habe in meinem Leben viele Berater für unterschiedliche Bereiche. Das heißt natürlich nicht, dass man sich von anderen Menschen abhängig machen und blind das befolgen sollte, was sie einem raten. Aber Vertraute zu haben, die einen gelegentlich auf den richtigen Weg bringen, kann nicht schaden. Für dein Training bedeutet das, dass du dich möglichst an Experten orientieren solltest. Einen guten Coach an deiner Seite zu haben (oder ein gutes Buch!), wird dich pushen und zusätzlich motivieren. Für mich hat es eine große Bedeutung, mein Wissen im Sportbereich weiterzugeben. Ich weiß, dass ich meinen Kunden helfe, das Leben fitter, gesünder und im wahrsten Sinne des Wortes leichter zu meistern. Allein schon diese Tatsache motiviert mich jeden Morgen, um vier Uhr aufzustehen und oft schon um fünf Uhr meine erste Trainingsstunde zu geben. Ich liebe es, andere Menschen bei ihren sportlichen Zielen zu unterstützen und zu beraten – aber ich nehme auch Hilfe an, wenn ich mich nicht auskenne.

Mission 8

Habe Spaß und liebe das Leben!

Leute, die letzte Mission ist die Wichtigste! Um was geht es unter dem Strich in diesem Leben, das eines Tages für uns alle enden wird? Es geht um Freude und Spaß! Manche Menschen nehmen ihr Leben so bitterernst. Sie klagen über Probleme und Sorgen, die erst dadurch immer größer werden, indem sie ihnen Beachtung schenken. Oft rate ich Freunden oder Kunden, sich gedanklich einmal auf eine Wolke zu setzen und von oben auf unsere Erde hinabzublicken. Säße man dort, so müsste man eine Menge Leid auf der Welt beobachten – Kriege, Krankheiten, Unfälle, Schicksalsschläge. Die eigenen Sorgen, die oft erdrückend und unlösbar erscheinen, werden in diesen Momenten klein und nebensächlich.

Werde dir bewusst, dass dein Leben ein wunderbares Geschenk ist. Du hast alle Möglichkeiten, es in die richtigen Bahnen zu lenken – in Bahnen, die dich glücklich und zufrieden machen. Habe Spaß am Leben, genieße jeden Moment und sei dir der Kostbarkeit jeder einzelnen Sekunde bewusst. Denn alles auf dieser Welt ist vergänglich. Habe also auch Spaß am Training, fluche und stöhne nicht ständig, sondern sei dankbar dafür, dass du einen gesunden Körper hast, für den ausschließlich du die Verantwortung trägst. Es gibt viele Menschen, die durch Unfälle, Krankheiten oder auch Kriegsverletzungen nicht mehr in der Lage sind, zu trainieren. Sie würden eine Menge dafür geben, mit dir zu tauschen, um sich körperlich endlich mal wieder richtig auszupowern. Sei dankbar, dass es dir besser geht und nutze die Chance, deinen Körper fit zu halten. Geh raus, genieße das harte Training, lache dabei und sei glücklich. Liebe dich und das Leben!

Praxistipp

Integriere die Missionen in deinen Alltag!

Wahrscheinlich hast du selbst eigene Missionen in deinem Leben. Jeder hat Ideale, nach denen er strebt. Meine acht Missionen, die ich dir vorgestellt habe, können trotzdem eine Anregung für dich darstellen und du solltest die, mit denen du dich am besten identifizieren kannst, in dein Leben integrieren. Je öfter du sie liest, desto mehr verinnerlichst du sie. Sofern du Trainingseinsteiger bist, kann es hilfreich sein, einige der Punkte vor jeder Einheit zu überfliegen – du gehst danach mit einer besseren Einstellung ins Workout.

Wie du den inneren Schweinehund besiegst

Er lauert nicht nur beim Sport – sondern überall im Leben. Der innere Schweinehund kann ein fieser Gegner sein. Je mehr du dir aber im Klaren darüber bist, was du erreichen möchtest, desto größer sind deine Chancen, ihn zu besiegen und irgendwann endgültig zu töten. Napoleon sagte einmal: „Es mag sein, dass ich eine Schlacht verliere. Aber ich werde niemals eine Minute Zeit verlieren." Ich liebe dieses Zitat und es lässt sich perfekt auf den Sport übertragen. Denn je mehr Zeit du für dich, deinen Körper und deine Gesundheit investierst, desto erfolgreicher wirst du – und desto chancenloser wird irgendwann der innere Schweinehund.

Ich habe bereits erklärt, wie wichtig es ist, sich Ziele zu setzen und möchte darauf noch genauer eingehen. Eine auf Ziele ausgerichtete Lebensweise führt automatisch dazu, dass man weniger nach Ausreden sucht. Viele Motivations- und Mentaltrainer, aber auch Coaches im Sport, erzählen in ihren Seminaren und Büchern, man sollte sich möglichst hohe Ziele setzen. Auch ich bin überzeugt, dass der Mensch grundsätzlich nach dem Optimum streben sollte. Aber gerade im Sport ist die Unterteilung in kurzfristige, mittelfristige und langfristige Ziele unerlässlich für den späteren Erfolg. Zwischenziele sind wichtige Kontrollpunkte, um zu überprüfen, ob man sich auf dem richtigen Weg befindet. Klar: Du sollst dir immer so viel wie möglich zutrauen. Selbstzweifel limitieren dich von vornherein. Dennoch ist es für die anhaltende Motivation wichtig, dass du dir realistische Ziele setzt. Beispiel: Du bist zwischen 20 und 30 Jahre alt und hast 10 kg zu viel auf den Rippen. In diesem Fall spricht überhaupt nichts dagegen, wenn du dir das langfristige Ziel setzt, irgendwann als Fitnessmodel zu arbeiten. Am besten formulierst du dieses Ziel sogar so deutlich, dass du genau angibst, wann du auf dem Cover welcher Zeitschrift abgelichtet sein wirst. Allerdings: Der Weg dorthin in diesem Fall sehr weit – und auch ziemlich anstrengend. Ohne Etappenziele wirst du schnell deine Motivation verlieren. Weil du auch nach drei Monaten vom Job des Covermodels noch weit entfernt sein wirst. Der Frustfaktor steigt und der Kampf gegen den inneren Schweinehund wird wieder schwerer.

Genau aus diesem Grund helfen realistische Zwischenziele. Du könntest dir beispielsweise vornehmen, in den ersten sechs Wochen 3 kg abzuspecken und in den zweiten sechs Wochen deine Ausdauer so zu verbessern, dass du problemlos eine halbe Stunde joggen kannst und 20 Burpees oder 100 Jumping Jacks (siehe Trainingskapitel) schaffst. Die Chance ist in diesem Fall groß, dass du Erfolgserlebnisse erzielen wirst, die dich für die nächsten Etappen motivieren und den inneren Schweinehund in die Flucht schlagen.

Hilfreiche Fragen für die eigene Zielformulierung könnten folgendermaßen lauten:

1. Wenn ich nackt vor dem Spiegel stehe: Wie zufrieden bin ich mit meinem Körper auf einer Skala von 1 bis 10?

2. Wie muss ich meinen Körper verändern, damit ich auf meiner Skala beispielsweise von einer 5 auf eine 6 und später auf eine 7 steige?

3. Wie müsste ich aussehen, damit ich mich mit einer 10 bewerte?

4. Wie wird es sich anfühlen, wenn ich mich auf meiner Skala von einer 5 auf eine 7 verbessert habe? Was wird sich in meinem Leben dadurch positiv ändern?

5. Was gefällt mir an meinem Körper und an welchen Bereichen muss ich trainieren?

6. In welchen Alltagssituationen merke ich, dass ich mit meinem Körper nicht zufrieden bin?

7. Leide ich unter gesundheitlichen Beschwerden? Wenn ja: Welche Baustellen an meinem Körper muss ich beseitigen, um die Probleme in den Griff zu bekommen?

8. Wie gesund ernähre ich mich?

9. In welchem Zeitraum möchte ich welche Zwischenziele erreichen?

10. In welchem Zeitraum möchte ich welche langfristigen Ziele erreichen?

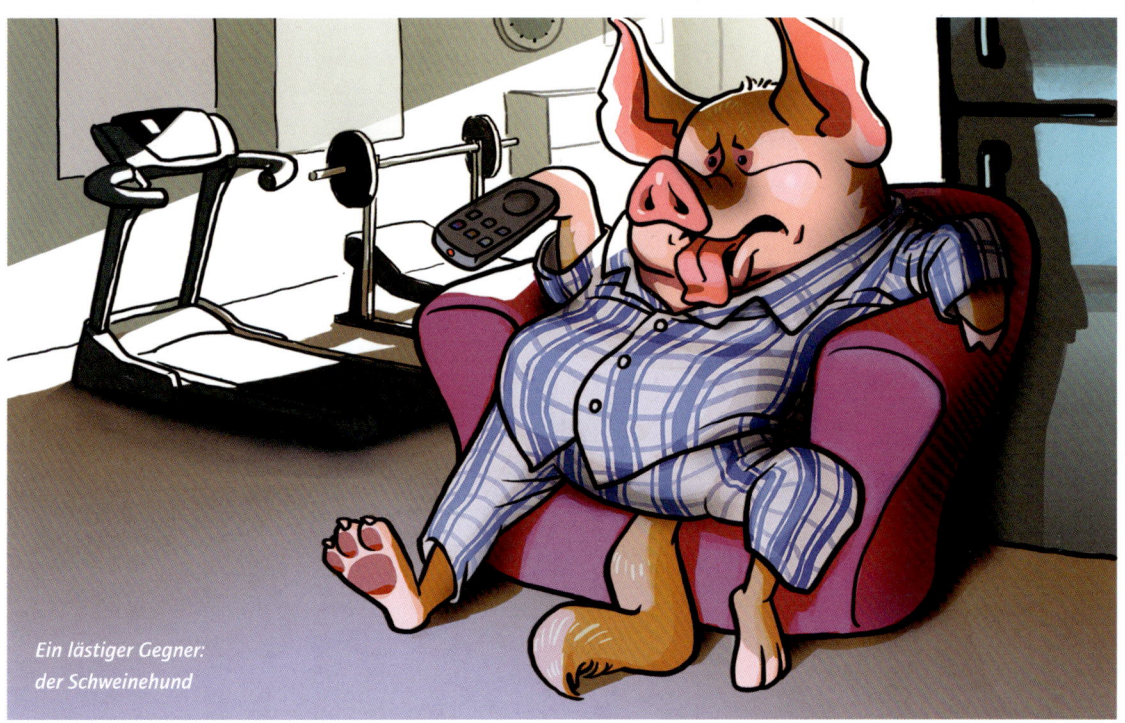

Ein lästiger Gegner: der Schweinehund

Praxistipp

Führe ein Trainingstagebuch!

Ich habe bereits in Kap. 2 „Trainingslehre" erklärt, wie wichtig es ist, seine Ziele so konkret wie möglich zu formulieren. Damit dir dies leichterfällt, empfehle ich dir, ein Trainingstagebuch zu führen. Am besten nennst du es: „Mein neues Leben". Du schreibst dort deine Ziele nieder und wann du welche Zwischenziele erreicht haben wirst. Du notierst jede Einheit und jedes Erfolgserlebnis. Zusätzlich schreibst du Ausreden auf, falls du zwischendurch unter Motivationsproblemen leidest. Bei manchen Sportlern ist es ebenfalls sinnvoll, den eigenen Ernährungsplan schriftlich zu formulieren. Mithilfe des Tagebuchs wird es dir gelingen, deinen Fokus immer mehr auf deine konkreten Ziele zu lenken. Vor allem wirst du nach einigen Wochen eine große Portion Stolz spüren, wenn du dein hartes Training anhand deiner Aufzeichnungen Revue passieren lässt.

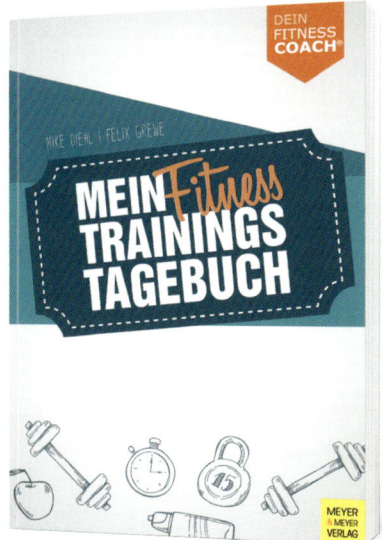

Buchtipp: Passend zu diesem Werk gibt es ein Trainingstagebuch der Autoren Mike Diehl und Felix Grewe.

Quälen für den Erfolg – hartes Training bringt Spaß

Wenn ich selbst trainiere, dann kann ich eines nicht ausstehen: Workouts für Weicheier. Nichts nervt mich mehr, als ein Sissi-Training, das mich nicht komplett fordert. Ich brauche die totale Erschöpfung nach meinen Übungen. Das Gefühl, wieder bis an die Schmerzgrenze gegangen zu sein, ist überwältigend. Intensität ist der Begriff, der mich mein Leben lang geprägt hat und im Training die wichtigste Rolle spielt. Mein Kollege Mark Lauren, der das Buch *Fit ohne Geräte* geschrieben hat, widmet diesem Thema ein ganzes Kapitel in seinem Werk – da merkt man, dass auch er jahrelang für die Spezialeinheiten gearbeitet hat.

Ich werde häufig als Schleifer bezeichnet. Eigentlich ist dieser Begriff negativ behaftet. Anfänglich war ich mit der Bezeichnung nicht glücklich, inzwischen habe ich mich daran gewöhnt und gebe zu, dass ich ein echter Schleifer bin. Ich bin mir bewusst, wie hart und anspruchsvoll mein Training ist und wie viel Hingabe und Leidenschaft ich von meinen Kunden erwarte. Nur wer mit großem Willen und aller Entschlossenheit arbeitet, der steht meine intensiven Einheiten durch – gleichgültig auf welchem Level. Denn Quälen kann sich jeder auf seinem Niveau. Meine Einheiten dauern selten lange, ich bevorzuge kurze und hochintensive Sessions. Dafür gibt es aber auch keine Zeit für überflüssige Pausen. Der Lohn ist eine bessere Fitness, ein besseres Aussehen, ein höherer Wohlfühlfaktor und dadurch mehr Selbstvertrauen.

Der Schlüssel für ein erfolgreiches Training ist Hingabe. Ich als Coach gebe diese zu jeder Zeit – verlange sie aber auch von meinen Sportlern. Nun hat nicht jeder das Glück (und das Geld), sich einen Trainer an die Seite zu stellen, der einen immer wieder auffordert, sich weiter zu quälen und Schummeleien und Bequemlichkeit gnadenlos aufdeckt. Aber: Disziplin ist auch allein lernbar. Es liegt in deiner Hand, was du dir im Training abverlangst. Wenn du die Übungen, die auf den nächsten Seiten beginnen, nachmachst, dann ist es deine Entscheidung, ob du aufhörst, wenn es anstrengend wird. Oder ob du weitermachst und bis an deine Schmerzgrenze gehst – weil du endlich Fortschritte machen willst.

Ein alter Militärspruch lautet: Dein jetziges Handeln bestimmt dein zukünftiges Handeln. Gibst du jetzt auf, gewinnt deine Faulheit. Und sie wird immer wieder gewinnen. Umgekehrt ist es jedoch genauso. Gewinnt dein Wille den Kampf gegen den inneren Schweinehund, dann festigst du auf Dauer diese Verhaltensmuster. Deine Entschlusskraft und dein Biss werden gestärkt. Aufgeben ist keine Alternative mehr!

Ich möchte damit nicht zum Ausdruck bringen, dass jeder bei jedem Training an sein Limit gehen muss. Natürlich kannst du nicht jede Einheit mit höchster Intensität angehen – du bist keine Maschine. Es gibt immer Tage, an denen der Körper aus den unterschiedlichsten Gründen weniger leistungsfähig ist als sonst. Aber du solltest auch an diesen Tagen zumindest ernsthaft trainieren und keine Zeit verplempern.

Grundsätzlich darf das Training aber auch gern mal schmerzen. Ich kann die vielen weichgespülten Coaches und Trainingsmethoden nicht ernst nehmen. Schmerzen sind auch ein Lernprozess und die Natur hat es clever eingerichtet, dass wir meistens unterscheiden können, welche Schmerzen schaden und welche nicht. Was ist so schlimm an einem Muskelkater? Nichts! Du hast hart trainiert und bekommst ein Feedback von deinem Körper – herrlich! Sehr wohl ist aber bei schlimmeren Verletzungen Vorsicht geboten. Schmerzen im aktiven und passiven Bewegungsapparat (z. B. Skelettmuskulatur, Sehnen, Sehnenscheiden, Schleimbeutel, Knochen, Knorpel, Gelenke, Bandscheiben, Bänder) sowie stechende, scharfe und stumpfe Schmerzen sind abklärungsbedürftig. Grundsätzlich ist es in diesen Fällen besser, eine Trainingspause einzulegen, als durch übertriebenen Ehrgeiz chronische Verletzungen zu riskieren.

Praxistipp

Geh an deine Grenzen!

Du kannst nicht in jeder Einheit deine Bestleistung abrufen. Es gibt immer gute und weniger gute Tage. Aber frage dich trotzdem bei jedem Workout, ob du gerade das Maximum aus deiner tagesaktuellen Verfassung herausholst. Wenn du denkst, du kannst nicht mehr, dann fühle in dich hinein, ob es der Geist ist, der erschöpft ist oder ob es wirklich der Körper ist. Alles zu geben und hart zu trainieren, ist vor allem eine Frage der mentalen Stärke. Überwinde dich immer wieder, dein Limit auszureizen. Dann wirst du die größten Trainingserfolge erzielen.

„Ein großartiger Fitnesscoach und Motivator!"

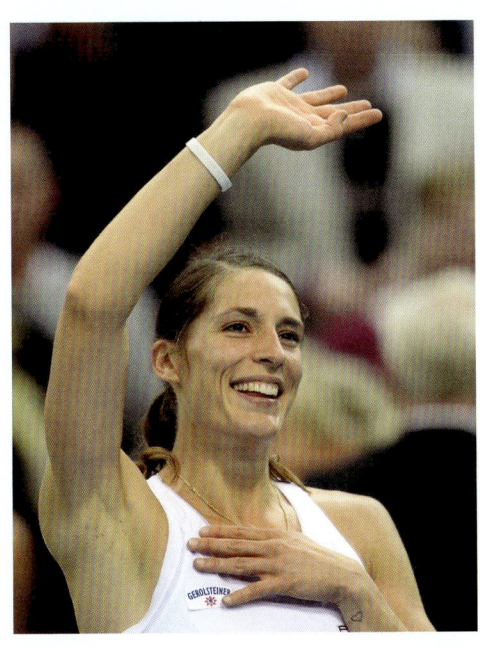

Andrea Petkovic, Tennisprofi, deutsche Topspielerin

„Mike ist so jemand, den man gemeinhin einen harten Hund nennt. Richtig kennengelernt habe ich ihn 2008, nachdem ich mir das Kreuzband riss. Mike machte mich nach der langen Verletzungspause wieder fit für die Tour. Es war alles andere als eine entspannte Zeit. Mike stellte meine Ernährung um und ich nahm plötzlich sechs Mahlzeiten am Tag zu mir. Ich lernte, dass Molkedrinks aufgrund ihres Eiweißgehalts zwar wichtig sind für Sportler, sie aber ziemlich ekelhaft schmecken. Vor allem aber lernte ich Schmerzen kennen – denn die Kraft-, Ausdauer- und Schnelligkeitseinheiten von Mike haben es wirklich in sich. Ich bin ihm heute dankbar für seine Härte, schätze ihn als großartigen Fitnesscoach, besonderen Motivator und einen sportverrückten Soldaten, der stets 100 % gibt. Vor allem aber ist er für mich ein Mann mit einer starken Persönlichkeit, der sein Herz am rechten Fleck trägt."

10 Gründe, jetzt mit dem Training zu beginnen

1. Ein fitter und gesunder Körper ist dein größtes Statussymbol. Training ist eine Frage des Selbstrespekts. Wer sich und sein Leben liebt, der hält auch seinen Körper fit.

2. Training mit dem eigenen Körpergewicht erhöht die Muskelmasse und bekämpft Übergewicht.

3. Krafttraining beseitigt muskuläre Dysbalancen, Haltungsschäden und beugt Rückenschmerzen vor. Außerdem wird der Körper attraktiver und das Selbstwertgefühl steigt.

4. Der Hormonhaushalt wird positiv beeinflusst. Regelmäßiges Training führt zu einer vermehrten Ausschüttung von Wachstumshormonen und fördert dadurch unseren Muskelaufbau.

5. Bodyweight Training stärkt die Gelenke und die Knochenstruktur. Die Stabilität der Sehnen und Bänder wird gefördert. Gelenkknorpel werden zudem besser mit Nährstoffen versorgt. Dadurch erhöht sich die Belastungstoleranz und die Verletzungsgefahr sinkt.

6. Krafttraining und insbesondere die Eigengewichtsübungen, die du auf den nächsten Seiten kennenlernst, steigern die Koordinationsfähigkeit. Wer andere Sportarten ausübt, beispielsweise Tennis, der profitiert davon.

7. Krafttraining verbessert deine allgemeine Leistungsfähigkeit. Je häufiger du beim Training an deine Grenzen gehst, desto widerstandsfähiger wirst du auch auf anderen Gebieten des Lebens.

8. Knochen passen sich den Belastungen des Trainings an. Die Folge: Die Knochenstruktur wird dichter. Das Risiko, an Osteoporose zu erkranken, wird gesenkt.

9. Durch Krafttraining erhältst du dein Kraftpotenzial bis ins hohe Alter.

10. Eine Verbesserung des Körpergefühls erhöht das Selbstbewusstsein. Vor allem aber macht Fitnesstraining Spaß! Allein schon das Gefühl des Stolzes auf die eigene Leistung nach einer intensiven Einheit ist es wert, jetzt mit dem Training loszulegen!

Viel Spaß!

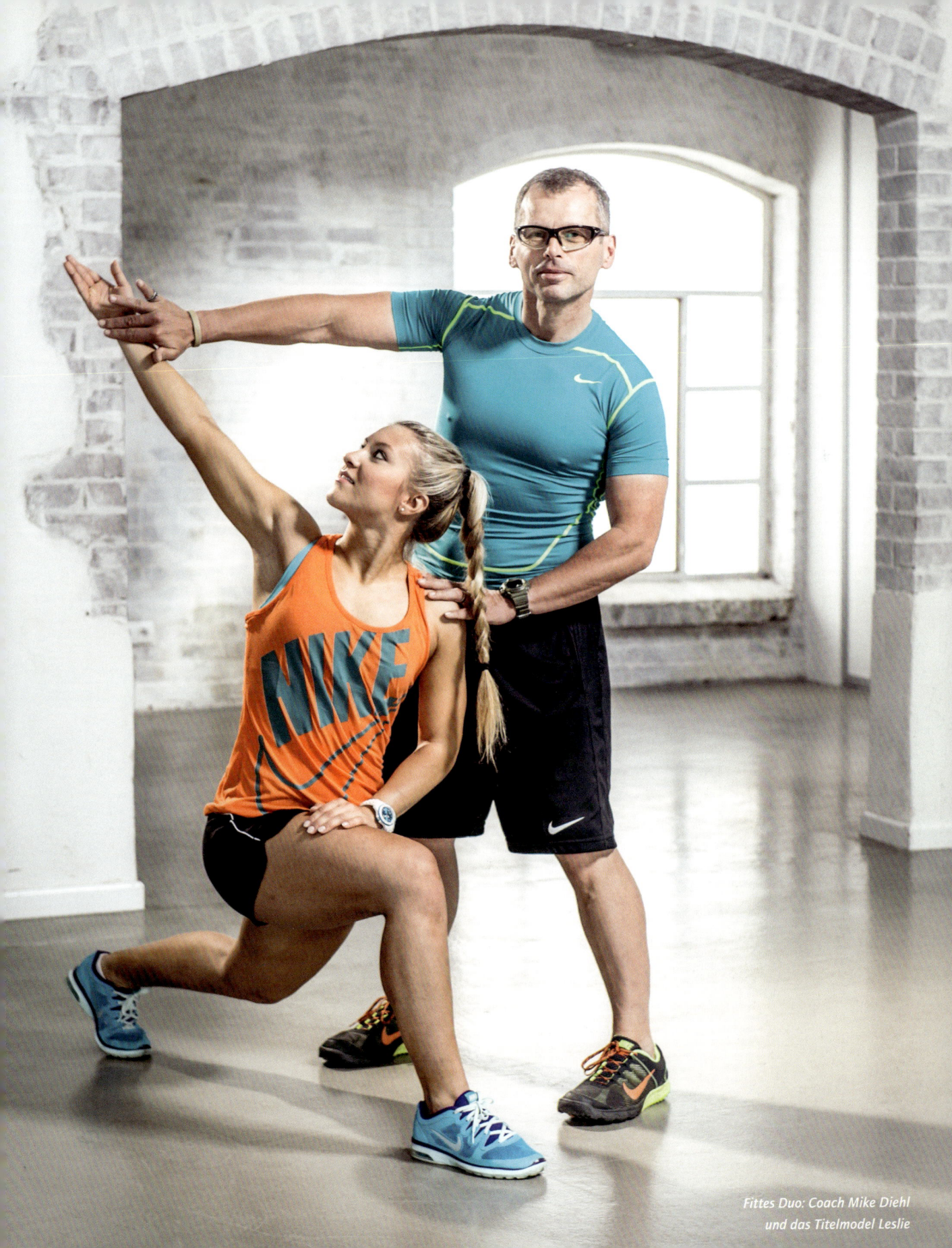

*Fittes Duo: Coach Mike Diehl
und das Titelmodel Leslie*

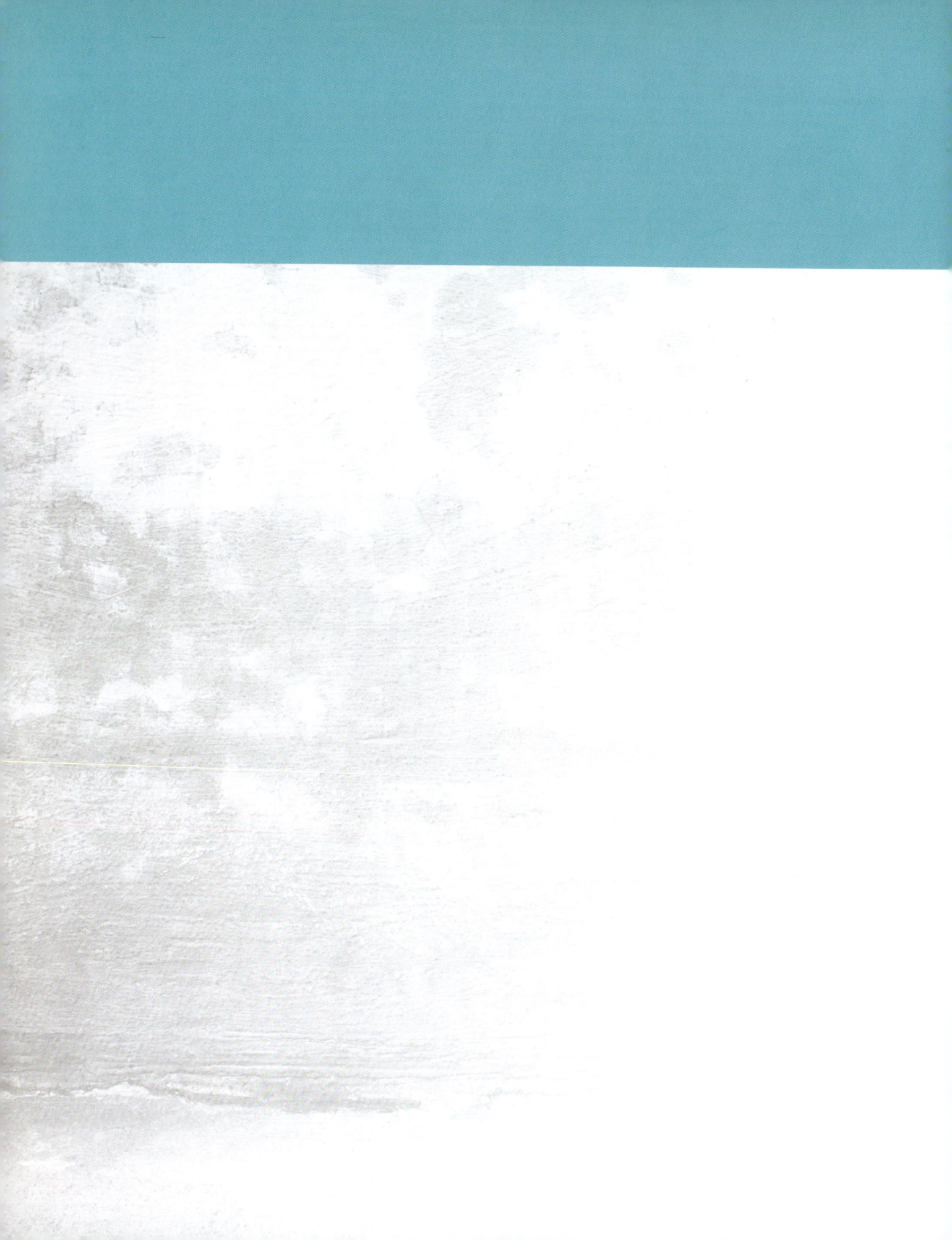

6 DIE ÜBUNGEN:
JETZT WIRST DU SCHLANK UND STARK!

Auf den folgenden Seiten lernst du mehr als 100 Bodyweight-Übungen für alle Muskelgruppen kennen. 4 x die Woche 15 min Training genügen, um den Körper in Form zu bringen.

Nun geht es endlich los! Du lernst auf den folgenden Seiten ein Programm kennen, das du immer und überall absolvieren kannst. Du wirst mit den Übungen jede Muskelgruppe beanspruchen, du wirst Kraft trainieren, aber auch Ausdauer. Gemeinsam mit unseren Models stelle ich dir zunächst Bodyweight-Übungen für die wichtigsten Bereiche vor – Bauch und Rücken, Beine und Oberkörper. Dabei werden immer Spieler und Gegenspieler trainiert (Beispiel Bizeps und Trizeps). Im Anschluss lernst du verschiedene Zirkel kennen – einen für das *High-Intensity-Training (HIT)* sowie einen sogenannten *Military-Zirkel.* Diese Übungen kombinieren Kraft, Ausdauer, Beweglichkeit und Koordination und sind besonders hart. Außerdem zeigen wir dir, wie du deine Muskulatur bestmöglich dehnst. Am Ende dieses Kapitels findest du weitere Zirkel, die alle aus den vorherigen Übungen bestehen. Ich habe diese für Anfänger als auch für Fortgeschrittene und Profis zusammen-

gestellt. Natürlich kannst du die unterschiedlichen Übungen auch selbst zu einem Workout kombinieren. Die vorgestellten Zirkel dienen aber zumindest als Beispiel, damit du konkrete Trainingspläne an die Hand bekommst und sofort starten kannst!

Ich empfehle dir, mindestens 4 x pro Woche ein Ganzkörper-Workout für 15 min zu absolvieren – idealerweise 5 min Bauch und Rücken, 5 min Beine und 5 min Übungen für den Oberkörper. Je nach Fitnesslevel intensivierst du dieses Training durch Verkürzungen von Pausen. Wer ambitioniert trainiert, der gönnt sich in diesen 15 min gar keine Pause – die Muskeln werden genug entlastet, wenn du Spieler und Gegenspieler (Bauch und Rücken, Bizeps und Trizeps etc.) abwechselnd trainierst. In kürzester Zeit ziehst du so ein hochintensives Workout durch. Je weniger Sport du bisher getrieben hast, desto variabler kannst du deine Programme gestalten – beispielsweise mit kurzen Pausen nach jeder Muskelgruppe oder für absolute Anfänger auch nach jeder Übung. Auch bei der Dauer der Übungen solltest du entsprechend deines körperlichen Zustandes variieren. Ich rate normalerweise zu 30 s pro Übung, allerdings kannst du auch mit 10 s, 15 s oder 25 s beginnen und natürlich auch 40 s oder länger arbeiten. Konkrete Vorschläge erhältst du später bei den Erläuterungen der Zirkel.

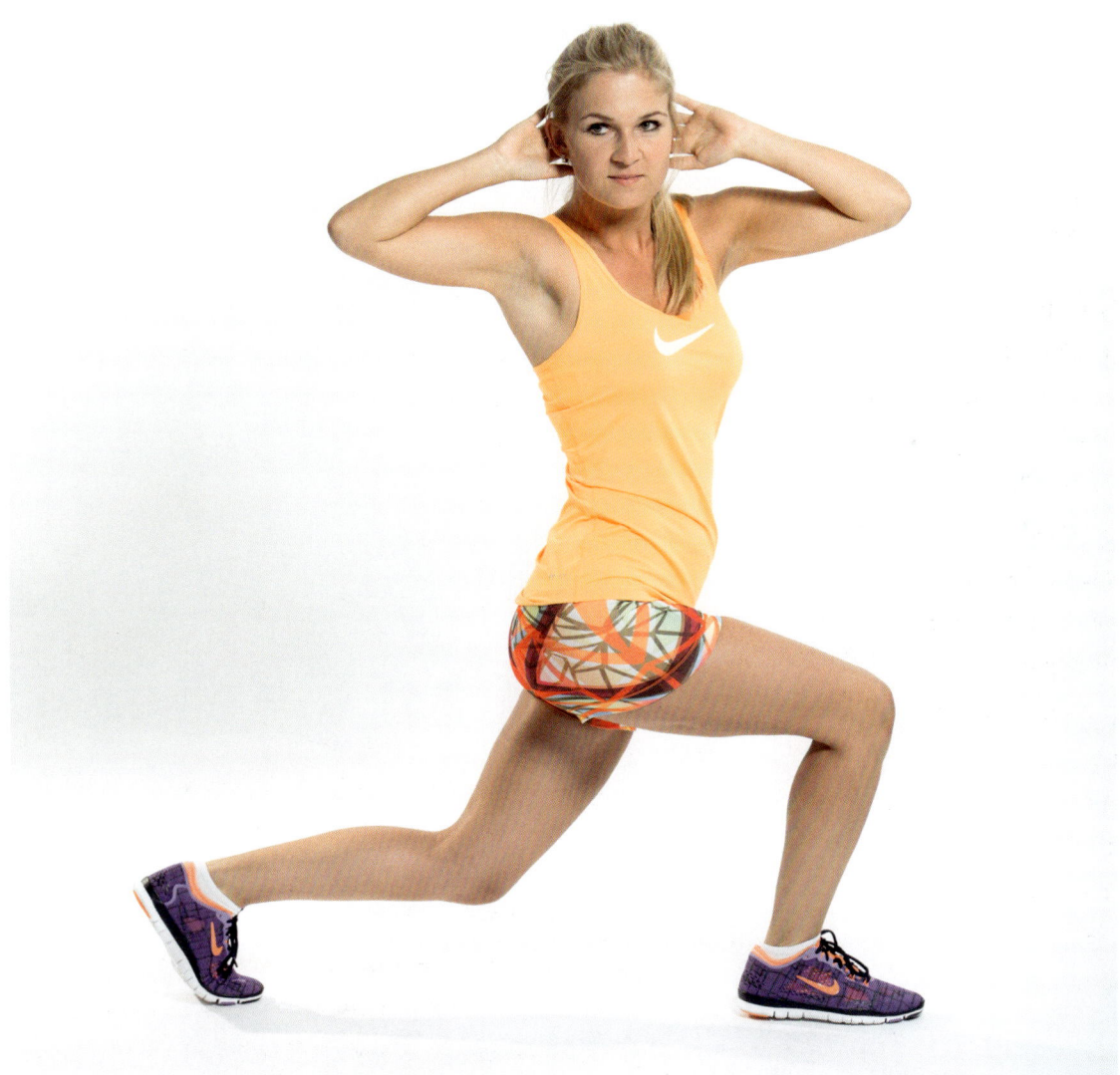

Vielseitigkeit: Die meisten Bodyweight-Übungen beanspruchen diverse Muskelgruppen.

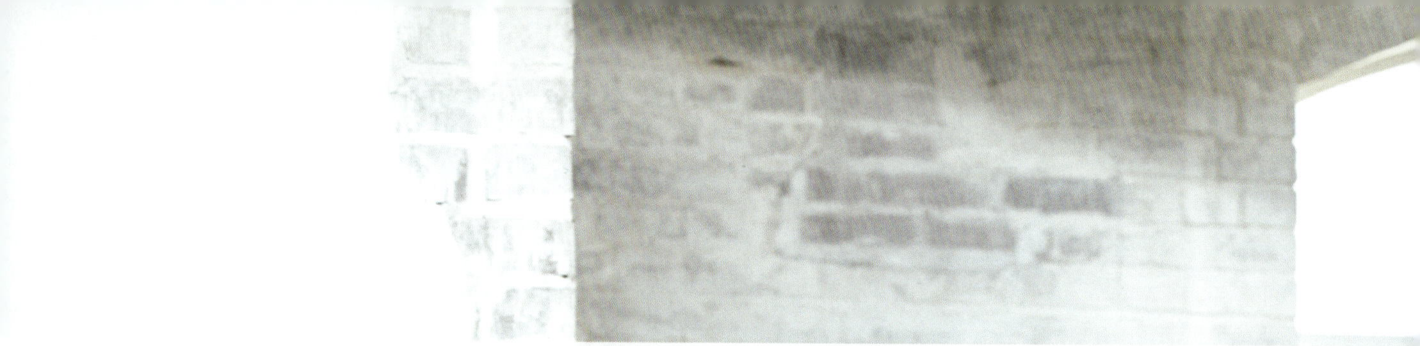

Bauch und Rücken

Eine starke Körpersäule ist wichtig. Sie beugt Haltungsschäden und Rückenproblemen vor. Mit den folgenden Übungen wird der gesamte sogenannte *Core-Bereich* gekräftigt. Bauch und Rücken werden abwechselnd belastet.

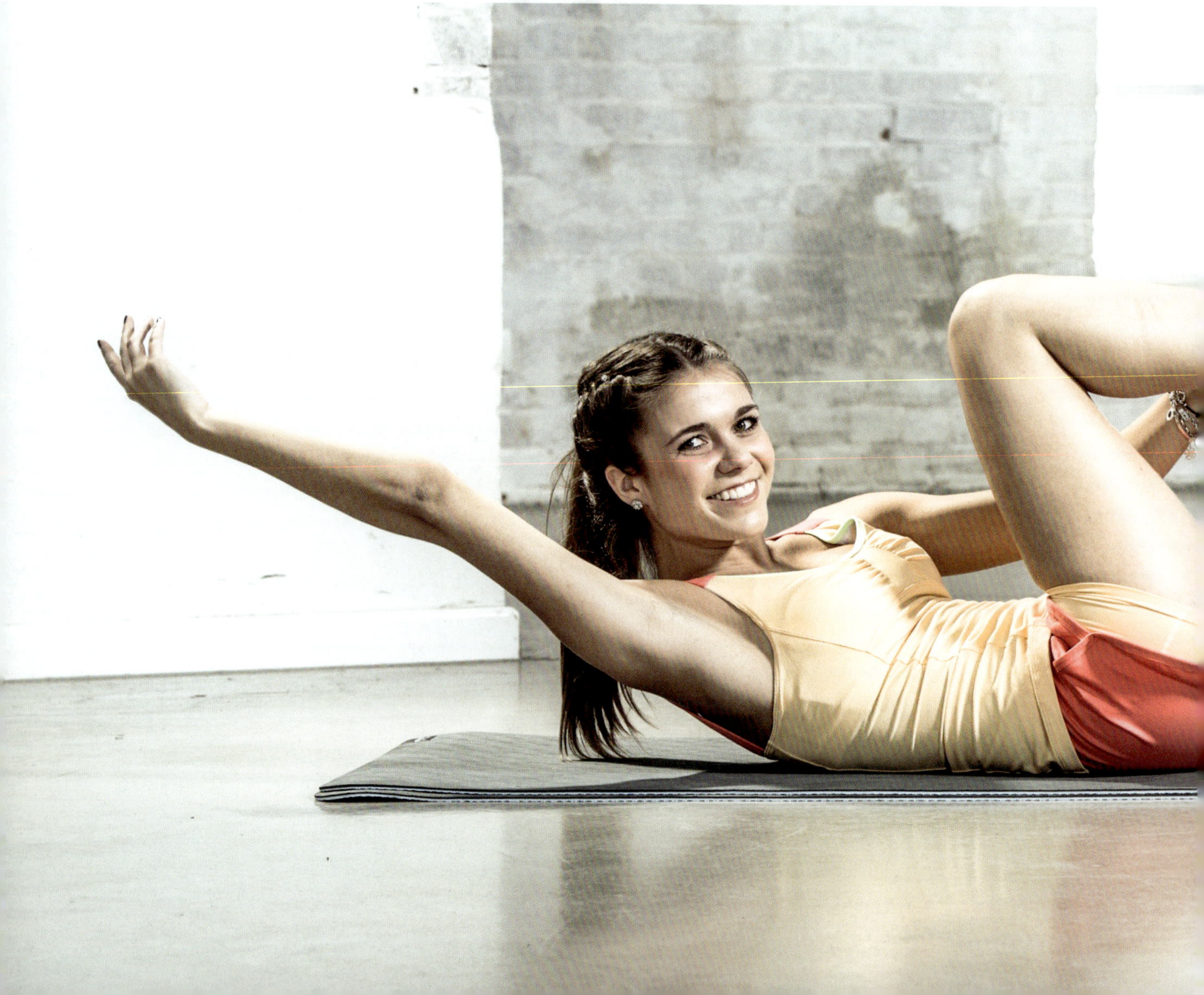

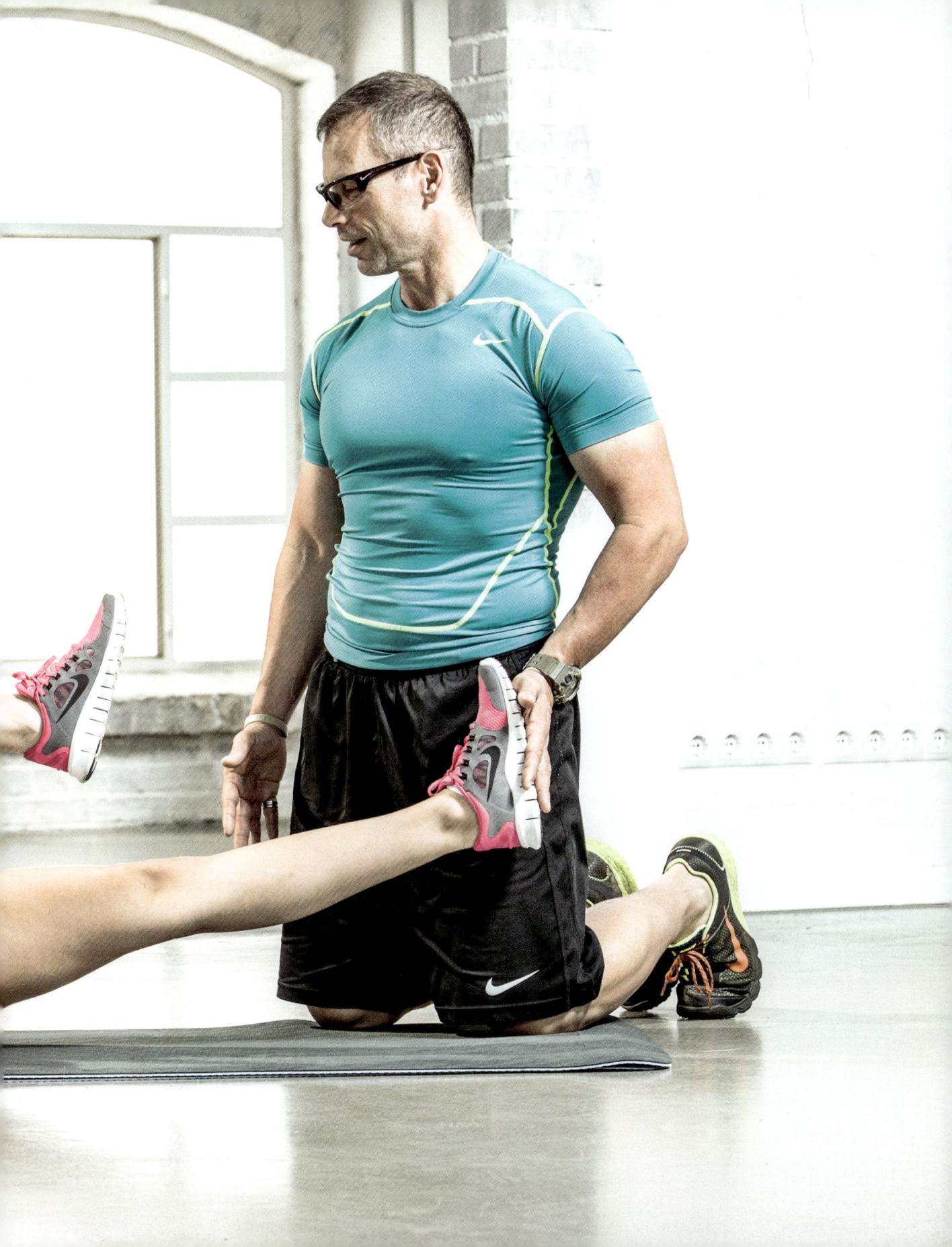

(Sternchen zeigen den Schweregrad an. ✱=leicht, ✱✱=mittel oder ✱✱✱=schwer)

Der Käfer ✱✱

Bauch, zusätzlich unterer Rücken, Rumpfmuskulatur

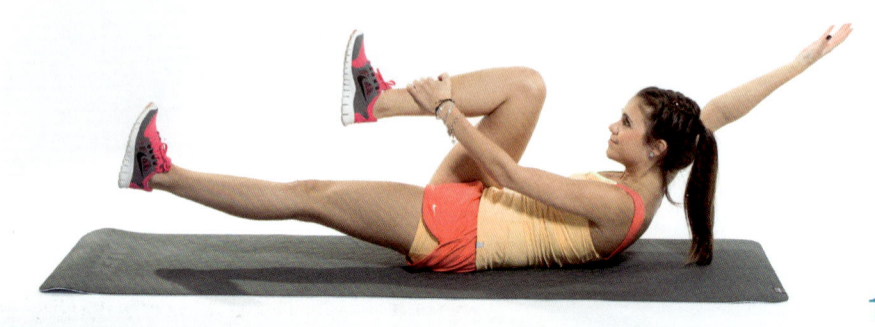

1

Bild 1: Du legst dich auf den Rücken, die Bauchmuskeln werden angespannt. Der Schulterbereich wird angehoben. Du winkelst das rechte Bein an und ziehst es Richtung Oberkörper. Gleichzeitig wird das linke Bein einige Zentimeter über dem Boden ausgestreckt. Die linke Hand führst du zum rechten Unterschenkel.

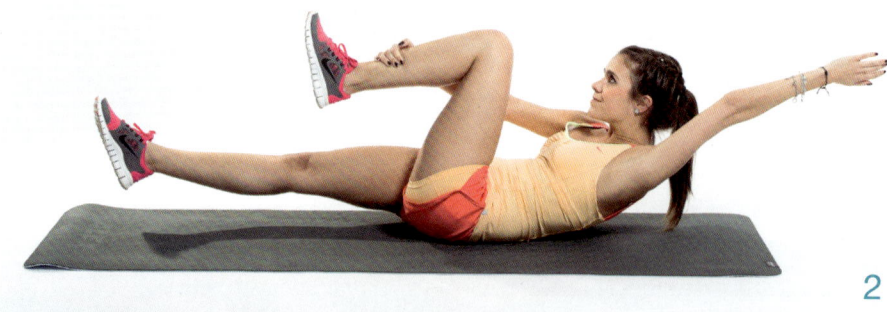

2

Der Käfer

Bild 2: Jetzt wechselst du die Seite. Nun wird das rechte Bein gestreckt und gleichzeitig das linke zum Oberkörper gezogen. Zeitgleich wechseln auch die Armpositionen. Diesen Vorgang wiederholst du fortlaufend. Arme, Beine und der Schulterbereich berühren nicht den Boden!

Angewinkeltes Beinheben ✳✱

Unterer Rücken, Gesäß

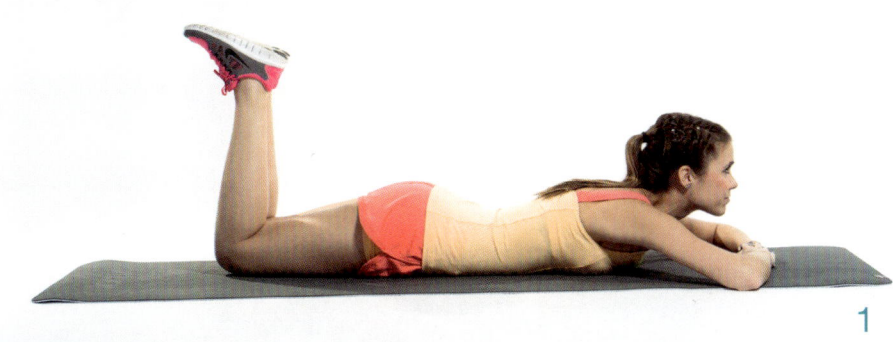

Bild 1: Du startest dieses Mal in Bauchlage. Die Arme ruhen vor deinem Körper auf dem Boden. Die Beine werden weitgehend geschlossen angewinkelt, bis die Unterschenkel senkrecht stehen.

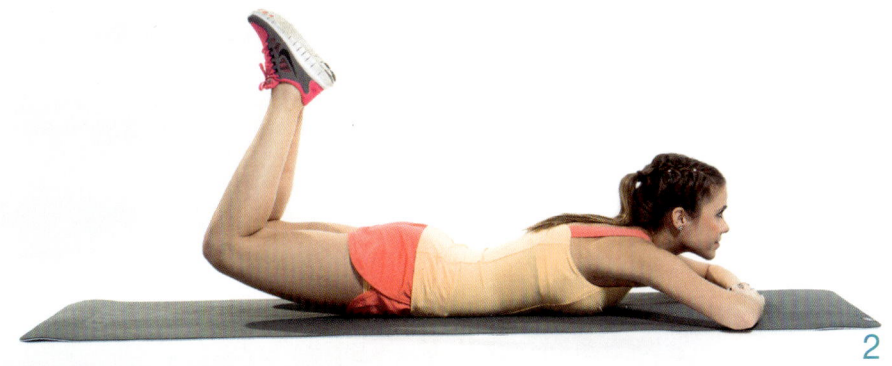

Angewinkeltes Beinheben

Bild 2: Jetzt hebst du die Oberschenkel so weit wie möglich an, hältst die Spannung für etwa 2 s und senkst die Beine wieder ab. Die Bewegung wiederholst du fortlaufend.

Wichtig: Sie darf auf keinen Fall mit Schwung ausgeführt werden. Die Kraft für das Anheben der Beine kommt ausschließlich aus dem unteren Rücken und dem Gesäß.

Rotationsbauchaufzug ✳ ✳

Schwerpunkt Bauch, zusätzlich unterer Rücken

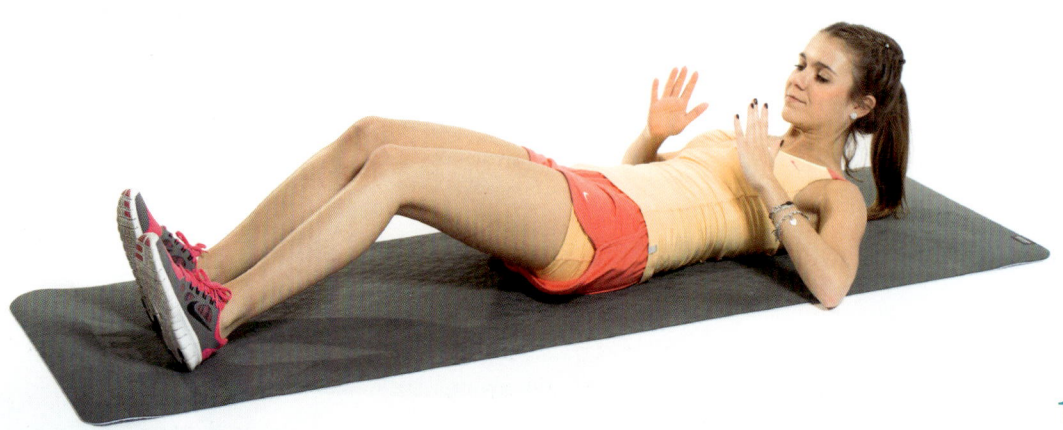

1

Bild 1: Du startest in Rückenlage. Deine Beine sind angewinkelt und die Fersen berühren den Boden. Der Oberkörper wird leicht angehoben und du stützt dich mit den Ellbogen auf dem Boden ab.

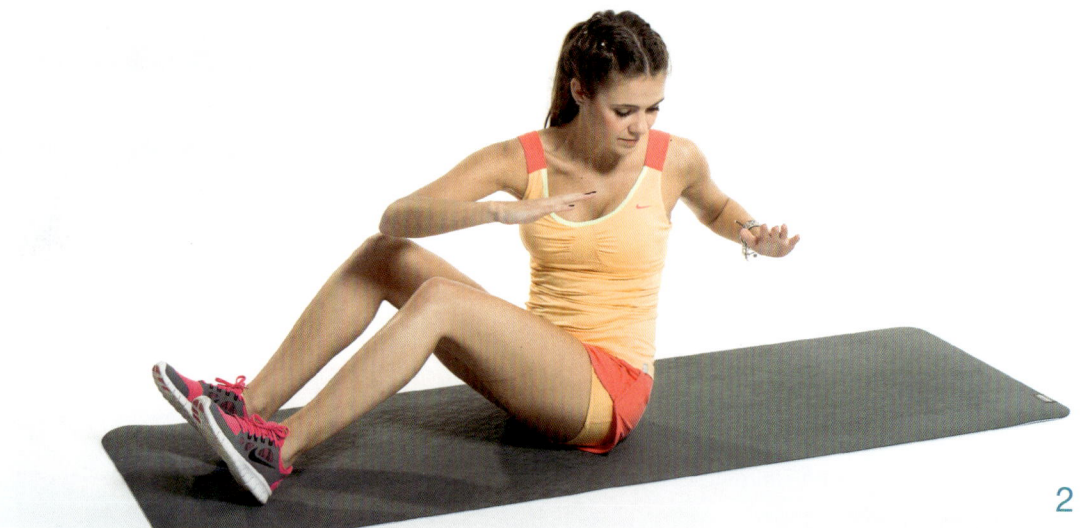

2

Bild 2: Nun ziehst du dich durch die Kraft deiner Bauchmuskeln mit einer Rotationsbewegung nach oben und rotierst den Oberkörper etwa um 90° zur linken Seite. Die Arme unterstützen die Drehung.

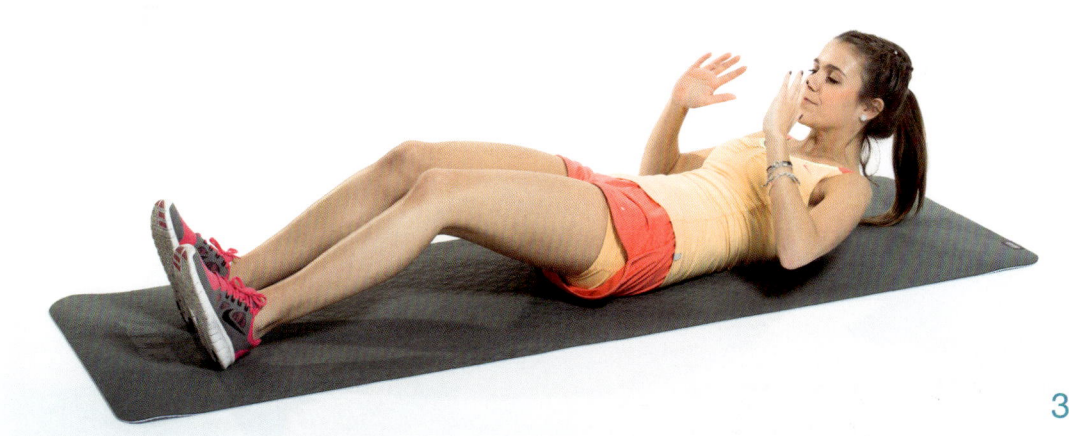

3

Bild 3: Du bringst deinen Oberkörper in die Ausgangslage zurück. Allerdings: Diesmal berühren die Ellbogen den Boden nicht! Der Oberkörper bleibt leicht angehoben.

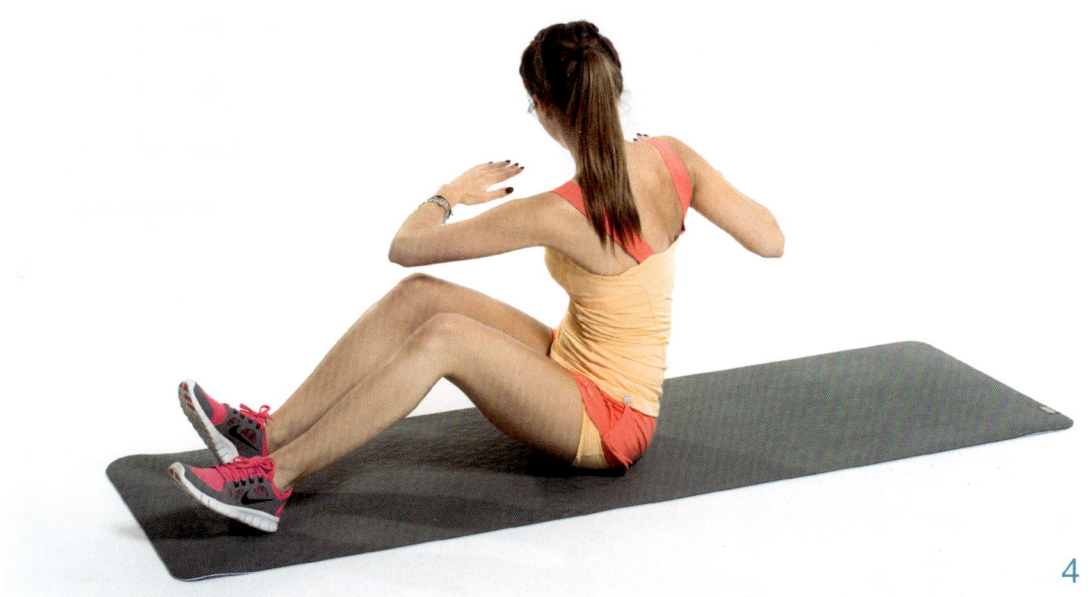

4

Rotationsbauchaufzug

Bild 4: Es folgt die gleiche Bewegung wie auf Bild 2. Wieder ziehst du dich mit der Kraft deiner Bauchmuskeln nach oben und drehst dieses Mal den Oberkörper um etwa 90° zur rechten Seite. Diese Bewegungen werden wechselseitig durchgeführt.

Gestrecktes Beinheben *

Unterer Rücken, Gesäß

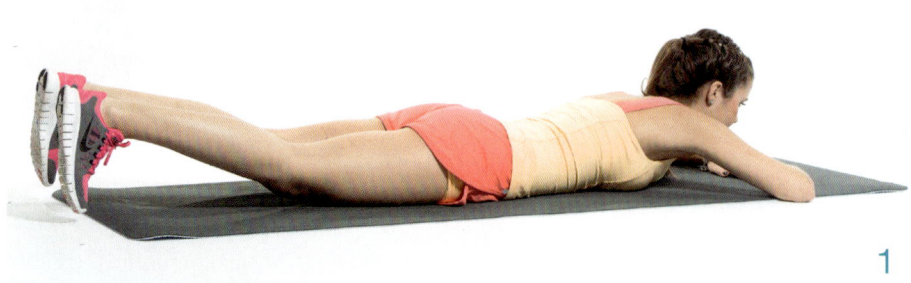

Bild 1: Die Übung funktioniert ähnlich wie das angewinkelte Beinheben. Du startest wieder in Bauchlage. Die Arme sind vor dem Kopf verschränkt und liegen auf dem Boden, die Beine sind diesmal allerdings ausgestreckt.

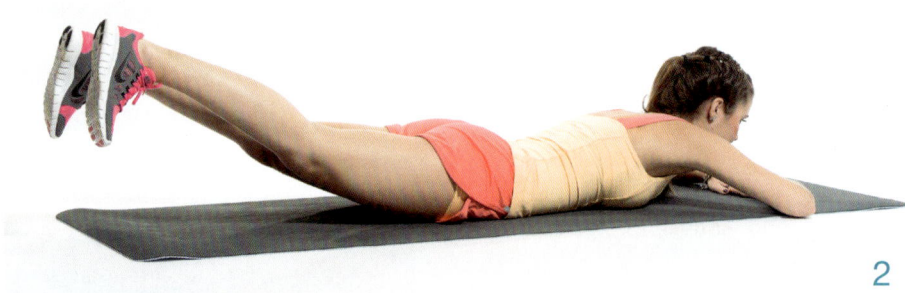

Gestrecktes Beinheben

Bild 2: Nun hebst du die gestreckten Beine so weit wie möglich an und achtest darauf, deine Zehenspitzen Richtung Brust zu ziehen. **Wichtig:** Der Oberkörper bleibt ruhig am Boden liegen, die Bewegung wird ausschließlich aus dem unteren Rücken ausgeführt. Die Position wird wieder etwa 2 s gehalten, danach werden die Beine zurück in die Ausgangsposition geführt. Diese Bewegung wiederholt sich.

Gestreckter Bauchaufzug ✳ ✳ ✳

Schwerpunkt Bauch, zusätzlich unterer Rücken

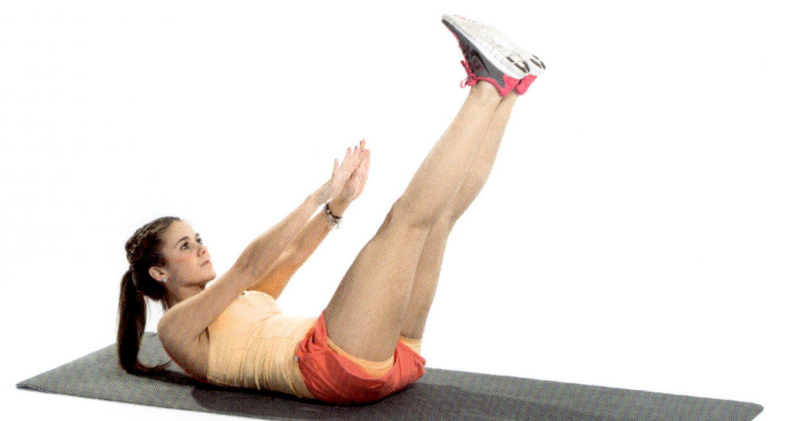

Bild 1: Achtung, jetzt wird es das erste Mal richtig hart! Du startest in Rückenlage, deine Beine streckst du wie auf dem Bild aus, die Zehenspitzen ziehst du Richtung Kopf. Der Schulterbereich ist angehoben, die ausgestreckten Arme zeigen zu den Zehenspitzen.

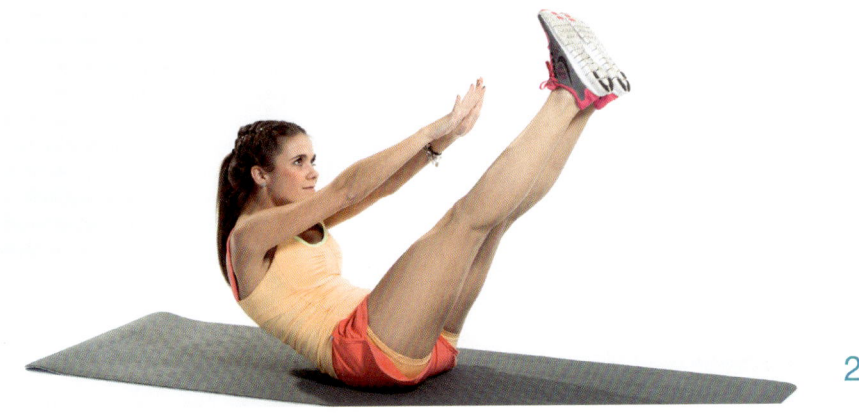

Gestreckter Bauchaufzug

Bild 2: Aus der Position in Bild 1 bewegst du dich weiter nach oben Richtung Zehenspitzen. Du arbeitest nur aus deinem Bauch heraus und führst die ausgestreckten Hände mithilfe der Bauchmuskeln stabil so weit wie möglich zu den Zehen. Die Beine bleiben so gestreckt wie möglich. Danach bewegst du dich zurück in die Ausgangsposition und wiederholst die Bewegung.

Der Radfahrer ✳✳

Gesamte Bauchmuskulatur

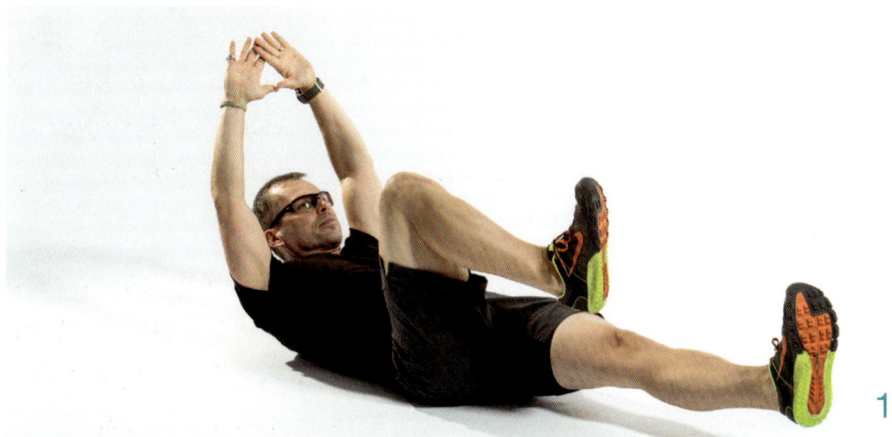

Bild 1: Deine Ausgangsposition ist wieder einmal die Rückenlage. Deine Hände werden über dem Kopf zusammengeführt und der Oberkörper leicht angehoben. Das rechte Bein wird zum Körper gezogen, das linke gerade in der Luft ausgestreckt.

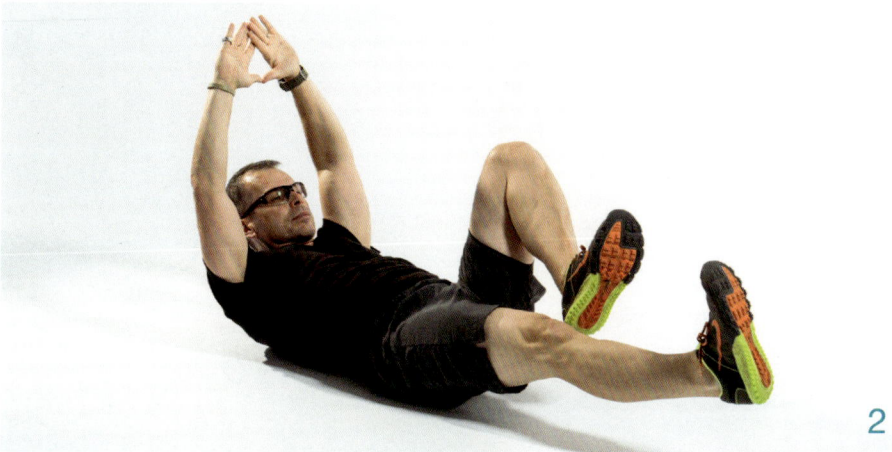

Der Radfahrer

Bild 2. In einer fließenden Bewegung wird das rechte Bein gestreckt und das linke angezogen, danach umgekehrt. **Wichtig:** Der Oberkörper wird nicht abgelegt, sondern bleibt unter Spannung angehoben. Die Bewegung wird nur aus den Beinen ausgeführt.

Wechselseitiges Beinheben ✳

Rücken und Gesäß

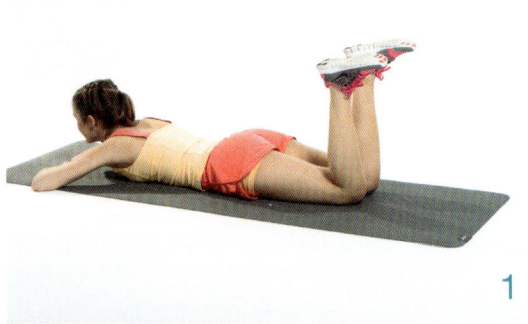

1

Bild 1: Die Ausgangslage ist die Gleiche wie beim angewinkelten Beinheben. Die Arme ruhen vor dem Körper auf dem Boden. Die Beine werden weitgehend geschlossen angewinkelt, bis die Unterschenkel senkrecht stehen.

Bild 2, Bild 3: Nun hebst du wechselseitig deine Beine so weit wie möglich an. Der Körper bleibt ruhig auf dem Boden liegen. Die Bewegung wird ohne Schwung aus dem unteren Rücken ausgeführt.

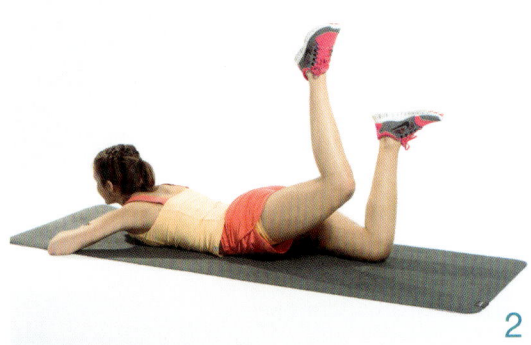

2

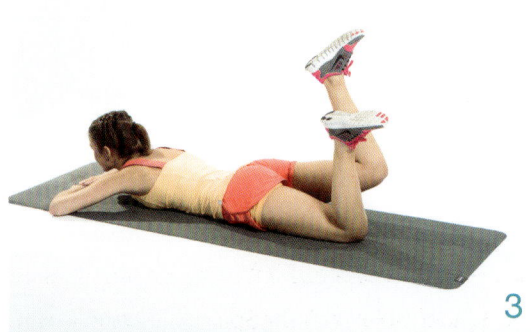

3

Wechselseitiges Beinheben

Bewegliche Flanke ✳✳

Schwerpunkt Bauch, zusätzlich unterer Rücken

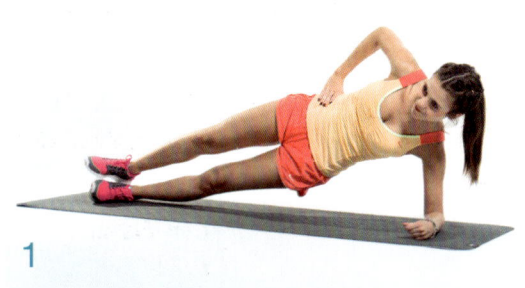

Bild 1: Du stützt dich mit deinem linken Unterarm ab. Der linke Ellbogen befindet sich unter der Schulter. Der Unterarm zeigt nach vorn. Die Beine werden wie auf dem Foto gestreckt aufeinandergelegt.

Wichtig: Gesäß und Rumpf anspannen! Der rechte Arm wird auf der Hüfte aufgestellt.

Bild 2: Aus dieser Position heraus bewegst du dein Becken zunächst einige Zentimeter Richtung Boden...

Bild 3: ... und drückst es dann so weit wie möglich über die Ausgangsposition hinaus nach oben.

Diese Bewegungen werden fließend (ohne Pausen) ausgeführt.

Wichtig: Nach dem Durchgang wechselst du die Seite, stützt dich nun mit dem rechten Arm ab. Die Bewegungsausführung bleibt gleich.

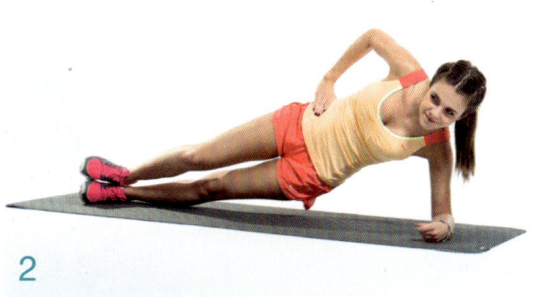

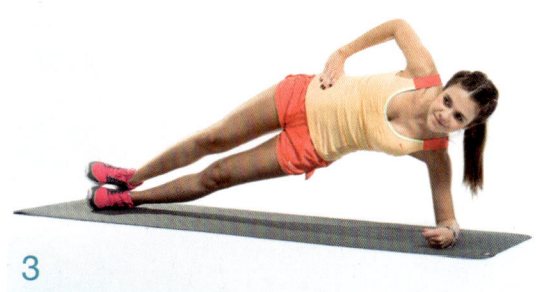

Bewegliche Flanke

Statisches Beinstrecken ✳ ✳ ✳

Bauch

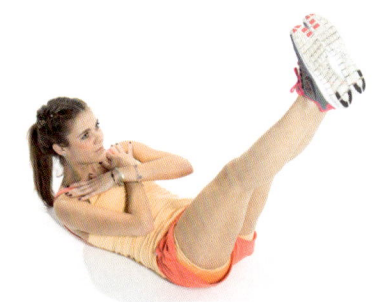

Statisches Beinstrecken

Jetzt wird es wieder fies – dafür ist die Übung aber hocheffektiv! Du begibst dich wieder einmal in Rückenlage. Die Arme werden vor der Brust verschränkt, der Oberkörper wird angehoben. Die Beine werden wie auf dem Foto fast senkrecht und so gerade wie möglich ausgestreckt. Diese Position hältst du statisch – je nach Fitnesslevel 10-60 s! Beine und Oberkörper bewegen sich nicht. Durchhalten!

Die Brücke ✳ ✳

Unterer Rücken, Bauch

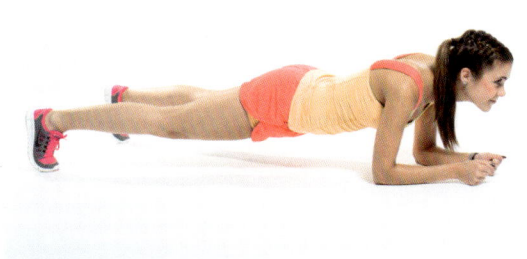

Die Brücke

Du stützt dich unterhalb der Schultern auf den Unterarmen ab. Die Fußspitzen werden etwas mehr als hüftbreit aufgestellt. Du spannst Rumpf und Bauchmuskeln an, das Becken wird leicht angehoben. Der Körper bildet von den Fersen bis zum Kopf eine gerade Linie. Diese Position wird statisch gehalten – je nach Fitnesslevel wieder 10-60 s.

Tipp von Mike

Wie wäre es mit einer Challenge? Absolviere eine Woche lang jeden Tag die Übung „Die Brücke" – und steigere dich täglich. Du startest am ersten Tag mit drei Durchgängen à 20 Sekunden. Jeden Tag verlängerst du die Dauer um fünf Sekunden. Am Ende der Woche ziehst du also drei Durchgänge à 50 Sekunden durch. Natürlich kannst du die Vorschläge entsprechend deines Fitnesszustands variieren.

Die Kerze ✳✳✳

Unterer Bauch

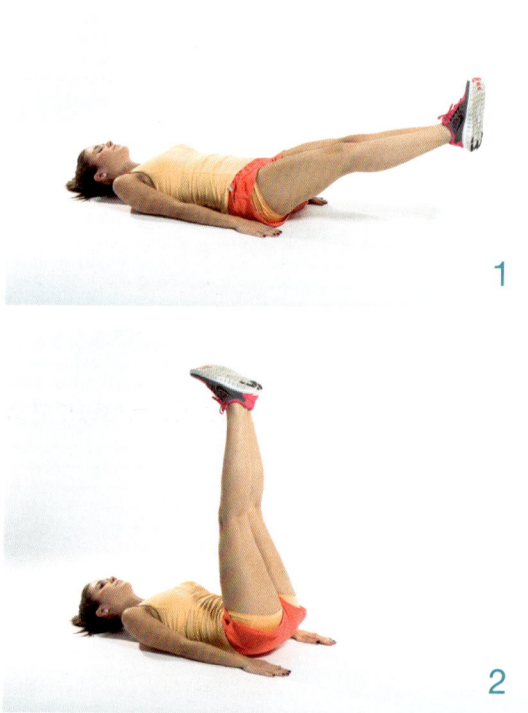

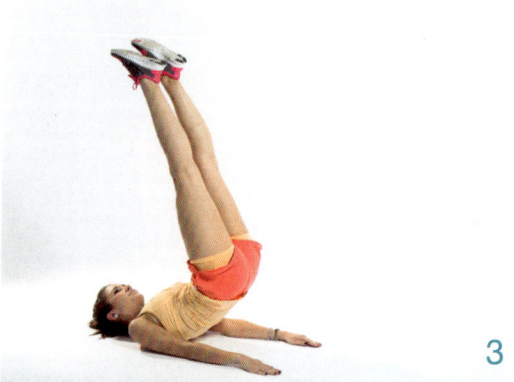

Bild 1: Sixpack gefällig? Dann los! Die Übung ist allerdings nichts für Weicheier. Du legst dich auf den Rücken, deine Arme ruhen gestreckt neben deinem Oberkörper. Du hebst deine Beine, die ebenfalls gestreckt werden, leicht an.

Bild 2: Aus dieser Position bewegst du deine gestreckten Beine ohne Schwung und nur aus der Kraft deiner Bauchmuskulatur nach oben in eine senkrechte Position. Die Arme bleiben neben dem Körper liegen, der Oberkörper ruht ebenfalls auf dem Boden und wird nicht angehoben.

Bild 3: Jetzt nimmst du die Endposition ein, indem du deine Beine durch die Kraft deiner Bauchmuskeln in die höchstmögliche Position streckst und sie anschließend kontrolliert in die Ausgangsposition (Bild 1) zurückführst. Die Bewegung wird fließend wiederholt.

Die Kerze

Wechselseitiges Arm- und Beinheben ✳

Unterer und oberer Rücken, Schultern

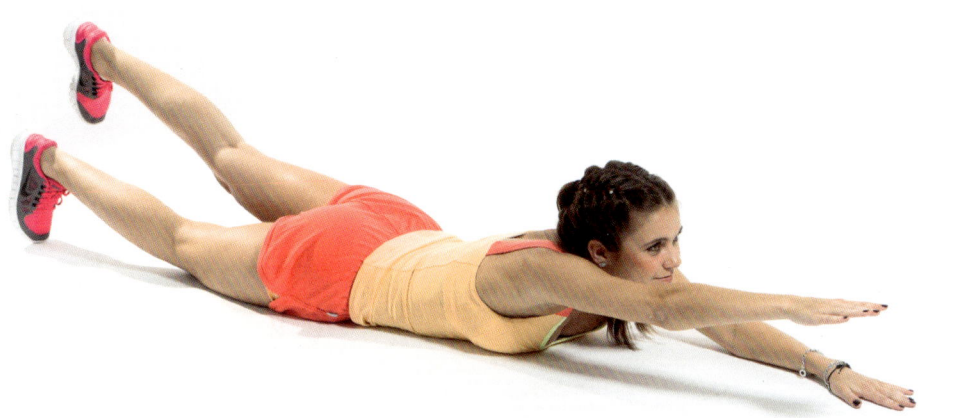

Bild 1: Du startest mal wieder in Bauchlage. Die Arme und Beine sind gestreckt. Jetzt hebst du den rechten Arm und diagonal dazu das linke Bein – so wie auf dem Foto.

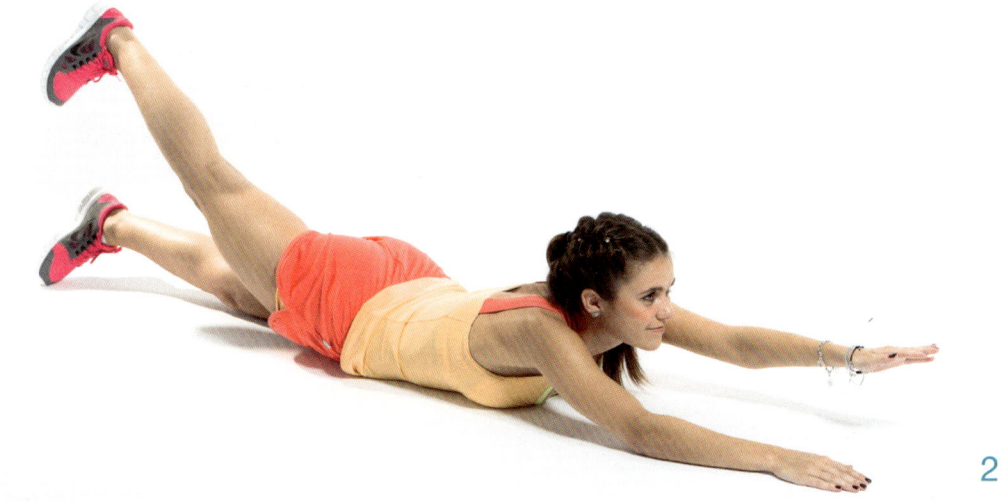

Wechselseitiges Arm- und Beinheben

Bild 2: Du wechselst die Seite und hebst jetzt den linken Arm und das rechte Bein einige Zentimeter an. Diese Bewegung wird fließend fortgeführt. Variante zur Erschwerung: Arme und Beine werden nicht auf dem Boden abgelegt.

Beweglicher Seitstütz ✳✱

Bauch, unterer Rücken, gesamter Core-Bereich

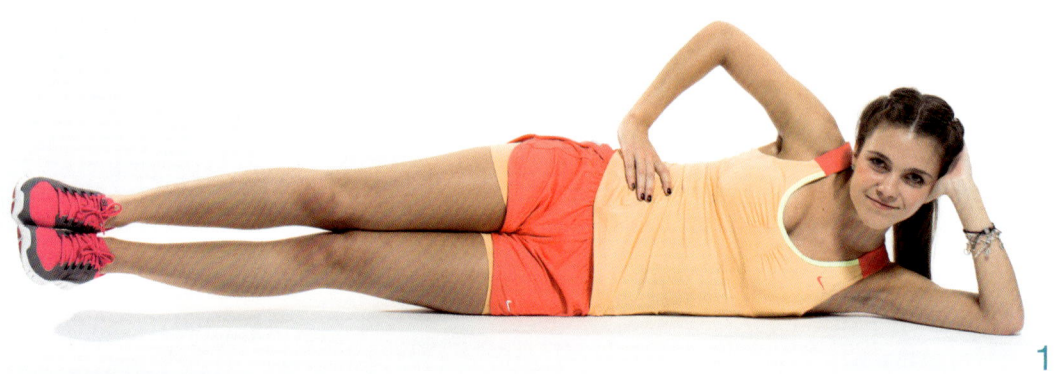

1

Bild 1: Diesmal startest du in seitlicher Position. Der Kopf wird durch den linken Arm gestützt, der rechte Arm wird auf der Hüfte abgesetzt. Die gestreckten Beine hebst du leicht an.

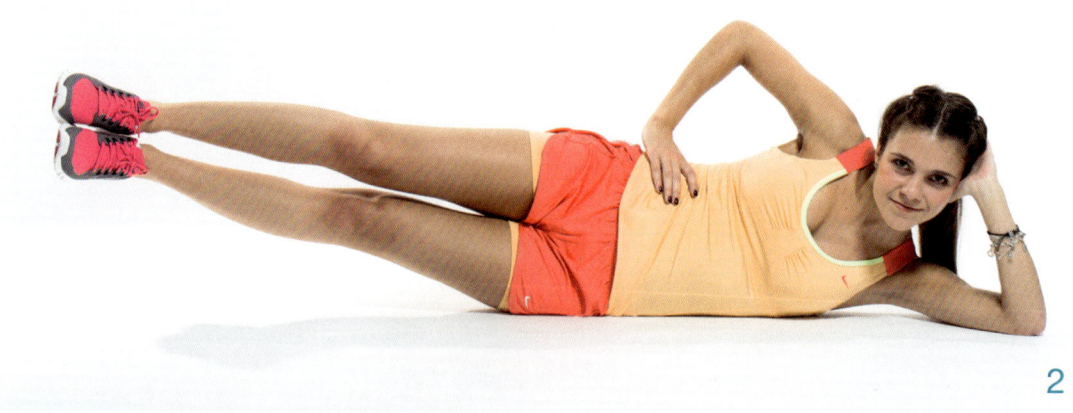

2

Beweglicher Seitstütz

Bild 2: Nun hebst du die Beine möglichst weit nach oben und hältst diese Position für etwa 2 s. Die Kraft dafür kommt aus der seitlichen Rumpfmuskulatur. Der Oberkörper bleibt ruhig. Du bringst deine Beine in die Ausgangsposition zurück, allerdings ohne sie auf dem Boden abzusetzen. Diese Bewegung wiederholst du fortlaufend. Später wird die Seite gewechselt.

Flossenschlag ✳ ✳ ✳

Bauch

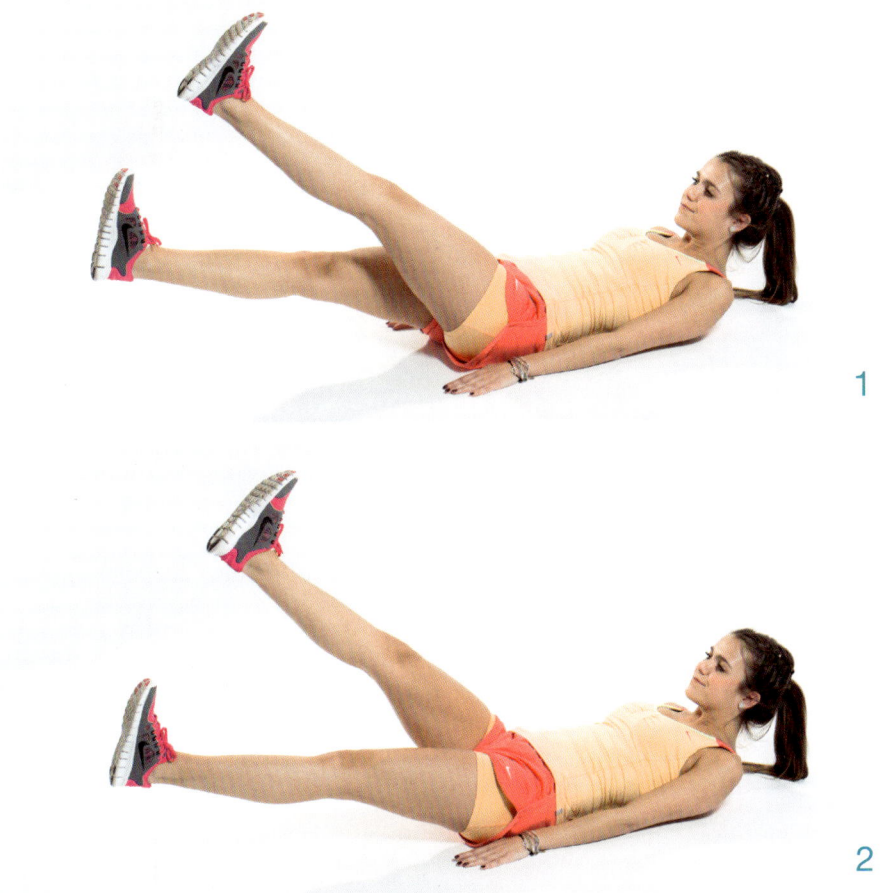

1

2

Flossenschlag

Leute, jetzt wird es wieder richtig anstrengend.

Du beginnst in Rückenlage, die Arme liegen ausgestreckt neben dem Körper. Der Schulterbereich wird leicht angehoben.

Bild 1, Bild 2: Dann streckst du die Beine in der Luft aus und bewegst sie wie auf den Fotos dargestellt abwechselnd auf und ab. Achte darauf, dass der Oberkörper immer unter Spannung steht. **Wichtig:** Die Beine berühren nie den Boden!

Der Delfin ✳✳

Unterer Rücken

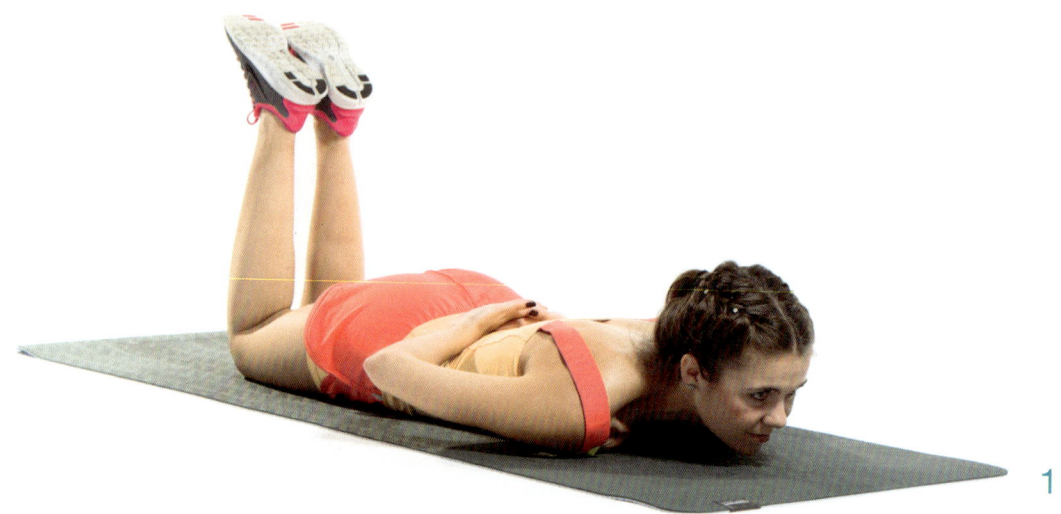

Bild 1: Du legst dich auf den Bauch. Die Arme verschränkst du hinter dem Rücken, die Beine werden im 90°-Winkel aufgesetzt. Die Oberschenkel ruhen auf dem Boden.

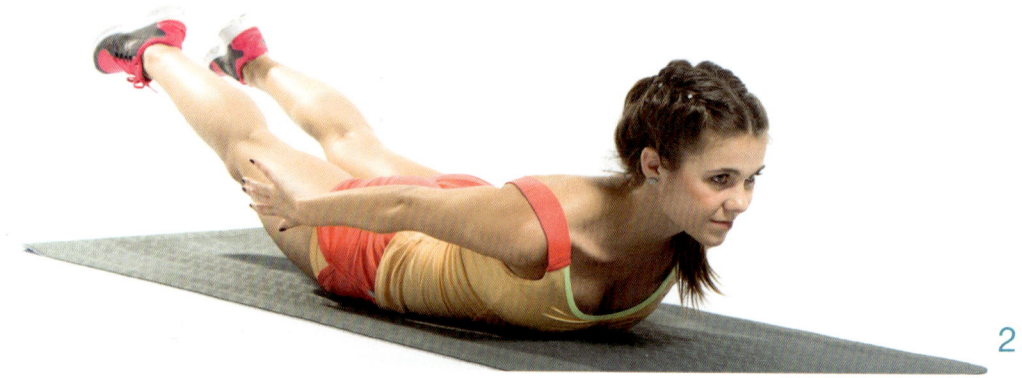

Der Delfin

Bild 2: Nun streckst du zeitgleich Arme und Beine wie auf dem Foto aus und hebst dabei auch den Oberkörper einige Zentimeter an. Die Position wird etwa 2 s lang gehalten. Danach kehrst du in die Ausgangsposition zurück und wiederholst die Bewegung.

Der Schwimmer ✳✳

Unterer Rücken, Schultern

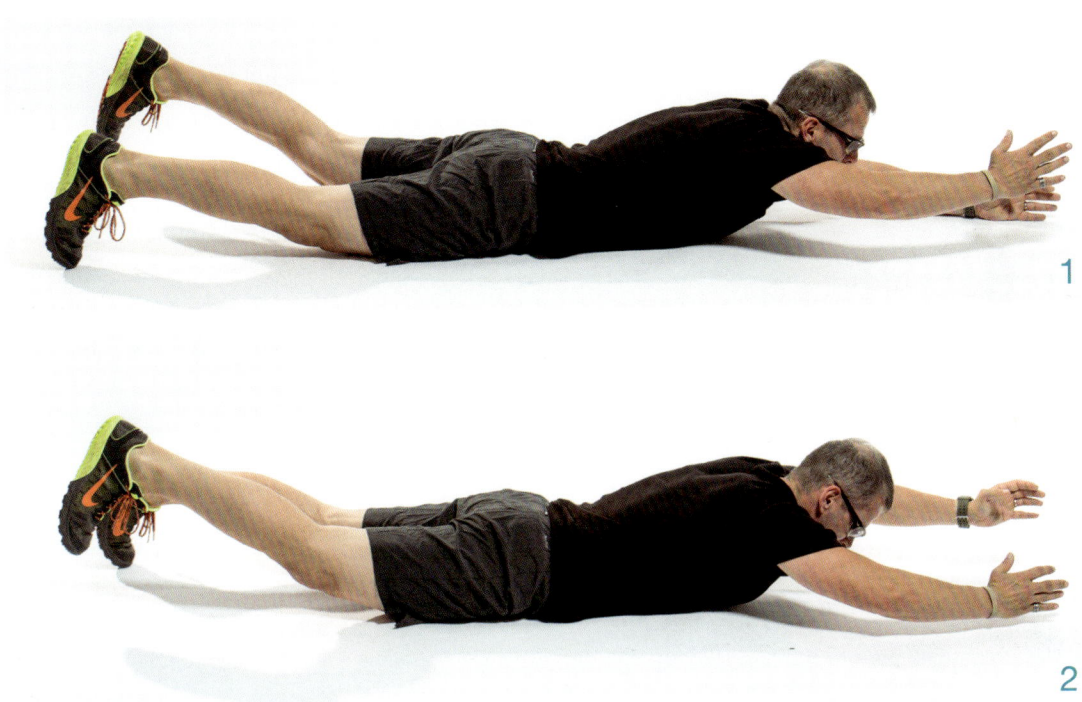

Der Schwimmer

Ein Klassiker beim Eigengewichtstraining – und eine perfekte Übung, um den unteren Rücken zu kräftigen. Du liegst auf dem Bauch, Arme und Beine werden gestreckt und wenige Zentimeter vom Boden angehoben.

Bild 1, Bild 2: Jetzt werden Arme und Beine abwechselnd diagonal angehoben: erst der linke Arm und das rechte Bein, dann der rechte Arm und das linke Bein. Die Übung wird dynamisch und wechselseitig ausgeführt. **Wichtig:** Du musst den Körper die ganze Zeit unter Spannung halten.

Die Beinschere ✳ ✳

Bauch

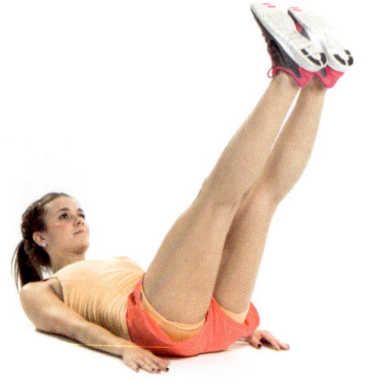

1

Bild 1: Du liegst auf dem Rücken. Die Arme ruhen neben dem Körper auf dem Boden, Kopf und Schulterbereich hebst du leicht an. Deine Beine streckst du wie auf dem Foto gerade in der Luft aus.

Bild 2, Bild 3: Nun überkreuzt du deine Beine wie bei einem Scherenschlag. Die Arme liegen weiterhin neben dem Körper. **Wichtig:** Halte deinen Oberkörper ruhig.

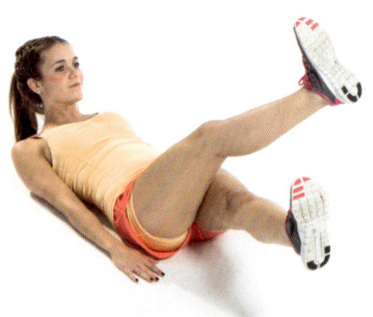

2

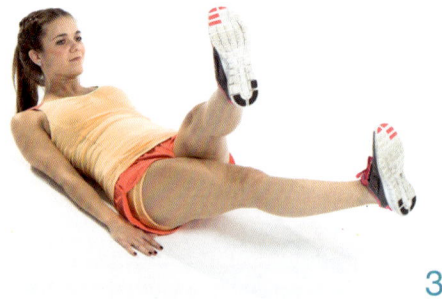

3

Die Beinschere

Der Taucher ✳✱

Unterer Rücken

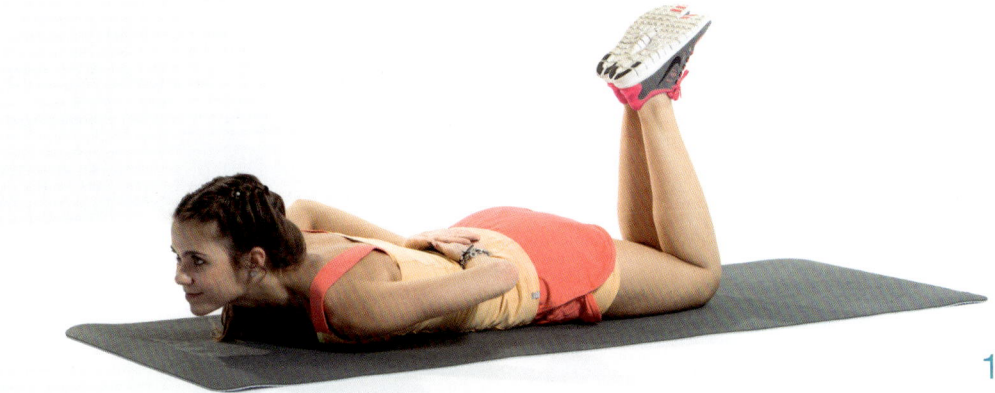

1

Eine der effektivsten Übungen zur Kräftigung des unteren Rückens, die ähnlich funktioniert wie die Übung „Der Delfin".

Bild 1: Du startest in Bauchlage. Die Beine sind zunächst angewinkelt und die Oberschenkel liegen auf dem Boden. Die Arme werden auf dem Rücken verschränkt, den Oberkörper hebst du leicht an.

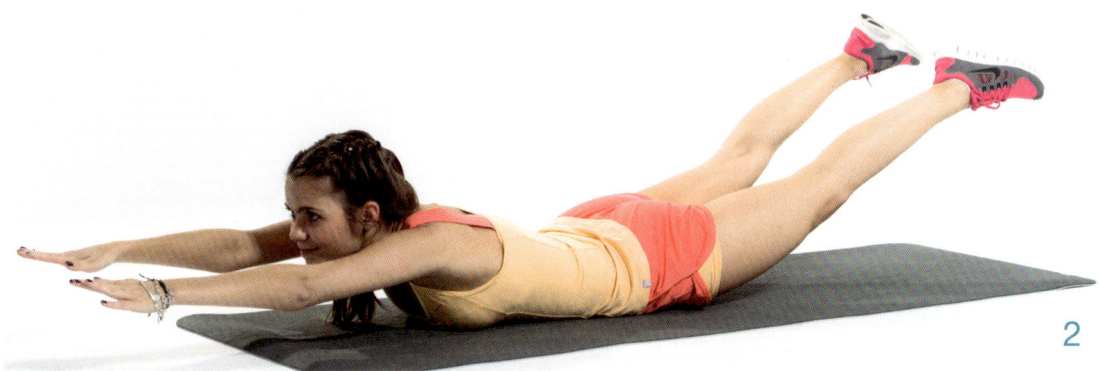

2

Der Taucher

Bild 2: Nun streckst du zeitgleich Arme nach vorne und Beine nach hinten aus. Die Beine und den Rumpf hebst du dabei so weit wie möglich an. Du hältst die Spannung für etwa 2 s und bewegst dich danach zurück in die Ausgangsposition. Die Bewegung wird fortlaufend wiederholt.

Seitlicher Knieanzieher ✳ ✱

Seitliche Bauchmuskeln, unterer Rücken

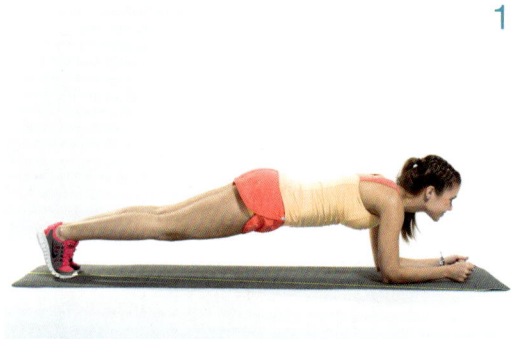

1

Bild 1: Die Ausgangsposition ist identisch wie bei der Übung „Die Brücke". Du stützt dich unterhalb der Schultern auf den Unterarmen ab, die Fußspitzen werden etwas mehr als hüftbreit aufgestellt. Du hältst Rumpf und Bauchmuskeln unter Spannung und hebst dein Becken leicht an. Der Körper bildet von den Fersen bis zum Kopf eine Linie.

2

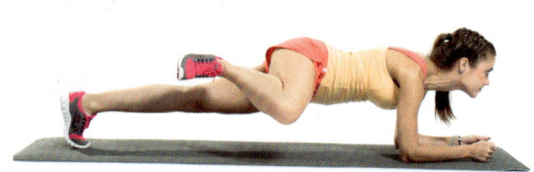

Bild 2: Nun ziehst du dein rechtes angewinkeltes Bein seitlich Richtung Ellbogen – so wie auf dem Foto.

Bild 3: Von dort aus bringst du es zurück in die Ausgangsposition und führst die gleiche Bewegung mit dem linken Bein aus. Die Übung wird wechselseitig und fortlaufend durchgeführt.

3

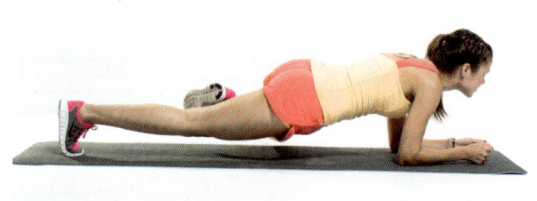

Seitlicher Knieanzieher

Der Ruderer ✳✳

Rücken, hinterer Schulterbereich

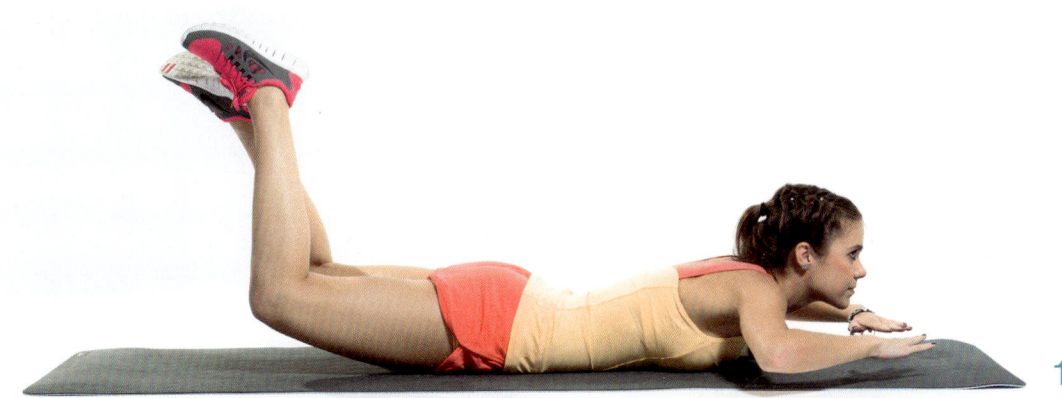

Bild 1: Du startest in Bauchlage. Deine Beine sind angewinkelt und die Oberschenkel unter Spannung wenige Zentimeter vom Boden angehoben. Sie bleiben während der gesamten Übung in dieser Position. Auch den Oberkörper hebst du leicht an. Deine Arme sind angewinkelt und ebenfalls einige Zentimeter in der Luft.

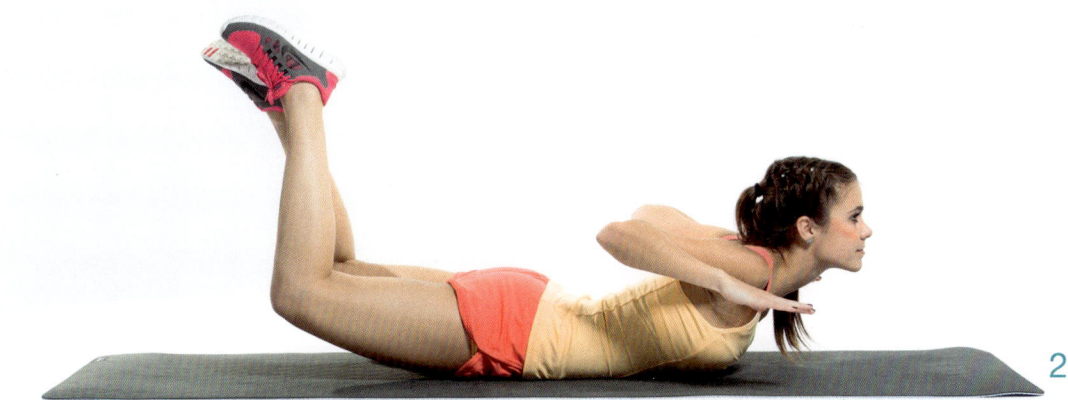

Der Ruderer

Bild 2: Nun führst du deine Ellbogen über die Schultern möglichst weit zurück und dann wieder nach vorn in die Ausgangsposition. Die Übung führst du dynamisch und fortlaufend aus. **Wichtig:** Oberkörper und Beine bleiben ruhig.

Das Klappmesser ✳✳✳

Bauch

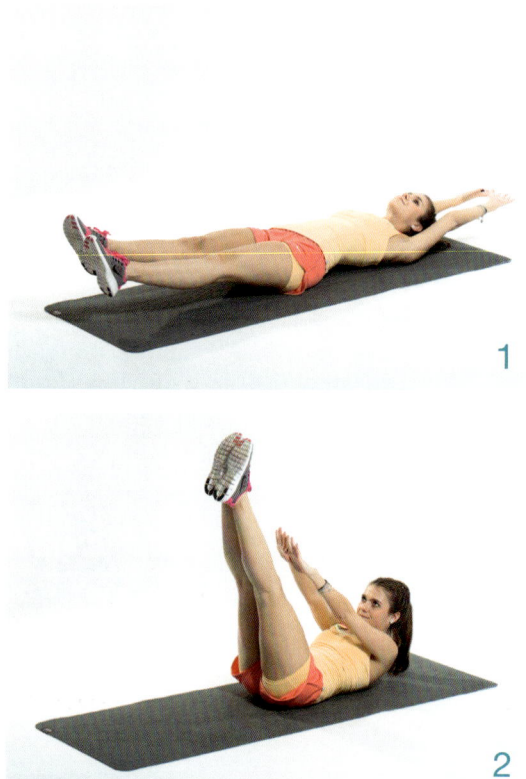

Wieder eine Hammerübung für den Bauch!

Bild 1: Du beginnst in Rückenlage, die Arme und Beine werden ausgestreckt und befinden sich einige Zentimeter in der Luft.

Bild 2, Bild 3: Nun hebst du deine gestreckten Beine so weit an, dass sie fast einem 90°-Winkel mit deinem Oberkörper bilden. Gleichzeitig bringst du auch deinen Oberkörper nach oben und führst deine ausgestreckten Arme so weit wie möglich in Richtung der Zehenspitzen. Du hältst diese Position etwa 2 s und führst danach Arme und Beine zeitgleich und kontrolliert zurück in die Ausgangsposition. Achtung: Hart und extrem effektiv!

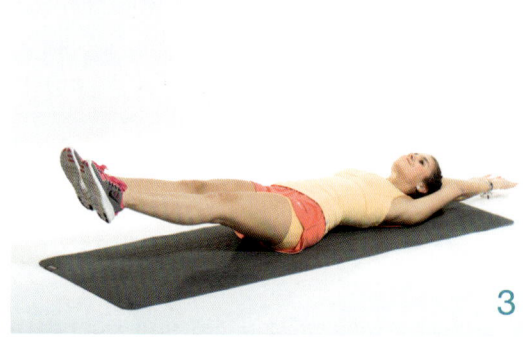

Das Klappmesser

Unterarmstütz mit Rumpfrotation ✳✳

Rumpf und Schultern

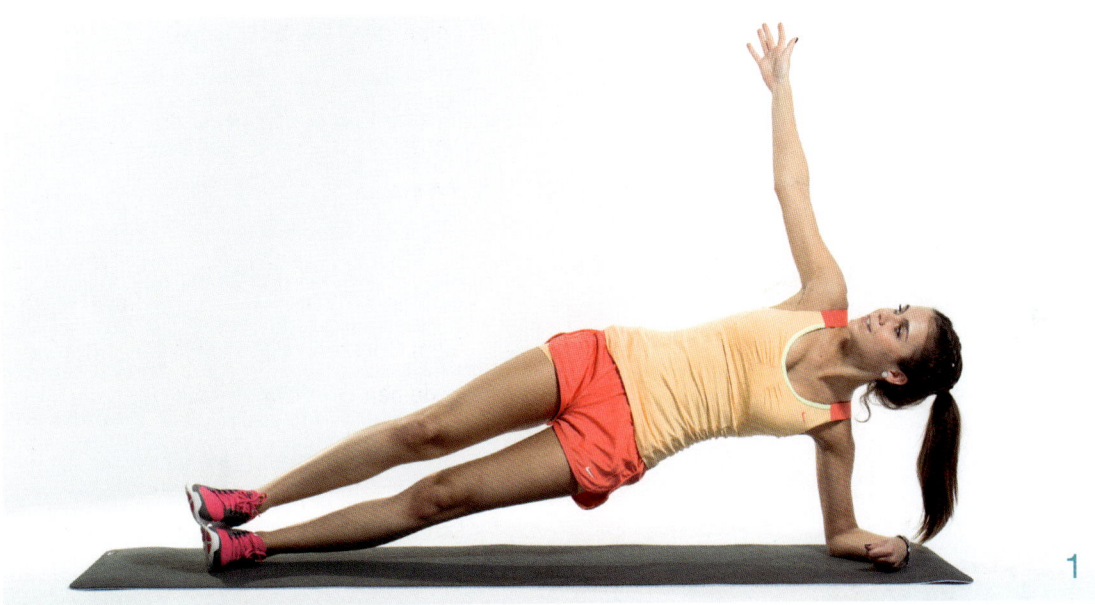

Bild 1: Du begibst dich wie auf dem Foto in den sogenannten *Unterarmstütz* und achtest darauf, dass Rumpf und Becken angespannt sind. Die Beine liegen gestreckt aufeinander, der rechte Arm zeigt senkrecht nach oben.

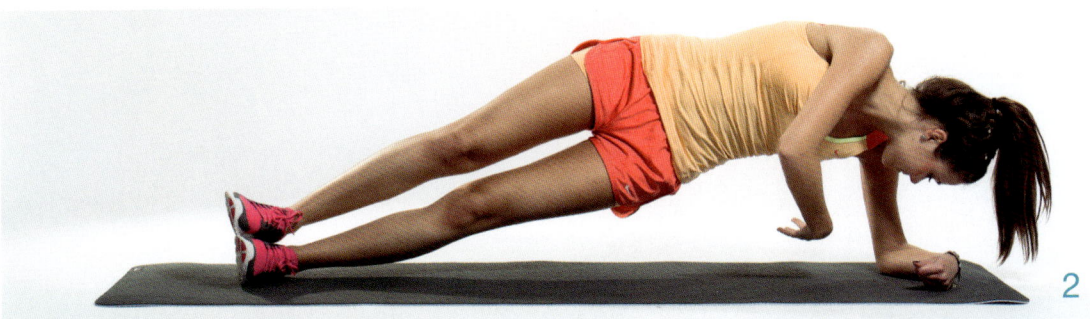

Unterarmstütz mit Rumpfrotation

Bild 2: Nun führst du deinen rechten Arm unter Drehung deines Rumpfs unter deinen Körper hindurch. Du hältst diese Position etwa 2 s und bringst dich dann zurück in die Ausgangsposition. Denke daran, im nächsten Satz die Seite zu wechseln.

Wechselseitiger Beinanzug ✳✳

Bauch

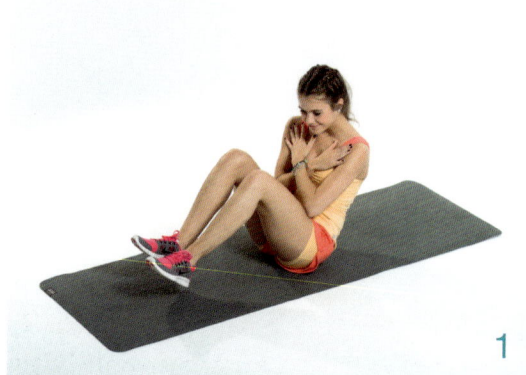

Bild 1: Du beginnst diesmal sitzend. Deine Arme verschränkst du vor der Brust, die Beine ziehst du ein wenig zum Körper und hebst die Fersen einige Zentimeter vom Boden an.

Bild 2, Bild 3: Nun streckst du das rechte Bein vom Boden angehoben aus und ziehst das linke, ange-winkelte Bein gleichzeitig näher zur Brust. Diese Position hältst du etwa 2 s und streckst danach das linke Bein und ziehst das rechte zur Brust. Der Oberkörper bleibt während der gesamten Übung ruhig. **Wichtig:** Die Beine berühren nie den Boden!

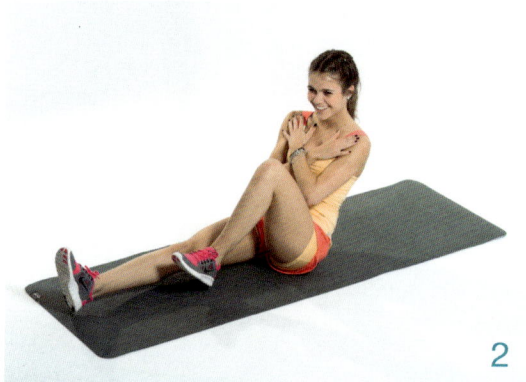

Variante: Du ziehst erst das linke Bein Richtung Brust, danach das rechte und anschließend beide Beine gleichzeitig.

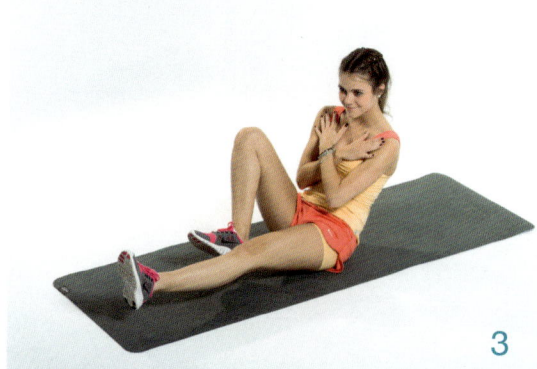

Wechselseitiger Beinanzug

Kreuztritt ✳✳

Seitlicher Bauch, Rumpf, unterer Rücken

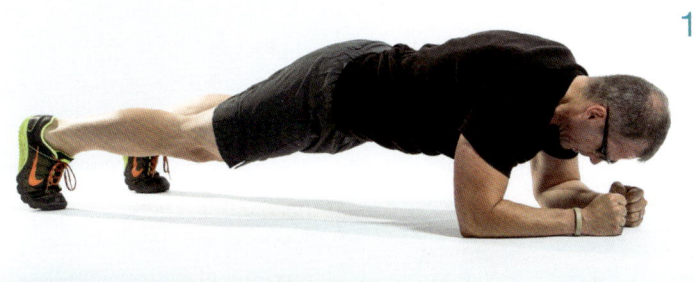

Bild 1: Du startest im Unterarmstütz. Achte darauf, dass die Oberarme eine senkrechte Position haben und das Becken mit Rumpf und Beinen eine Linie bildet.

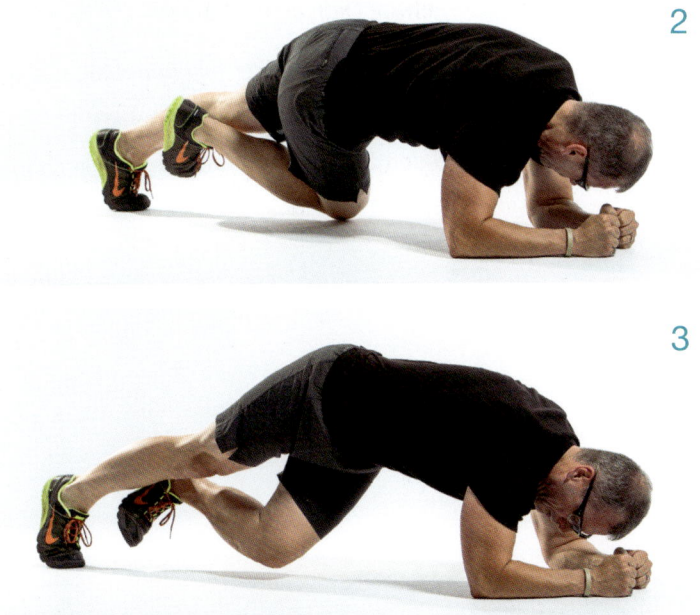

Kreuztritt

Bild 2, Bild 3: Nun führst du das rechte Bein unter dem Körper in Richtung des linken Ellbogens, bringst es zurück in die Ausgangsposition und führst die gleiche Bewegung mit dem linken Bein zum rechten Ellbogen durch. Zwischendurch hältst du die Position maximal 2 s.

Rumpfdrehen im Fersensitz *

Bauch, unterer Rücken, Rumpf

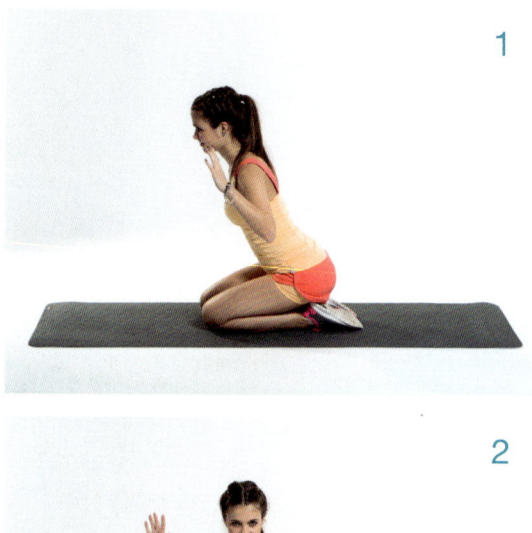

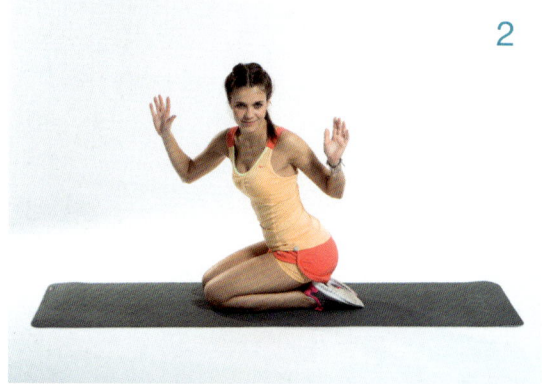

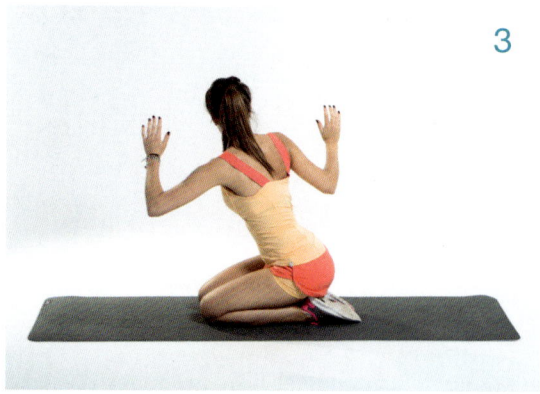

Rumpfdrehen im Fersensitz

Eine verhältnismäßig einfache Übung, die für jedes Fitnesslevel geeignet ist.

Bild 1: Du kniest auf dem Boden, setzt dich auf den Fersen ab und neigst den Oberkörper mit geradem Rücken leicht nach vorne. Die Arme werden wie auf dem Foto angewinkelt.

Bild 2, Bild 3: Nun drehst du den Rumpf kontrolliert so weit wie möglich nach links. Du hältst diese Position kurz, danach drehst du den Körper über die Ausgangsposition zurück auf die rechte Seite.

Alternativen: Die Ellbogen werden während der Rotation auf Schulterhöhe angehoben oder die Arme werden ausgestreckt und über dem Kopf zusammengeführt.

Die Acht ✳✳✳

Bauch

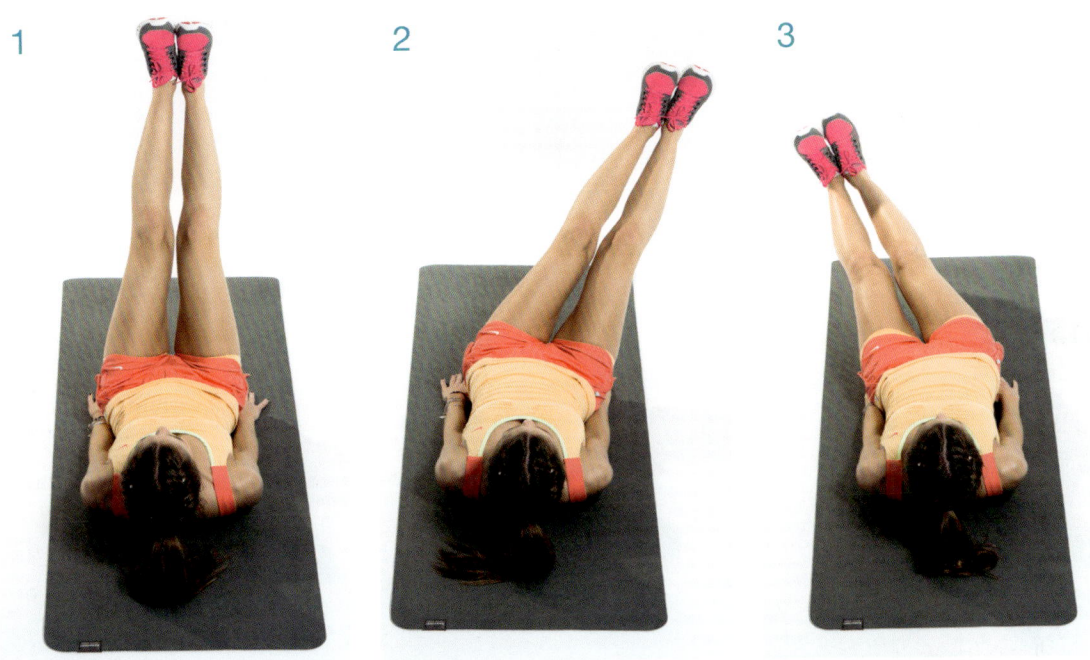

1   2   3

Die Acht

Endspurt – die letzte richtig anstrengende Übung für den Bauch. Durchhalten!

Bild 1: Du beginnst in Rückenlage, deinen Oberkörper hebst du leicht an und die Beine streckst du gerade in die Luft.

Bild 2, Bild 3: Nun bewegst du die gestreckten Beine, als würdest du mit ihnen eine Acht zeichnen. Dabei bleibt der Oberkörper ruhig und die Arme liegen während der gesamten Übung ruhig seitlich vom Körper.

Rumpfstrecker im Stehen ✳

Rumpf, hauptsächlich unterer Rücken

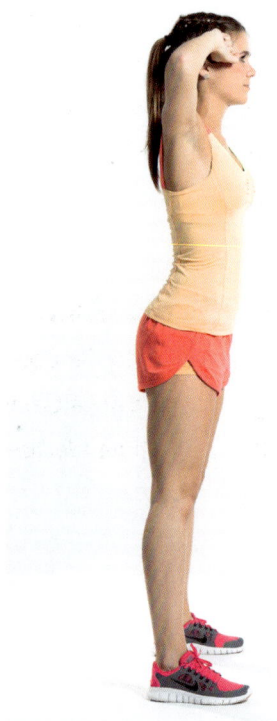

Bild 1: Du stehst zunächst aufrecht, die Beine etwa schulterbreit auseinander. Die Hände werden zu Fäusten geballt und an die Schläfen gelegt. Die Ellbogen zeigen zur Seite.

Bild 2: Nun beugst du deine Knie so weit, dass sich Ober- und Unterschenkel fast in einem 90°-Winkel befinden. Der Rücken bleibt gerade und der gesamte Oberkörper steht unter Spannung. Du hältst diese Position etwa 2 s und richtest dich dann wieder auf.

1

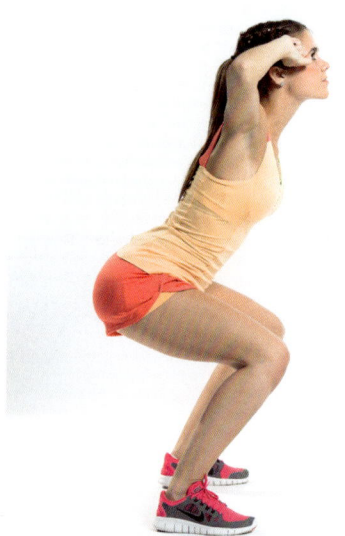

2

Rumpfstrecker im Stehen

Der Rumpfaufdreher ✳

Bauch, unterer Rücken

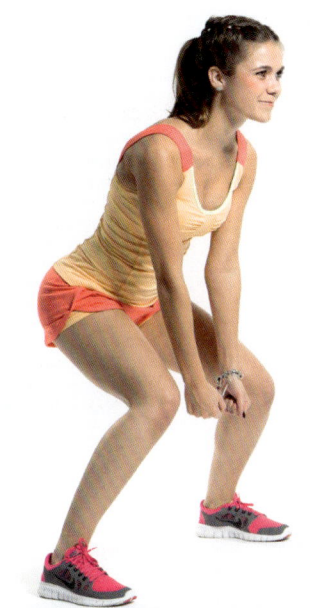

Bild 1: Du startest stehend in etwas mehr als hüftbreiter Position. Deine Knie sind dabei leicht gebeugt. Der Oberkörper wird mit geradem Rücken ein wenig nach vorn geneigt. Die Arme spannst du an und streckst sie wie auf dem Foto nach unten. Die Hände ballst du zu Fäusten.

Bild 2: Nun drehst du den Rumpf nach rechts auf. Den rechten Arm streckst du nach oben, der Oberkörper folgt der Bewegung. Dein linker Arm bleibt in seiner Position. 2 s halten, danach im Wechsel wiederholen.

1

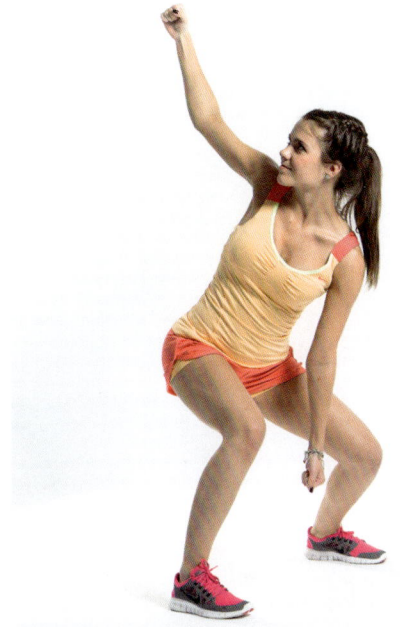

2

Der Rumpfaufdreher

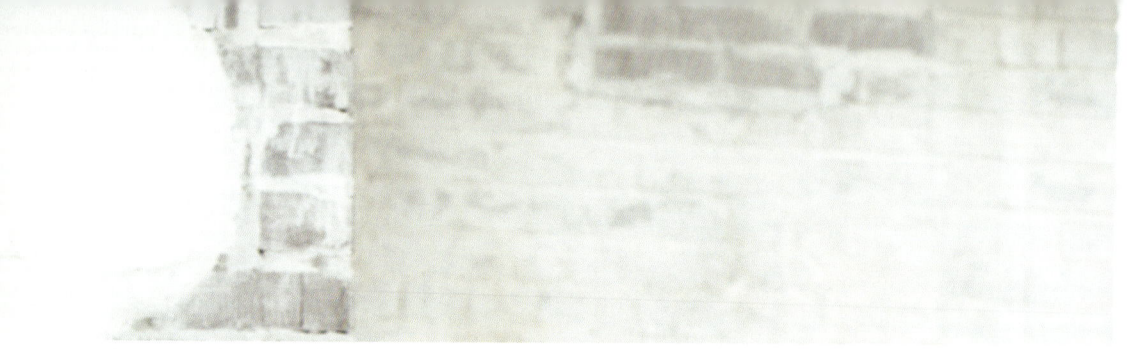

Beine

Das Beintraining wird oft vernachlässigt. Viele Fitnessfreaks trainieren zwar ständig den Oberkörper und bekommen ein breites Kreuz – die Beine bleiben aber dünn wie Streichhölzer. Die Folge: Es entstehen muskuläre Dysbalancen. Auf den folgenden Seiten lernst du Übungen für die gesamte Bein- sowie für die Gesäßmuskulatur kennen. Bei vielen Übungen werden zudem die Hüftmuskulatur und auch der untere Rücken gekräftigt.

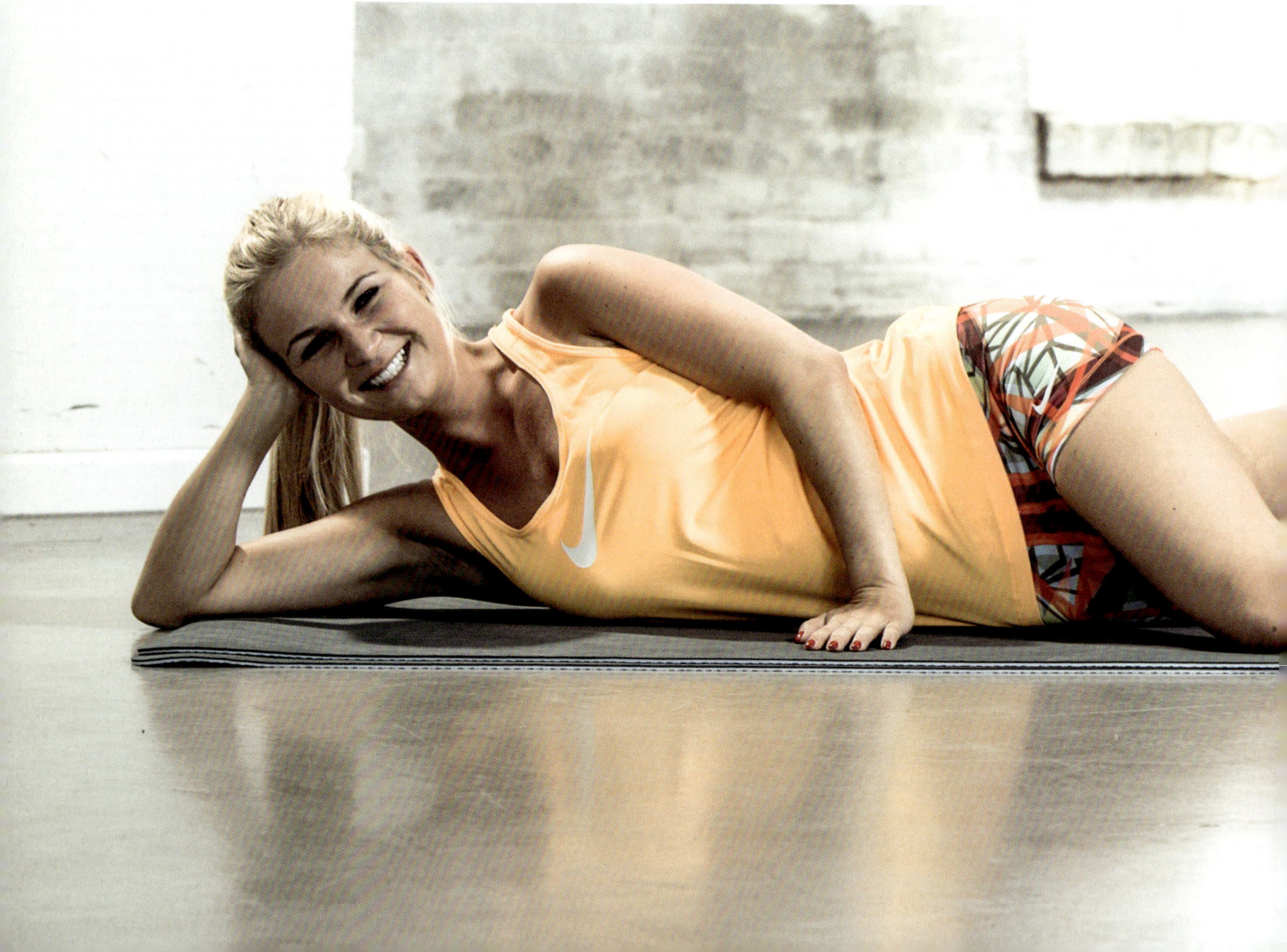

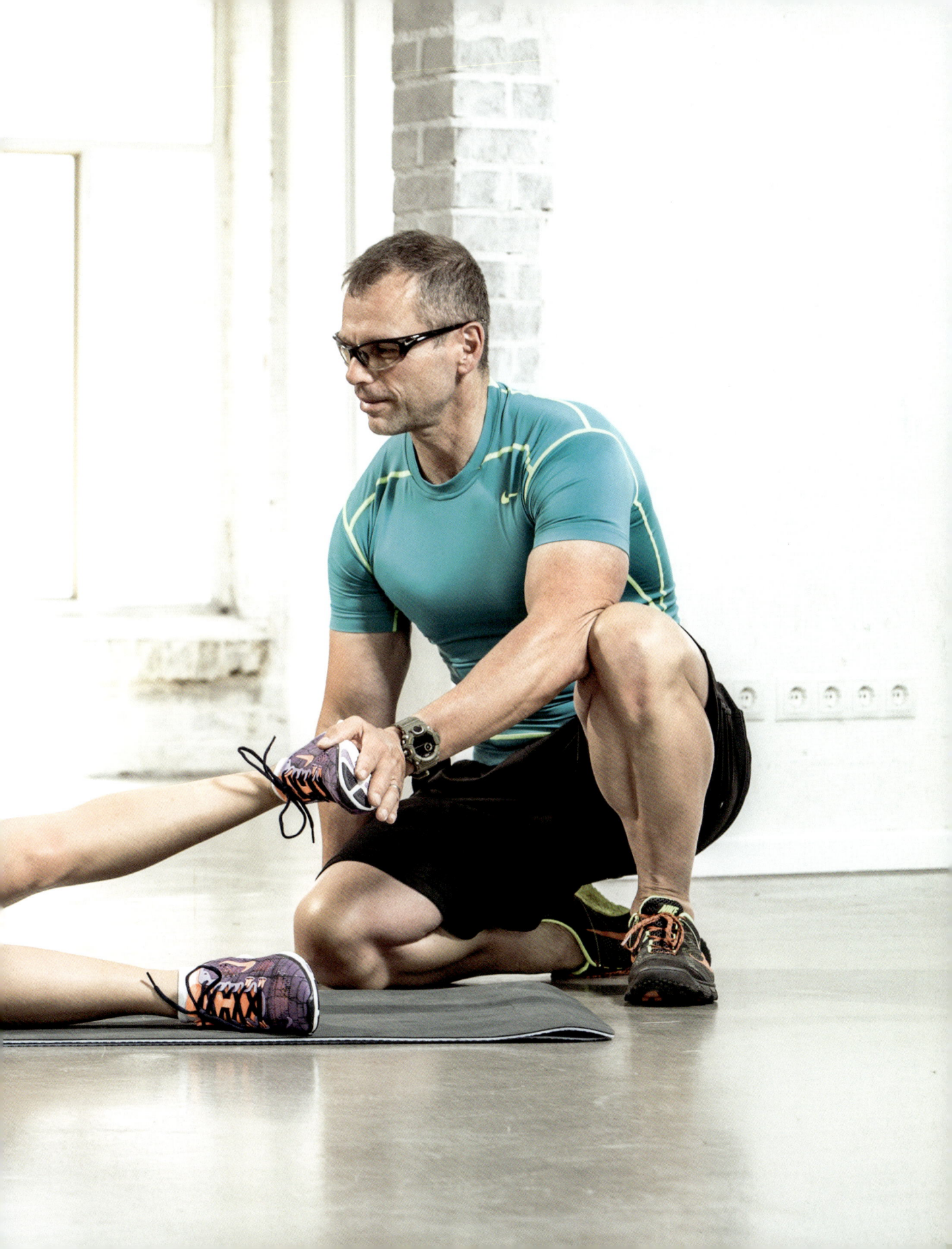

Beinheber *

Oberschenkelstrecker

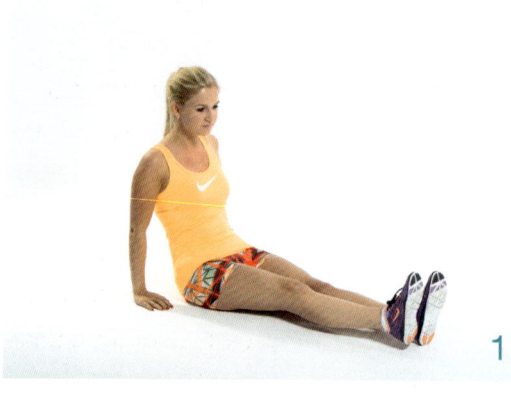

Bild 1: Du sitzt auf dem Boden. Mit deinen Händen stützt du dich seitlich ab, die Fingerspitzen zeigen nach vorn.
Deine Beine streckst du aus.

Bild 2, Bild 3: Nun bewegst du zunächst dein linkes Bein aus dieser Position hoch und runter – ohne es auf dem Boden abzulegen. **Wichtig:** Du führst die Übung zunächst je nach Fitnesslevel zwischen 20 und 60 s auf der linken Seite durch, erst dann wechselst du auf das rechte Bein. Der Oberkörper bleibt ruhig, nur das jeweilige Bein arbeitet.

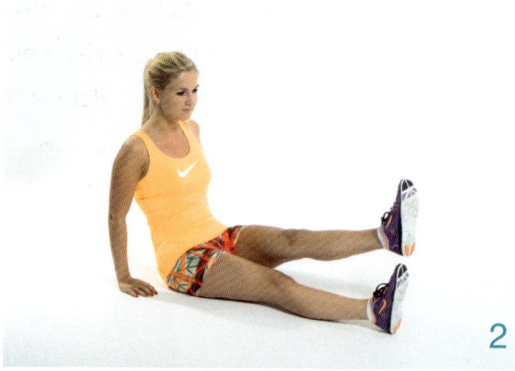

Alternative zur Erschwerung: Du stützt dich mit den Armen nicht ab, sondern verschränkst sie während der Übung vor der Brust oder streckst sie zur Seite – so beanspruchst du zugleich den Core-Bereich.

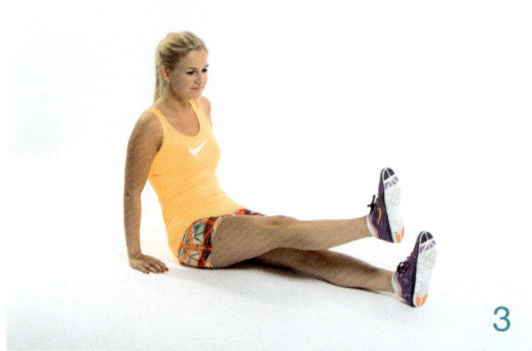

Beinheber

Kombinationsaufzug ✳ ✴

Oberschenkel, Hüft-Lenden-Muskel, Bauch

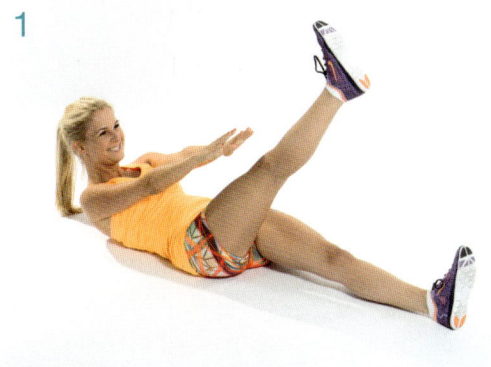

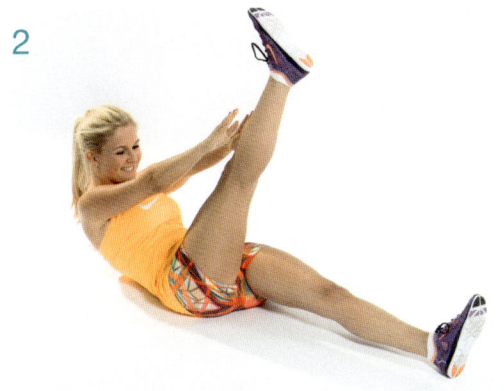

Kombinationsaufzug

Bild 1: Du startest in Rückenlage, deinen Schulterbereich richtest du etwas auf. Das rechte Bein ist wie auf dem Foto in der Luft ausgestreckt, das linke liegt auf dem Boden. Die ausgestreckten Arme zeigen zu den Fußspitzen.

Bild 2: Nun richtest du deinen Körper durch die Kraft deiner Bauchmuskeln weiter auf und führst die Arme automatisch näher zu den Füßen. Ohne die Position zu halten, senkst du den Oberkörper wieder leicht ab und begibst dich in die Ausgangsposition. Auch diese Übung absolvierst du zunächst auf einer Seite und wechselst dann auf die andere. **Wichtig:** Das ausgestreckte Bein bleibt während der Übung gerade!

Der Beinanzieher ✳

Oberschenkelvorderseite, Hüft-Lenden-Muskel, Bauch

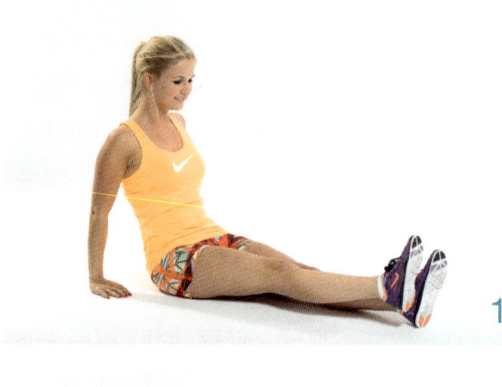

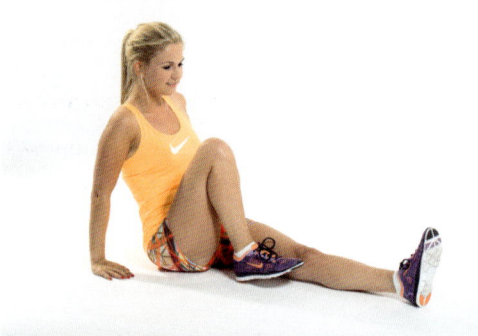

Der Beinanzieher

Bild 1: Du führst diese Übung sitzend aus und stabilisierst dich mit deinen Händen wie auf dem Foto. Der Rücken ist möglichst gerade. In der Ausgangsposition sind beide Beine gestreckt. Ein Bein liegt auf dem Boden, das andere hebst du wenige Zentimeter an.

Bild 2: Nun hebst du das angehobene Bein kontrolliert Richtung Brust und streckst es unter Spannung wieder aus. Die Bewegung wird fortlaufend wiederholt, das Bein wird dabei nicht abgesetzt. Das passive Bein ruht auf dem Boden. Wie bei den vorherigen Beinübungen wird auch diese Übung zunächst auf einer Seite je nach Fitnesslevel mehrfach wiederholt. Danach wird das Bein gewechselt.

Schwierigere Variante: Die Arme vor der Brust verschränken oder zur Seite strecken.

Der Beinkreuzer ✳ ✳

Oberschenkelanzieher, Oberschenkelinnenseite, Oberschenkelvorderseite

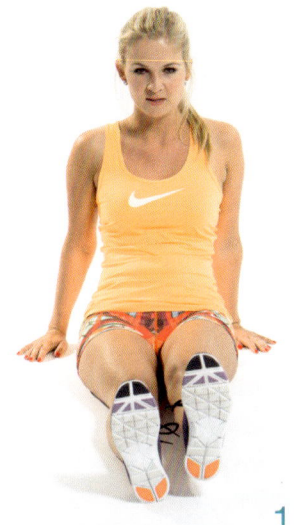

Bild 1: Auch diese Übung führst du im Sitzen aus, stützt dich mit den Händen wieder auf dem Boden ab. Beide Beine sind zunächst gestreckt, eines (in diesem Fall das linke) wird dabei bereits leicht vom Boden angehoben. Der Rücken ist möglichst gerade und bleibt während der Übung ruhig.

Bild 2: Nun kreuzt du das linke Bein über das rechte und führst es zurück in die Ausgangsposition – ohne es auf dem Boden abzusetzen. Diese Bewegung wiederholst fortlaufend. Achte darauf, das aktive Bein so gestreckt wie möglich zu halten. Im Anschluss wechselst du die Seite.

Variante: Auch bei dieser Übung kannst eine Steigerung wählen, indem du deine Arme vor dem Körper verschränkst oder zur Seite ausstreckst. Du belastest dadurch den gesamten Core-Bereich, insbesondere die Bauchmuskulatur stärker.

1

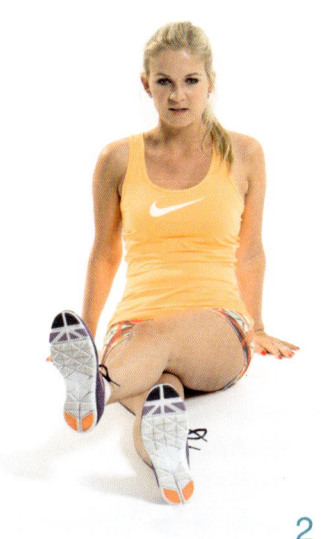

2

Der Beinkreuzer

Einbeinige Kniebeuge ✳ ✱

Gesamte Oberschenkelmuskulatur

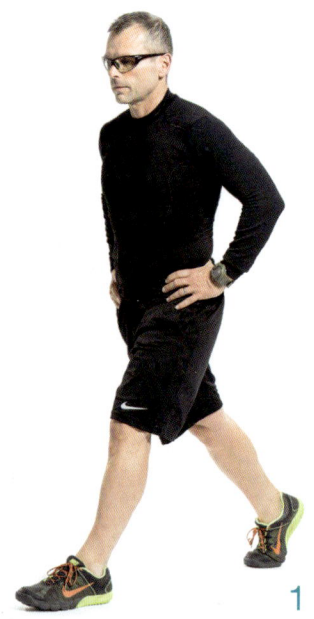

Bild 1: Du machst mit dem linken Bein einen Ausfallschritt nach vorn. Dabei stützt du deine Hände in die Hüften und hältst den Oberkörper unter Anspannung der Bauchmuskulatur aufrecht.

Bild 2: Nun beugst du dich mit beiden Beinen so weit nach unten, dass dein linker Oberschenkel parallel zum Boden ausgerichtet ist und dein rechtes Knie den Boden fast berührt. Dann begibst du dich zurück in die Ausgangsposition. Die Bauchmuskeln bleiben während der Übung angespannt und der Oberkörper ruhig. Auch hier gilt: erst die linke Seite absolvieren, dann mit der rechten beginnen.

1

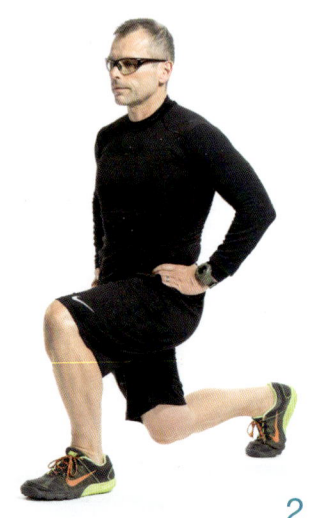

2

Einbeinige Kniebeuge

Einbeinige Kniebeuge mit Rotation ✳ ✳

Gesamte Oberschenkelmuskulatur, Gesäß, Rumpf

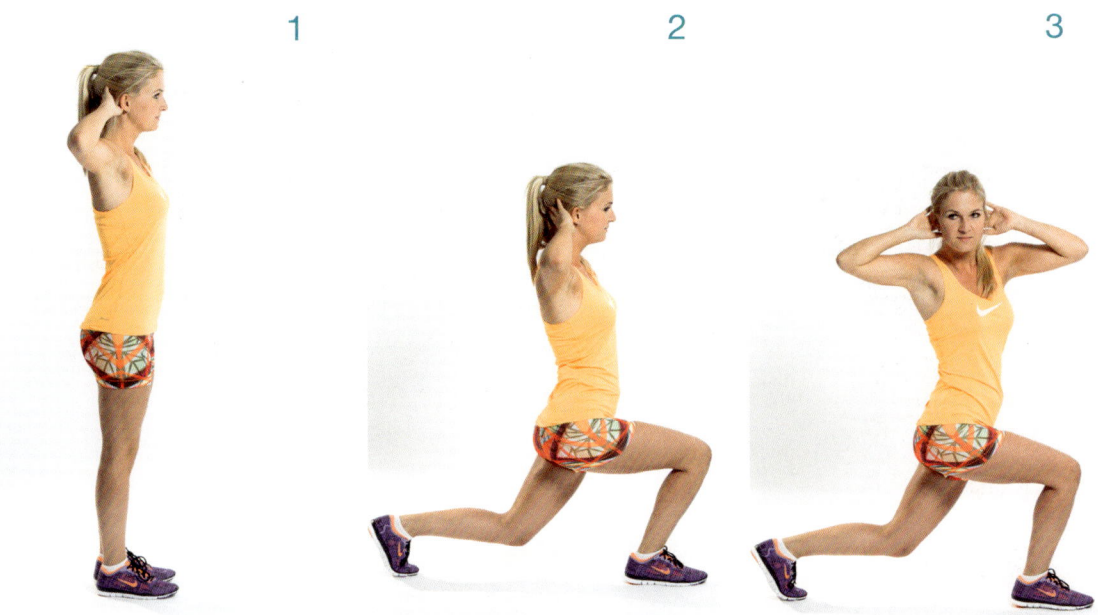

Einbeinige Kniebeuge mit Rotation

Bild 1: Die Übung funktioniert ähnlich wie die einbeinige Kniebeuge. Du startest allerdings in aufrechter Position und führst deine Hände an die Ohren, sodass die Ellbogen sich auf Schulterhöhe befinden.

Bild 2: Du machst einen Ausfallschritt mit dem rechten Bein, bis sich Ober- und Unterschenkel etwa in einem 90°-Winkel befinden. Das linke Knie berührt fast den Boden. Dein Oberkörper bleibt gerade, die Armposition verändert sich nicht.

Bild 3: Du drehst deinen Oberkörper so weit wie möglich nach rechts und hältst die Position für etwa 2 s. Danach begibst du dich zurück in die Ausgangsposition und führst die Übung wechselseitig fort.

Dynamischer Sprung *

Gesamte Oberschenkelmuskulatur, Gesäß

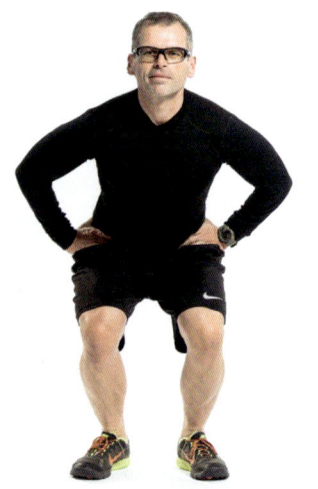

1

Bild 1: Du startest in schulterbreitem Stand, deine Knie sind wie auf dem Foto gebeugt, die Hände in die Hüften gestützt. Die Bauchmuskeln spannst du an, deinen Rücken neigst du leicht nach vorn und hältst ihn während der Übung gerade.

Bild 2: Du springst mit beiden Beinen ab und landest wie auf dem Foto in etwas mehr als hüftbreiter Position. Dann springst du zurück in die Ausgangsposition. Der Oberkörper bleibt während der Sprünge durch das Anspannen der Bauchmuskeln stabil und ruhig.

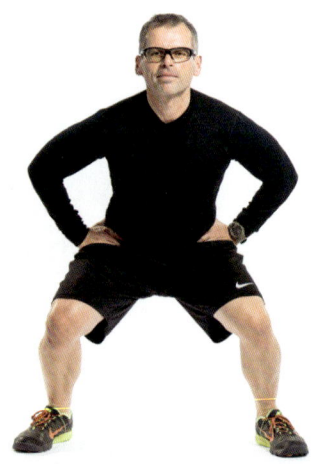

2

Dynamischer Sprung

Rückwärtiger Ausfallschritt mit Beinanziehen ✳✱

Gesamte Oberschenkelmuskulatur, Gesäß

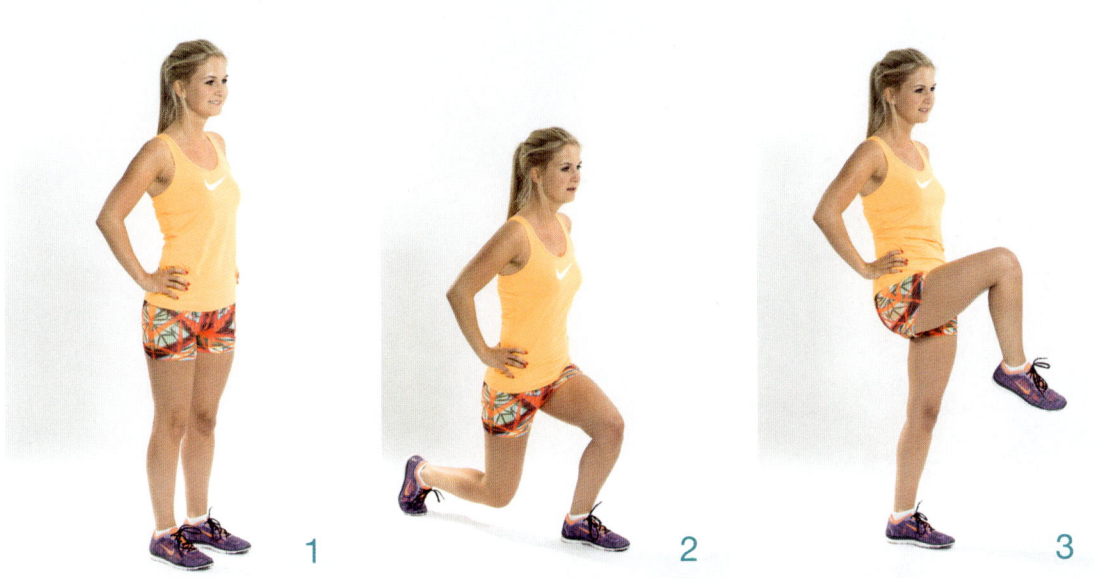

Rückwärtiger Ausfallschritt mit Beinanziehen

Bild 1: Du startest in aufrechter Position, stehst etwa hüftbreit und stützt die Arme in die Seite.

Bild 2: Du machst mit dem rechten Bein einen großen Schritt nach hinten. Das Schienbein befindet sich nun parallel zum Boden. Den Oberkörper hältst du ruhig und gerade. Die Armposition verändert sich nicht.

Bild 3: Nun schwingst du das rechte Bein dynamisch nach oben. Das Knie ziehst du dabei Richtung Brust. Danach führst du das Bein zurück in den Ausfallschritt. Die Übung wird normalerweise zunächst auf einer Seite und dann auf der anderen durchgeführt. Wahlweise kannst du aber auch abwechselnd das linke und rechte Bein trainieren.

Dynamische Kniebeuge ✳✳✳

Gesamte Oberschenkelmuskulatur, Gesäß

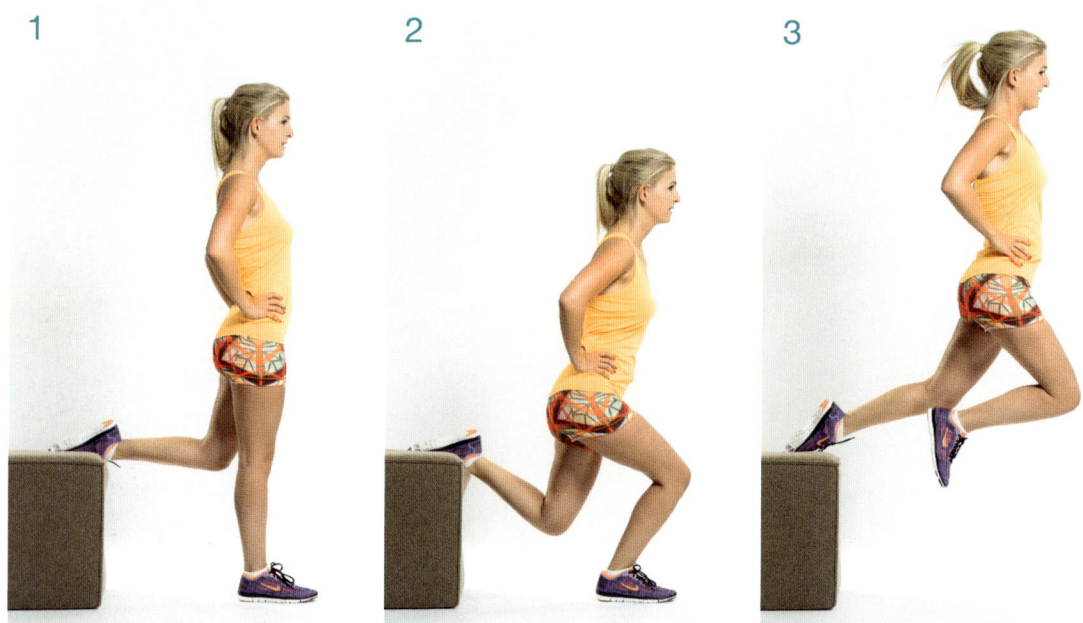

Dynamische Kniebeuge

Eine Übung für Profis – anstrengend und enorm effektiv! Du benötigst eine Erhöhung, beispielsweise einen Hocker wie auf den Bildern.

Tipp: Wenn du draußen trainierst, kannst du wunderbar eine Parkbank benutzen.

Bild 1: Du stellst dich zunächst etwa 0,5 m vor die Erhöhung, legst dort den linken Fuß ab und achtest auf eine aufrechte Körperhaltung – so wie auf dem Foto.

Bild 2, Bild 3: Du beugst das rechte Knie wie auf dem Foto und drückst dich dann explosiv etwa 0,5 m in die Luft ab. Du landest wieder auf deinem rechten Bein und wiederholst die Sprünge je nach Fitnesslevel mehrfach. Dann wechselst du die Seite.

Der Beindrücker ✳ ✳

Beinbeuger, Gesäß

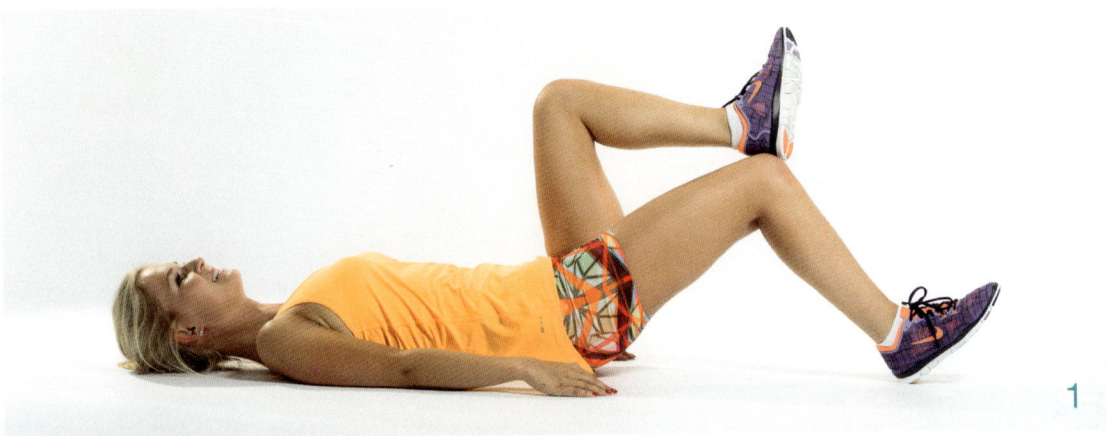

Bild 1: Ein Klassiker beim Bodyweight Training für die Beine. Du startest in Rückenlage. Dein rechtes Bein stellst du auf der Ferse auf, das linke winkelst du in der Luft an. Die Arme liegen seitlich am Körper.

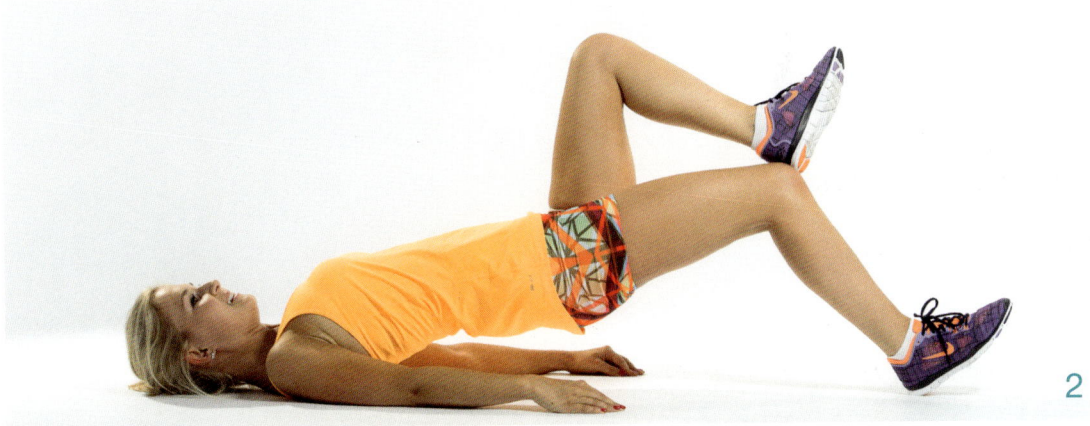

Der Beindrücker

Bild 2: Jetzt drückst du dich mit dem rechten Bein so weit nach oben, dass Oberschenkel, Becken und Oberkörper eine Linie bilden. Das linke Bein bleibt in der Luft. Du hältst die Position kurz und senkst dich danach wieder ab. Wie immer: Erst führst du einen kompletten Satz mit dem rechten Bein durch, danach mit dem linken.

Der kombinierte Beindrücker ✳✳

Beinbeuger, Gesäß

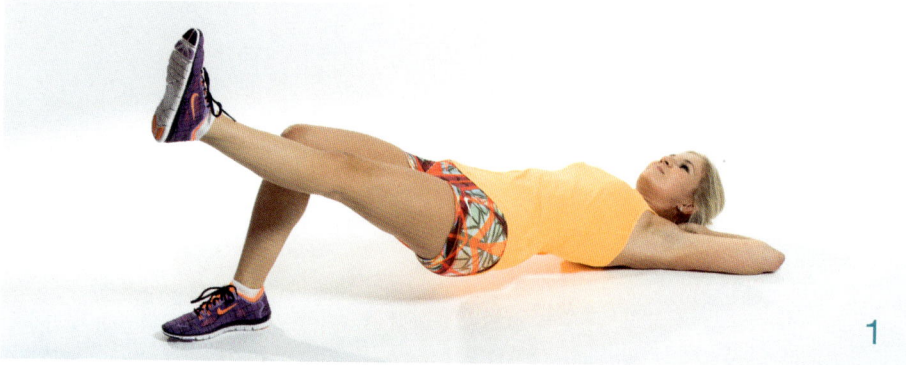

Bild 1: In Rückenlage verschränkst du deine Arme hinter dem Kopf. Ein Bein wird aufgestellt, das andere wie auf dem Foto gerade in der Luft ausgestreckt.

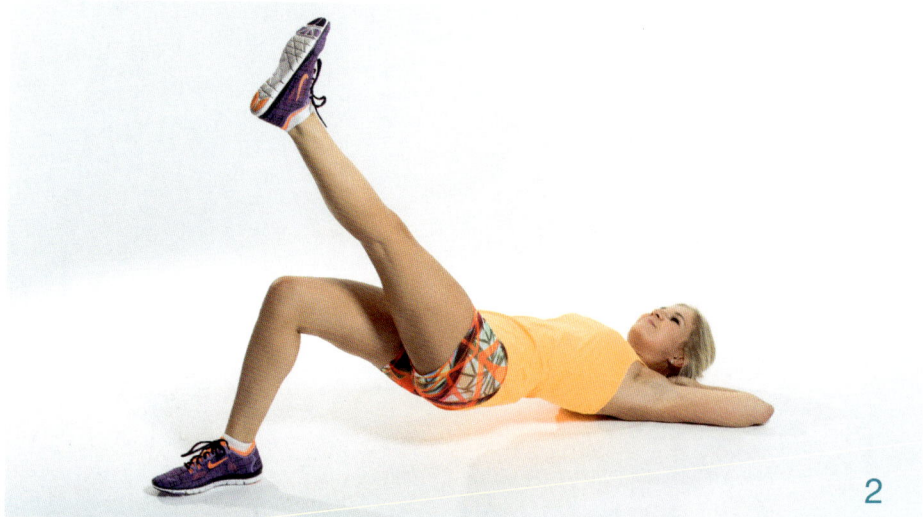

Der kombinierte Beindrücker

Bild 2: Das gestreckte Bein bewegt sich nun auf und ab. Die Position der Hüfte bleibt unverändert. Entscheidend: Bei dieser Übung arbeitet vor allem die Rückseite des aufgestellten Beins statisch.

Der Beinabspreizer ✳ ✱

Gesamte Oberschenkelmuskulatur, Gesäß

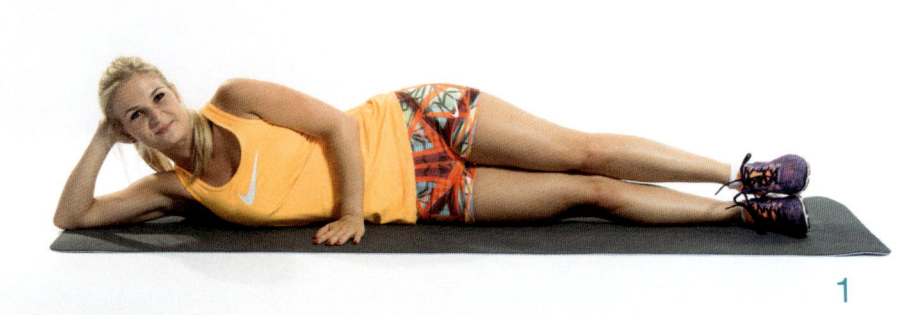

Bild 1: Du legst dich auf die rechte Seite und stützt deinen Kopf mit der Hand ab. Die Beine liegen gestreckt übereinander.

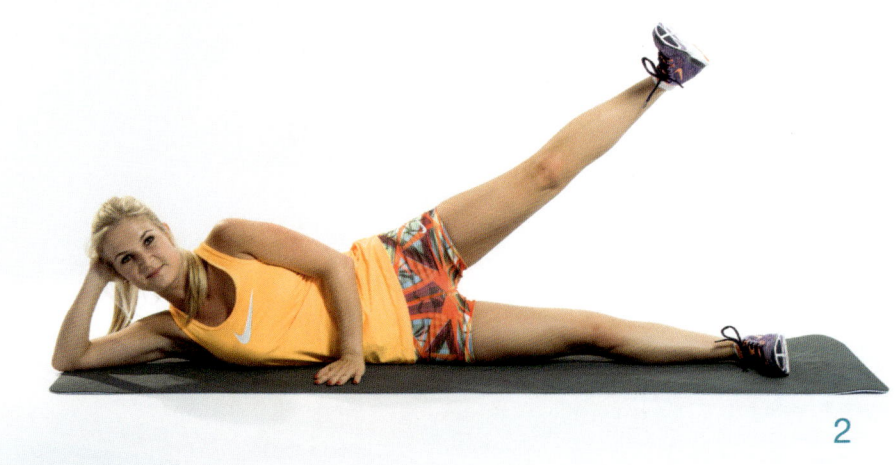

Der Beinabspreizer

Bild 2: Du bewegst das linke Bein gleichmäßig nach oben und unten – ohne es zwischendurch abzulegen. Achte darauf, dass du deine Spannung im Bein hältst. Wie fast immer gilt auch hier: Erst nach einem kompletten Satz wird die Seite gewechselt.

Der kombinierte Beinabspreizer ✳ ✳

Gesamte Oberschenkelmuskulatur, Hüft-Lenden-Muskel

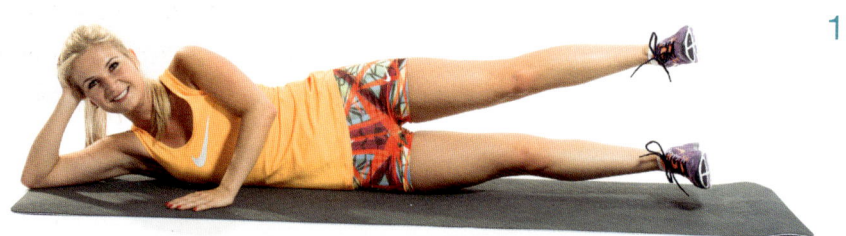

Bild 1: Die Übung funktioniert ähnlich wie die vorherige. Du startest wieder in Seitenlage und stützt deinen Kopf ab. Allerdings befinden sich diesmal beide Beine in der Luft, das linke ist nach oben abgespreizt und bleibt während der gesamten Übung in dieser Position.

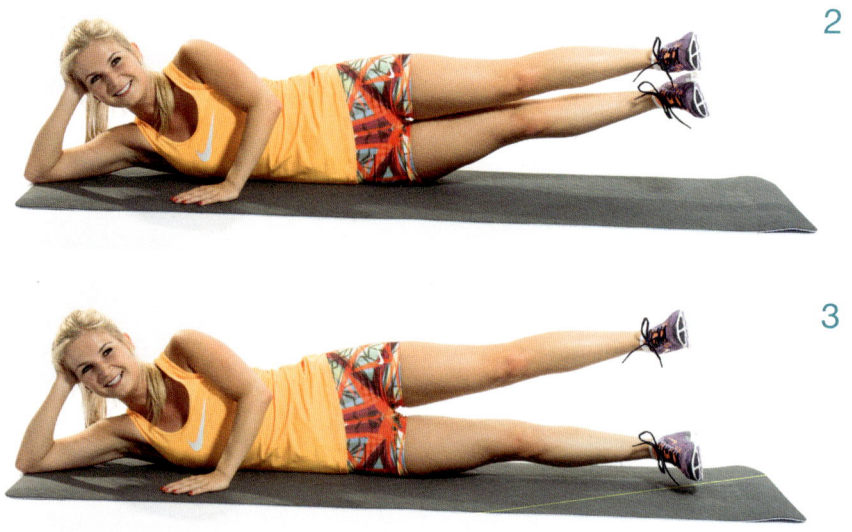

Der kombinierte Beinabspreizer

Bild 2, Bild 3: Jetzt arbeitet nur das rechte Bein, das du abwechselnd auf und ab bewegst. Das rechte Bein wird also immer zum linken hochbewegt und wieder kurz vor den Boden abgesenkt. Der Oberkörper bleibt während der Übung ruhig.

Beidbeinige Sprünge ✳✳

Gesamte Beinmuskulatur, Gesäß

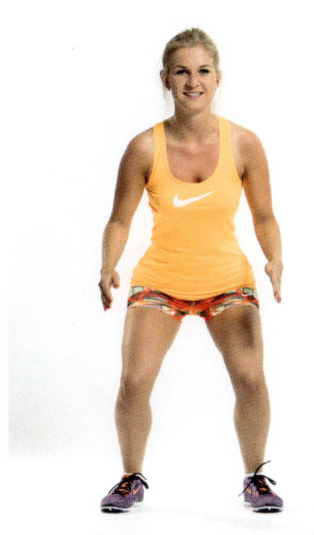

1

Bild 1: Du startest stehend in hüftbreiter Position und neigst deinen Oberkörper ein Stück nach vorn. Die Arme werden parallel zum Oberschenkel nach vorn gestreckt. Deinen Rücken hältst du gerade.

Bild 2: Du drückst dich mit beiden Beinen dynamisch nach oben und springst so hoch wie möglich ab. Dabei darfst du mit deinen Armen Schwung holen. Achte darauf, dass du weich auf beiden Beinen landest.

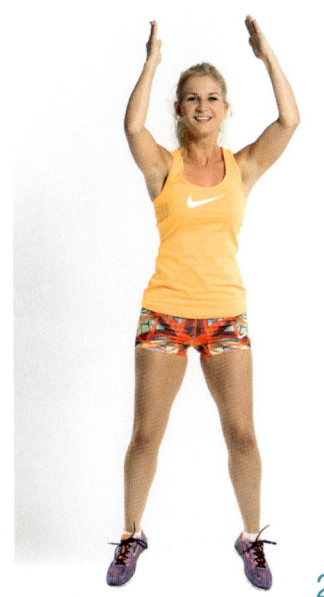

2

Beidbeinige Sprünge

Gesprungener Ausfallschritt ✳ ✳ ✳

Gesamte Beinmuskulatur, Gesäß

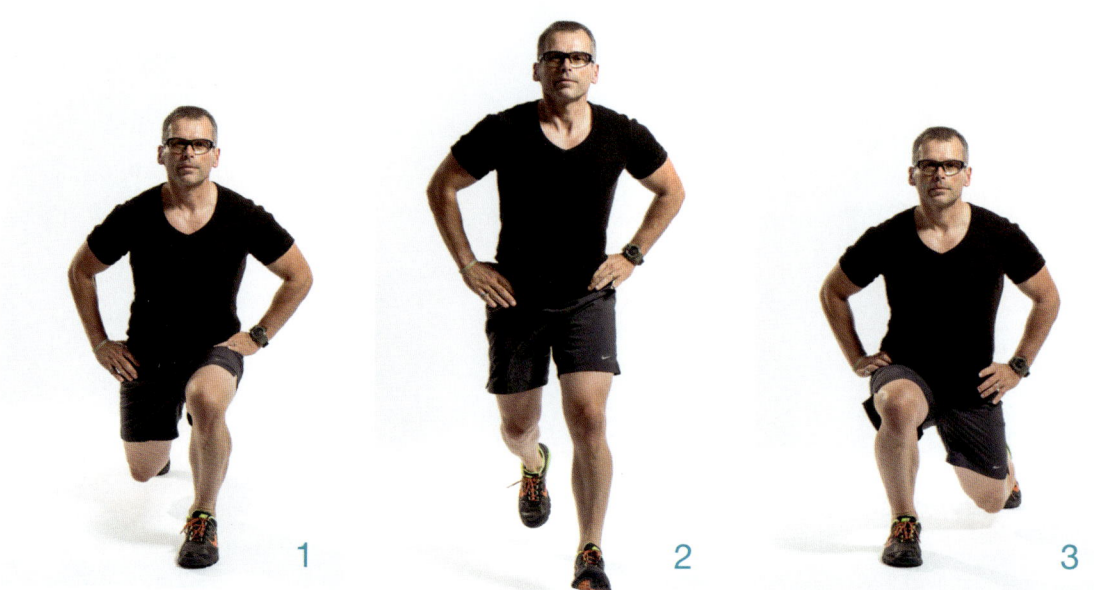

Gesprungener Ausfallschritt

Sowohl körperlich als auch koordinativ eine anspruchsvolle Übung!

Bild 1: Du begibst dich mit dem linken Bein wie auf dem Foto nach vorn in einen klassischen Ausfallschritt. Die Hände stützt du in die Hüfte. Den Rücken hältst du gerade.

Bild 2: Nun springst du mit beiden Beinen kraftvoll ab ...

Bild 3: ... und landest erneut im Ausfallschritt – diesmal mit dem rechten Fuß vorn. Diese Position hältst du kurz, danach folgt der nächste Sprung. Der Oberkörper bleibt während der Sprünge so ruhig wie möglich. Achte beim Landen auf Stabilität im Rumpfbereich.

Schlittschuhsprung ✳✳

Gesamte Beinmuskulatur, Gesäß

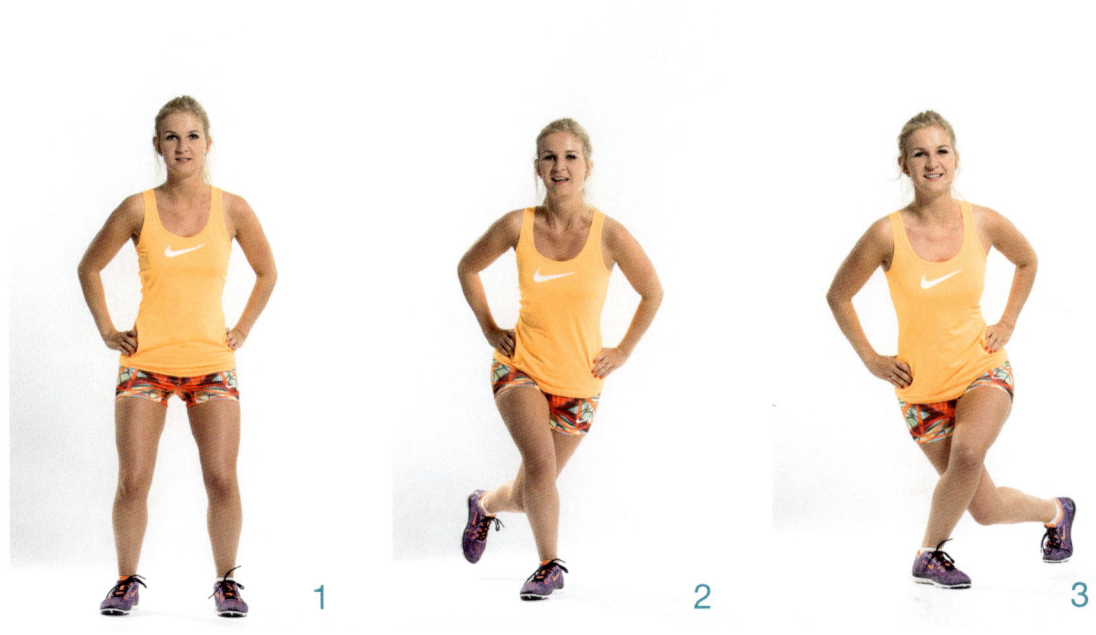

Schlittschuhsprung

Bild 1: Du startest in aufrechtem, hüftbreitem Stand und gehst leicht in die Knie. Die Hände stützt du in die Hüften.

Bild 2: Du springst mit beiden Beinen ab und führst in der Luft das linke Bein hinter das rechte – ein wenig wie beim Schlittschuhlaufen oder Skaten.

Bild 3: Nach der Landung springst du so zurück, dass du diesmal das rechte Bein hinter das linke führst und sicher landest. Die Sprünge werden wechselseitig ausgeführt. Deinen Oberkörper hältst du während der Übung stets stabil. Achte ebenfalls auch auf Stabilität im Rumpfbereich.

Wadenheben ✳

Wadenmuskulatur

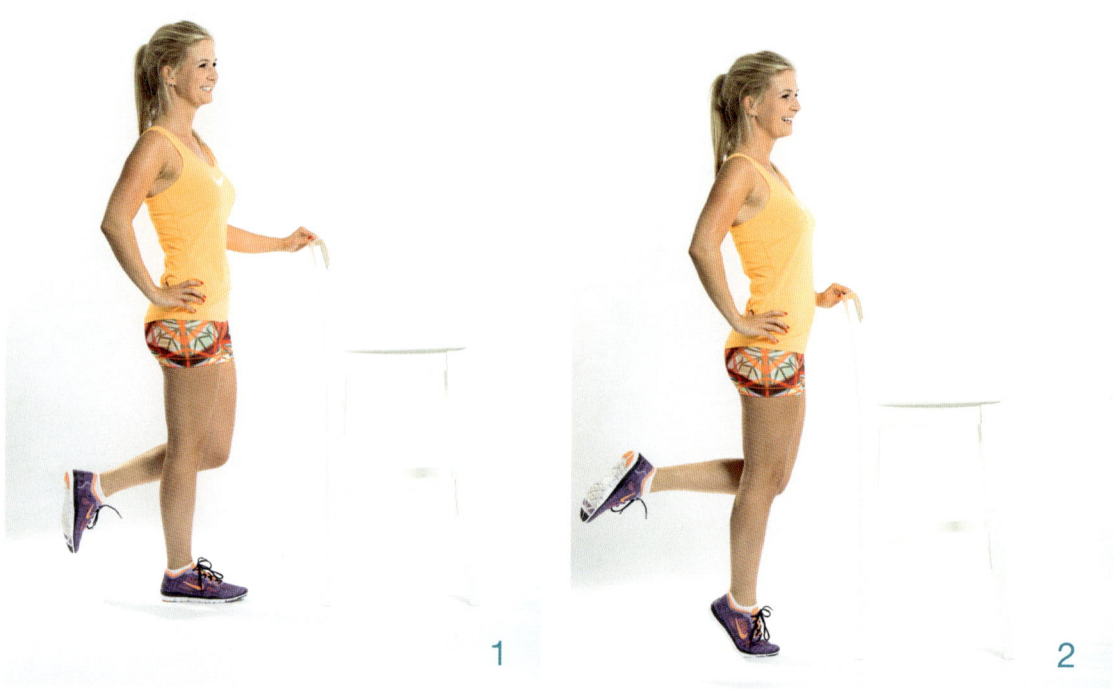

Wadenheben

Eine verhältnismäßig einfache Übung, die durch eine entsprechende Anzahl von Wiederholungen dennoch anstrengend werden kann. Um das Gleichgewicht zu halten, darfst du dich bei dieser Übung an einem Gegenstand oder an einer Wand festhalten.

Bild 1: Du startest in aufrechtem, schulterbreitem Stand. Das linke Bein befindet sich leicht angewinkelt in der Luft.

Bild 2: Du drückst dich nun mit dem Fußballen ab, sodass sich die Ferse so hoch wie möglich vom Boden löst. Diese Position hältst du etwa 2 s und senkst sie dann langsam wieder ab. Nach einem Satz wechselst du auf das andere Bein.

Kniebeuge mit Tritt ✳✳

Gesamte Beinmuskulatur, Gesäß

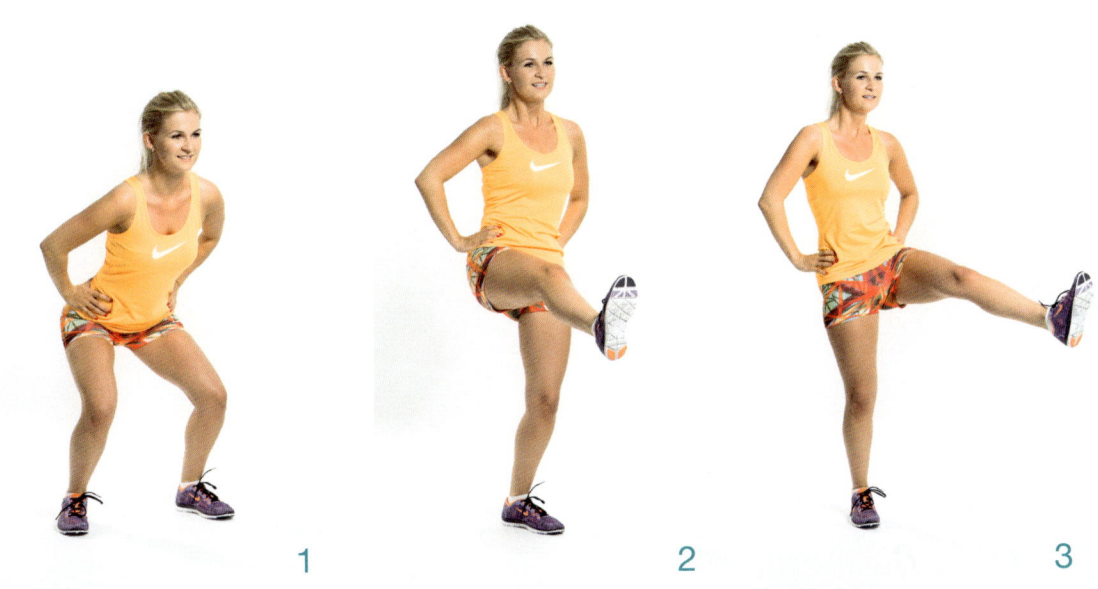

1   2   3

Kniebeuge mit Tritt

Bild 1: Du begibst dich zunächst aus der Ausgangsposition (aufrechter Stand) in eine klassische Kniebeuge. Achte darauf, dass beide Füße mit der kompletten Sohle auf dem Boden stehen. Die Beine befinden sich etwas weiter als hüftbreit auseinander. Die Arme werden in die Hüften gestützt. Den Rücken hältst du gerade.

Bild 2, Bild 3: Nun ziehst du zunächst das rechte Bein wie bei einem Tritt nach oben, sodass es etwa parallel zum Boden zeigt. Danach begibst du dich über die Ausgangsposition zurück in die Kniebeuge und wiederholst die gleiche Bewegung mit dem linken Bein.

Seitliche Kniebeuge ✳ ✳

Gesamte Beinmuskulatur, Gesäß

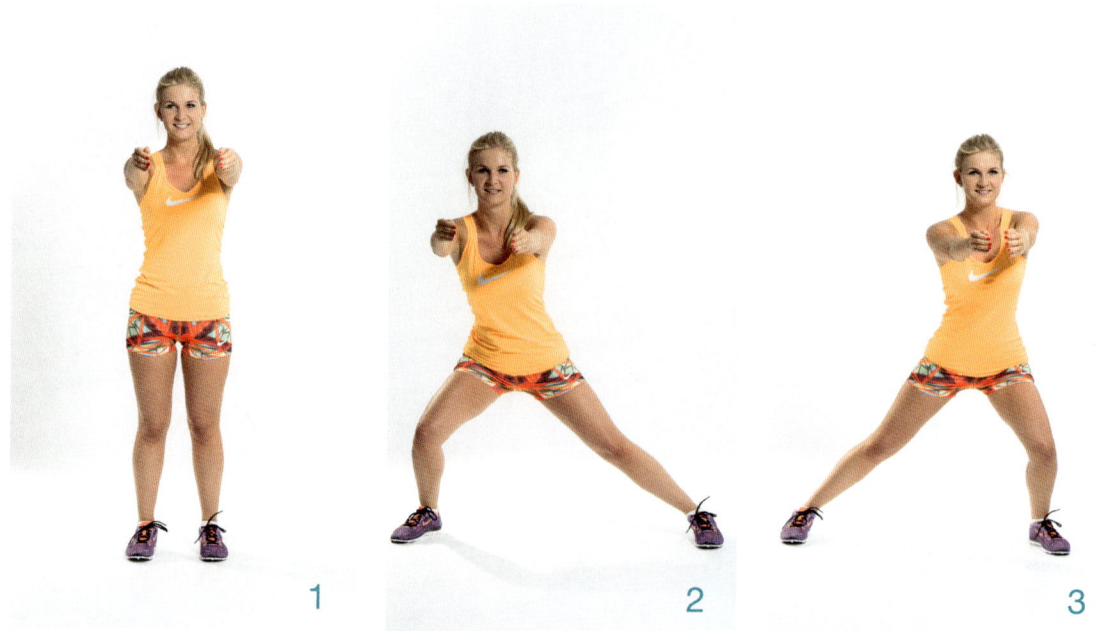

Seitliche Kniebeuge

Bild 1: Du startest in hüftbreitem Stand und streckst deine Arme auf Schulerhöhe nach vorne aus.

Bild 2, Bild 3: Jetzt verlagerst du das Gewicht zur rechten Seite. Das linke Bein wird dabei gestreckt und der Oberkörper leicht nach vorn geneigt. Danach verlagerst du das Gewicht direkt auf die linke Seite. Je tiefer du in die Knie gehst, desto stärker wird die Muskulatur beansprucht. Der Rücken bleibt gerade und der Oberkörper so ruhig wie möglich.

180°-Sprünge ✳ ✳

Gesamte Beinmuskulatur, Gesäß, Rumpf

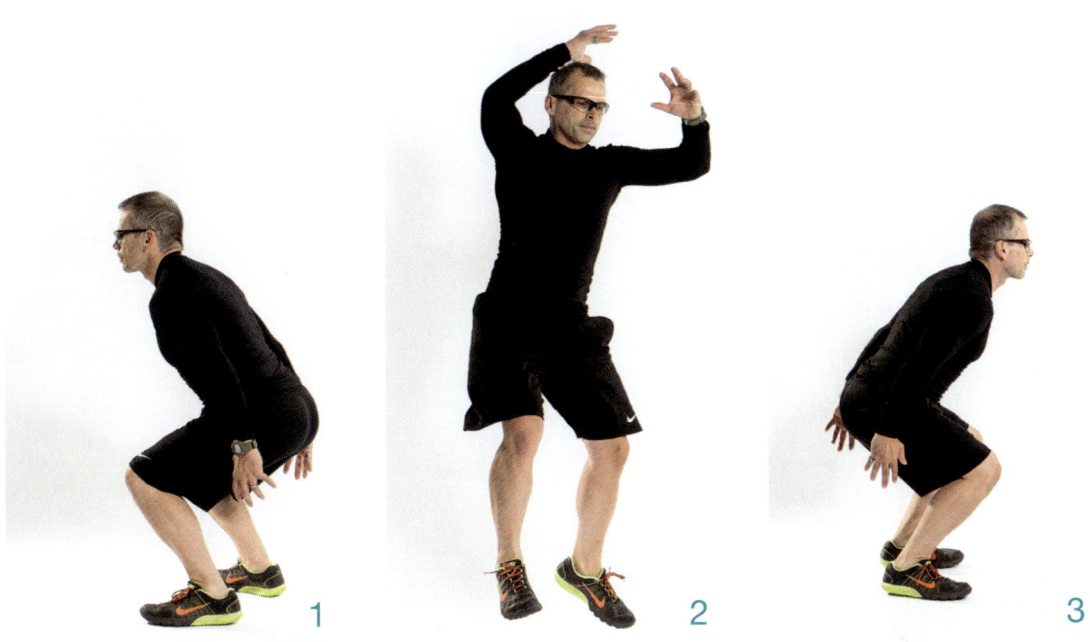

180°-Sprünge

Bild 1: Du stellst dich hüftbreit hin und begibst dich in die Position wie bei einer Kniebeuge. Wobei der Oberkörper in diesem Fall etwas mehr nach vorn geneigt wird. Die Arme befinden sich seitlich neben dem Körper.

Bild 2: Jetzt springst du kraftvoll nach oben, streckst dabei die Arme über deinen Kopf. Während des Sprungs drehst du dich in der Luft um etwa 180° ...

Bild 3: ... und landest danach gut abgefedert erneut in einer Hockposition. Diese Position hältst du kurz, danach springst du in die entgegengesetzte Richtung zurück.

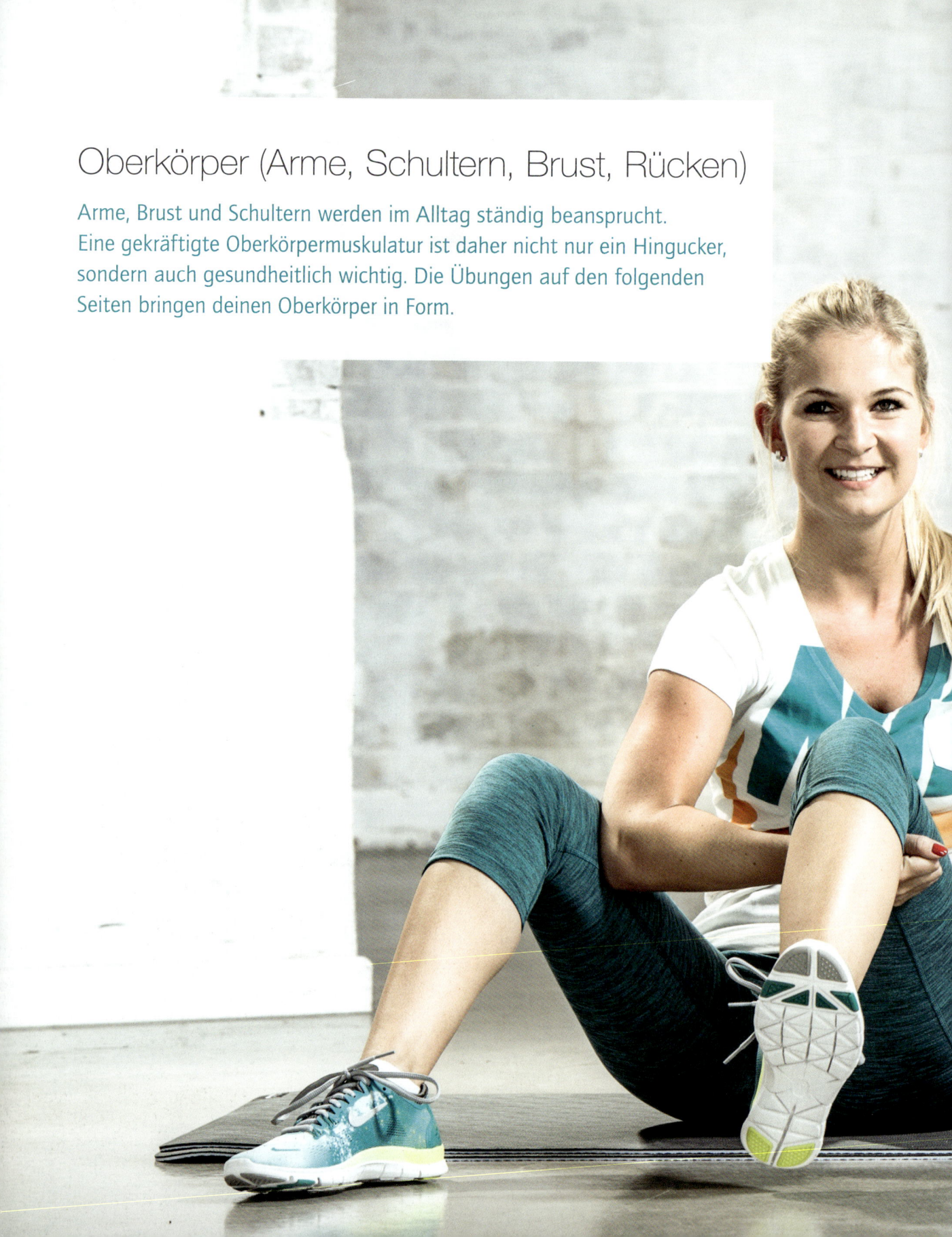

Oberkörper (Arme, Schultern, Brust, Rücken)

Arme, Brust und Schultern werden im Alltag ständig beansprucht.
Eine gekräftigte Oberkörpermuskulatur ist daher nicht nur ein Hingucker,
sondern auch gesundheitlich wichtig. Die Übungen auf den folgenden
Seiten bringen deinen Oberkörper in Form.

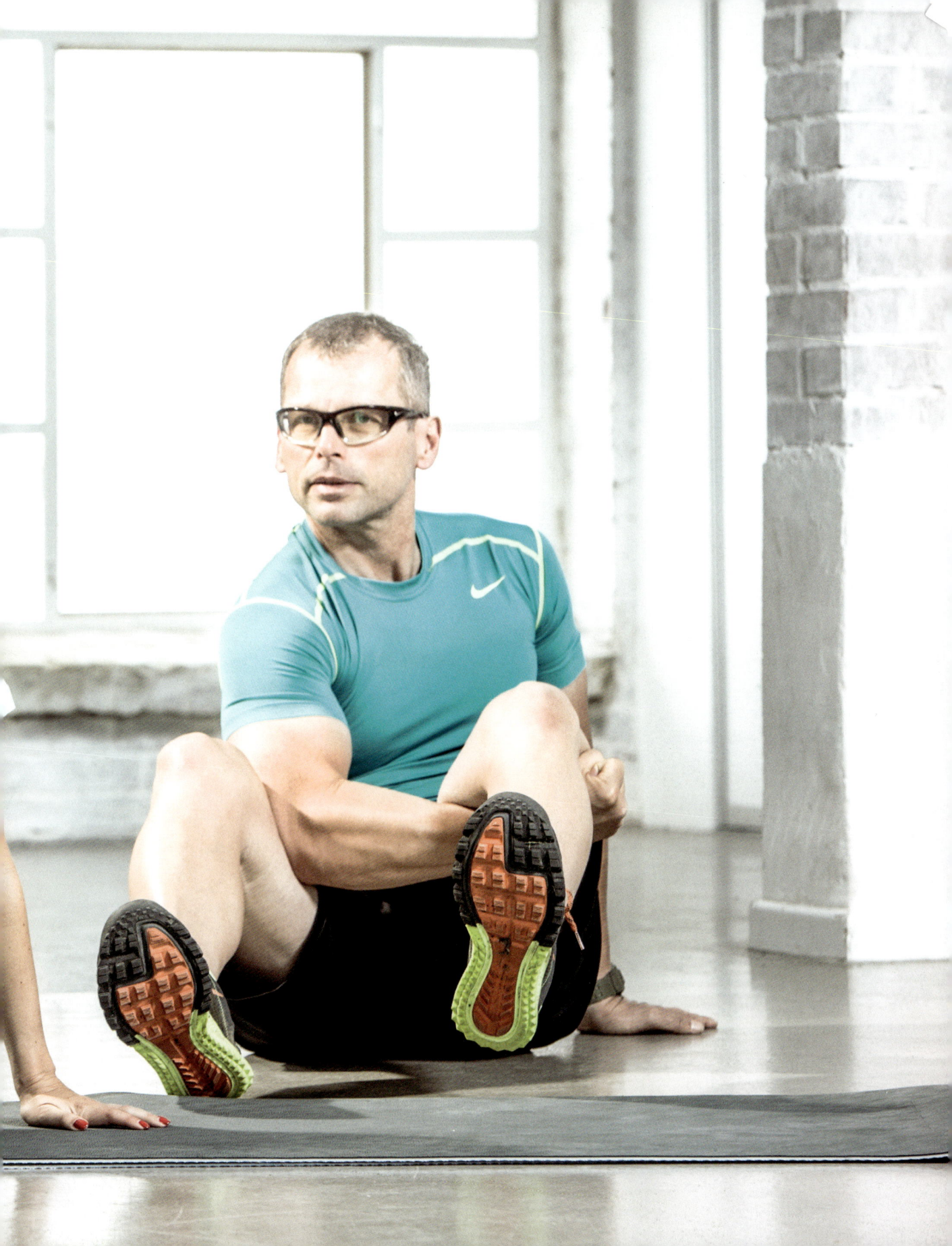

Bizepscurls ✳✶

Bizeps

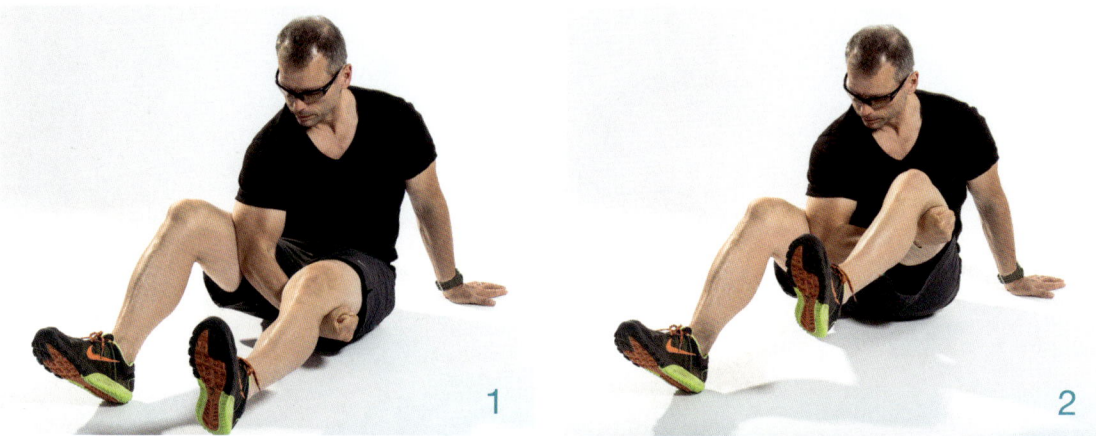

Bizepscuris im Sitzen

Bild 1: Du setzt dich mit leicht geöffneten und gebeugten Beinen auf den Boden. Deinen rechten Oberarm legst du an die Innenseite des rechten Oberschenkels. Du ballst deine Hand zu einer Faust und führst sie unter der linken Kniekehle durch. Mit der linken Hand stützt du dich auf dem Boden ab.

Bild 2: Mit der Kraft deines Bizeps ziehst du nun das linke Bein in Richtung deiner Brust. Danach führst du es zurück in die Ausgangsposition und arbeitest dabei ebenfalls gegen den Widerstand deines Beins. Nach einem Durchgang wechselst du die Seite.

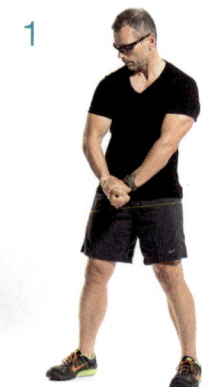
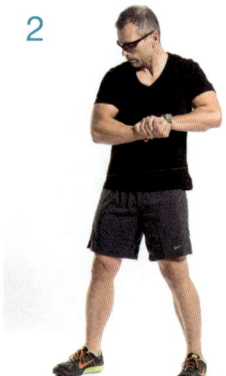

Alternative: Du kannst die Übung auch im Stehen ausführen. In diesem Fall dient nicht das Bein, sondern der andere Arm als Widerstand.

Bizepscuris im Stehen

Dips ✳✳

Trizeps, Schultern

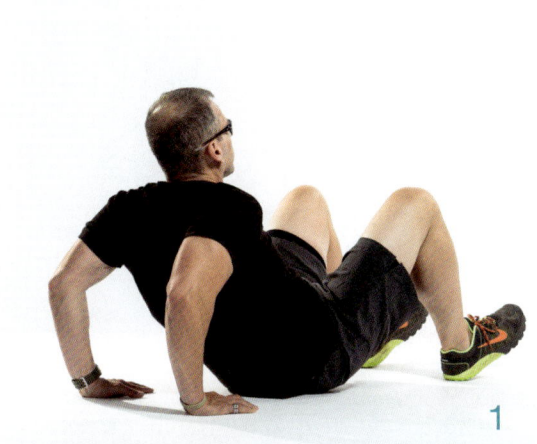

Bild 1: Du startest wieder in sitzender Position. Die Beine sind gebeugt, die Fersen stehen auf dem Boden. Mit den Händen stützt du dich hinter deinem Rücken ab, die Fingerspitzen zeigen dabei nach vorn.

Bild 2: Nun drückst du deinen Körper mit der Kraft deines Trizeps so weit nach oben, bis deine Arme komplett gestreckt sind. Danach senkst du dich wieder ab und solltest den Boden mit dem Gesäß dabei nicht berühren.

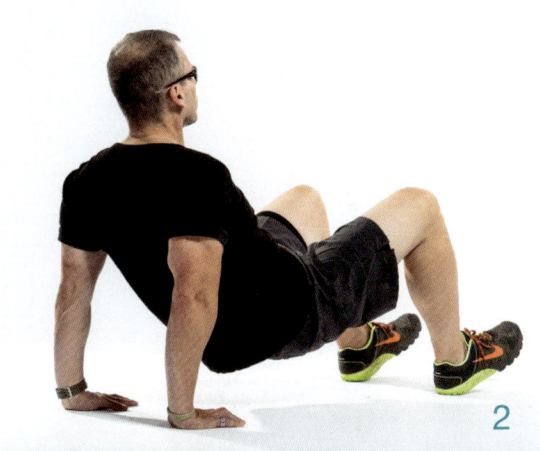

Dips

Rumpfaufdrehen im Vierfüßlerstand *

Rumpf, Schultergürtel

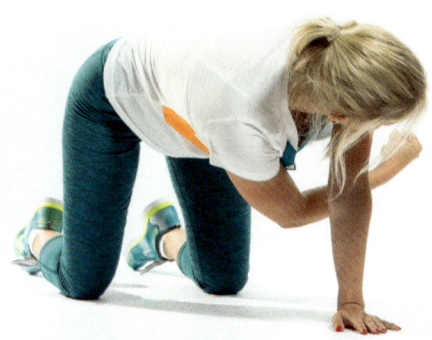

Bild 1: Du begibst dich in den sogenannten *Vierfüßlerstand* – wie auf dem Foto dargestellt. Deinen rechten Unterarm führst du unter Drehung deines Rumpfs so weit wie möglich am gestreckten Arm vorbei.

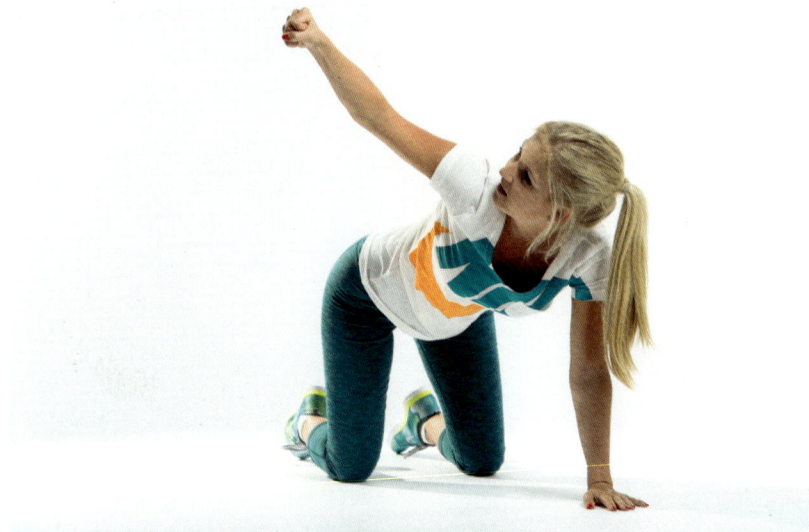

Rumpfaufdrehen im Vierfüßlerstand

Bild 2: Nun öffnest du deinen Oberkörper mit einer Rechtsdrehung und führst den Arm gestreckt nach oben. Dein Blick folgt der Bewegung. Danach begibst du dich zurück in die Ausgangsposition. Nach einem Durchgang die Seite wechseln.

Bodenrudern ✳✳

Breiter Rückenmuskel, Bauch

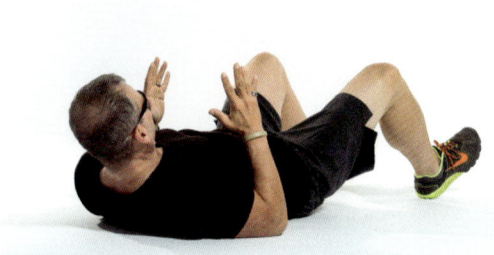 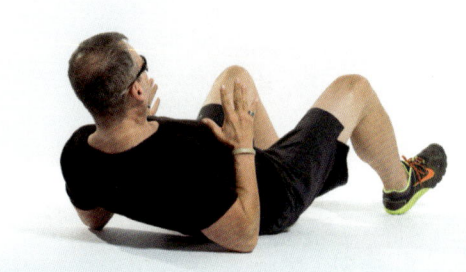

Bodenrudern

Bild 1: Du startest in Rückenlage. Deine Beine sind gebeugt und die Fersen setzt du auf dem Boden auf. Der Schulterbereich ist leicht angehoben und steht unter Spannung. Wie auf dem Foto erkennbar, stützt du dich auf deinen Ellbogen ab, die eng am Körper liegen.

Bild 2: Du drückst deine Ellbogen in den Boden und bringst deinen Oberkörper dabei einige Zentimeter nach oben. Du hältst die Position 1-2 s, danach senkst du dich wieder ab.

Wichtig: Du legst deinen Rücken während der Übung nicht auf dem Boden ab.

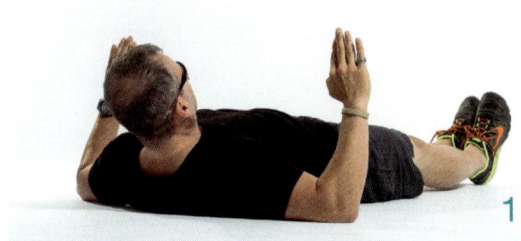 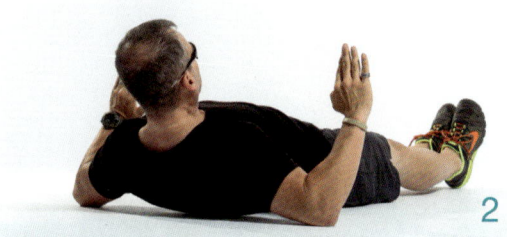

Bodenrudern mit gestreckten Beinen

Alternative: Du startest mit gestreckten Beinen in Rückenlage. Diesmal liegen deine Arme nicht eng am Körper, sondern wie auf dem Foto zur Seite gestreckt. Wieder stützt du dich auf den Ellbogen ab. Die Bewegungsausführung bleibt die Gleiche.

Enge Liegestütze ✳✳✳

Brust, Schultern, Trizeps, Bauch, unterer Rücken

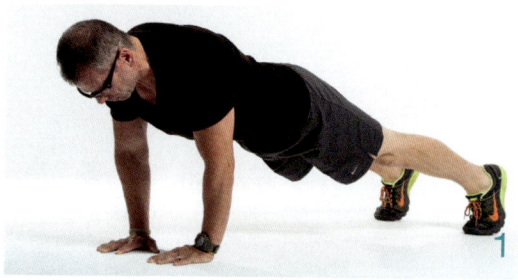

Eine echte Quälerei – und definitiv nichts für Weicheier! Enge Liegestütze sind nämlich noch viel härter als die normale Version. Dabei funktioniert die Übungsausführung fast genauso.

Bild 1: Du gehst in die klassische Position für Liegestütze. Deine Hände positionierst du allerdings so nah zusammen, dass sich die beiden Daumen berühren.

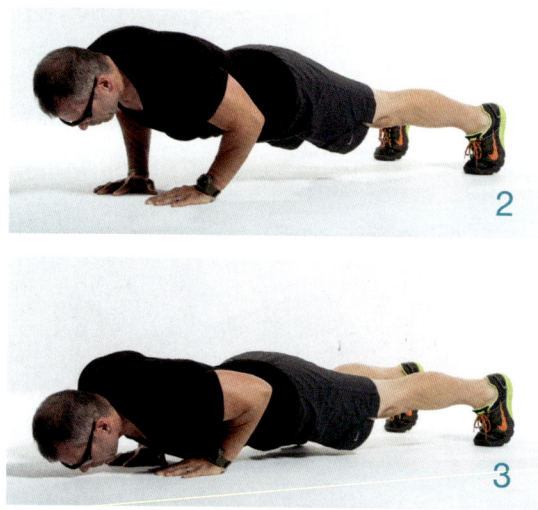

Enge Liegestütze

Tipp von Mike

Die ultimative Challenge für harte Kerle! Du absolvierst einen Monat lang täglich enge Liegestütze – natürlich ergänzend zu deinem normalen Training. Woche 1: 40 Wiederholungen pro Tag; Woche 2: 60 Wiederholungen pro Tag; Woche 3: 80 Wiederholungen pro Tag; Woche 4: 100 Wiederholungen pro Tag. Die Wiederholungen darfst du über den Tag verteilen.

Bild 2, Bild 3: Wie bei normalen Liegestützen beugst du nun die Arme, die so eng wie möglich am Körper liegen. In der Endposition berührt deine Nasenspitze fast den Boden. Du hältst die Position kurz und drückst dich danach zurück nach oben in die Ausgangsposition.

Schulter-Arm-Strecker *

Schultern, Rumpf

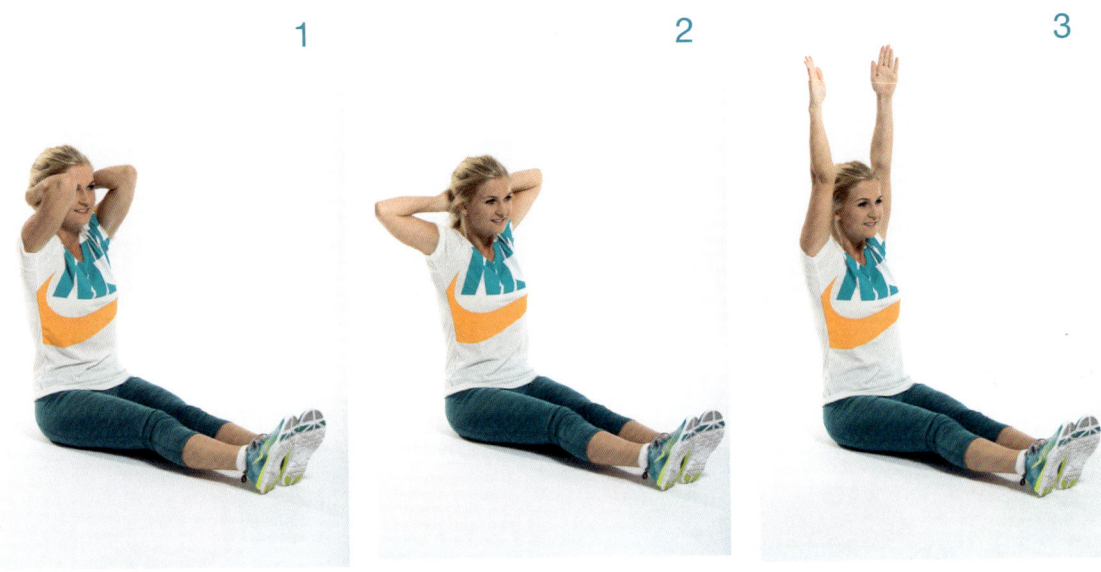

Schulter-Arm-Strecker

Bild 1: Du startest in sitzender Position, deine Beine streckst du nach vorn aus. Du führst deine Hände hinter den Kopf, deine Ellbogen zeigen wie auf dem Foto nach vorn.

Bild 2, Bild 3: Nun drehst du zunächst deine Ellbogen nach außen und streckst deine Arme so weit wie möglich nach oben. Du hältst die Position 1 s und bewegst dich zurück in der Ausgangsposition. Während der gesamten Übung hältst du maximale Spannung im Rumpfbereich.

Die Armschere ✳ ✳

Schultern, Rumpf

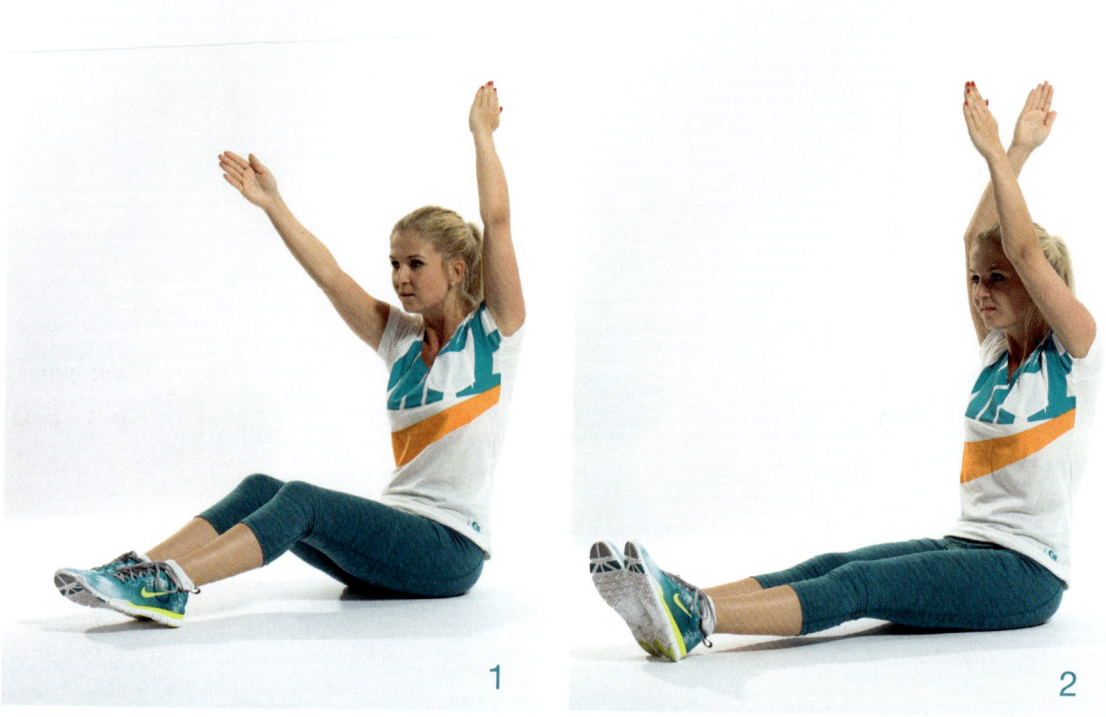

Die Armschere

Bild 1, Bild 2: Du startest wieder in sitzender Position, die Beine kannst du entweder ausstrecken oder leicht anwinkeln, die Fersen setzt du auf dem Boden auf. Im Rumpfbereich hältst du maximale Spannung. Deine Arme streckst du so weit wie möglich nach oben und bewegst diese versetzt vor und zurück. Je kürzer die Armbewegungen sind, desto intensiver ist die Übung.

Liegestütz mit Core-Drehung ✳✳

Rumpf, Schultern, Brust, Trizeps

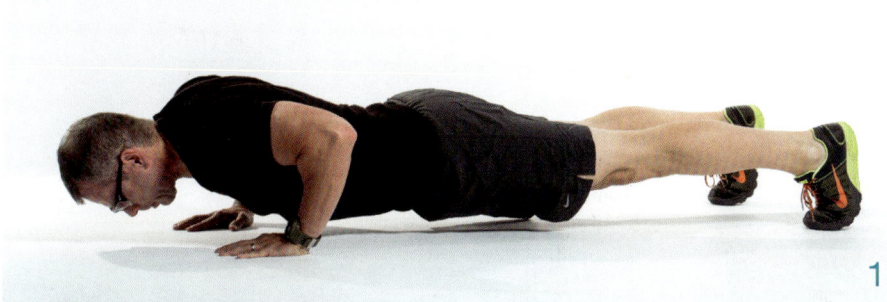

Bild 1: Du begibst dich in die klassische Liegestützposition. Die Hände setzt du etwa auf Schulterhöhe auf, die Arme liegen eng am Körper. Nun senkst dich so weit ab, dass deine Nase fast den Boden berührt.

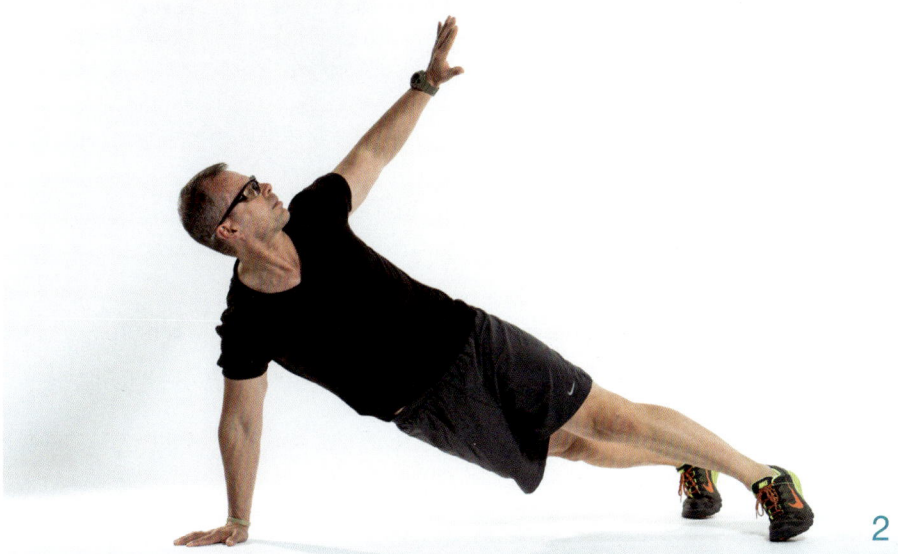

Liegestütz mit Core-Drehung

Bild 2: Nun drückst du dich nach oben, bis die Arme gestreckt sind, und drehst deinen Oberkörper auf. Dabei streckst du einen Arm in die Luft – so wie auf dem Foto. Dein Blick folgt der Bewegung. Danach begibst du dich erneut in die Liegestützposition, drückst du wieder nach oben und drehst deinen Oberkörper zur anderen Seite auf.

Der Trizepsstrecker ✳✱

Trizeps

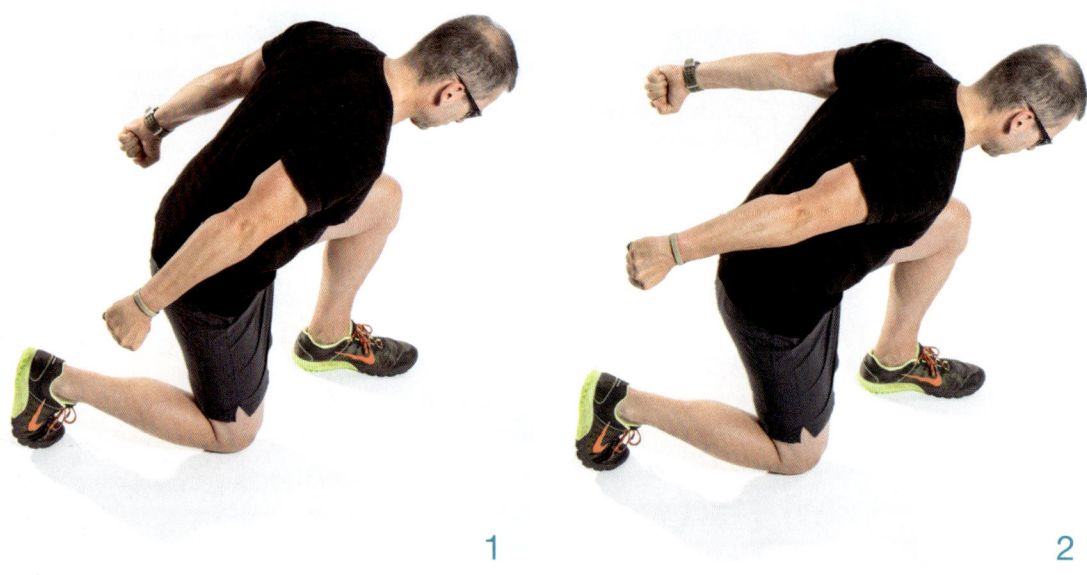

1   2

Der Trizepsstrecker

Bild 1: Du kniest mit einem Bein auf dem Boden, das andere ist aufgestellt. Deinen Oberkörper beugst du mit geradem Rücken leicht nach vorn. Deine gestreckten Arme liegen seitlich am Körper, die Hände ballst du zur Faust.

Bild 2: Nun bewegst du die gestreckten Arme unter größtmöglicher Spannung immer wieder einige Zentimeter hoch und runter.

Dynamische Brücke **

Rumpf, Schultern, Waden

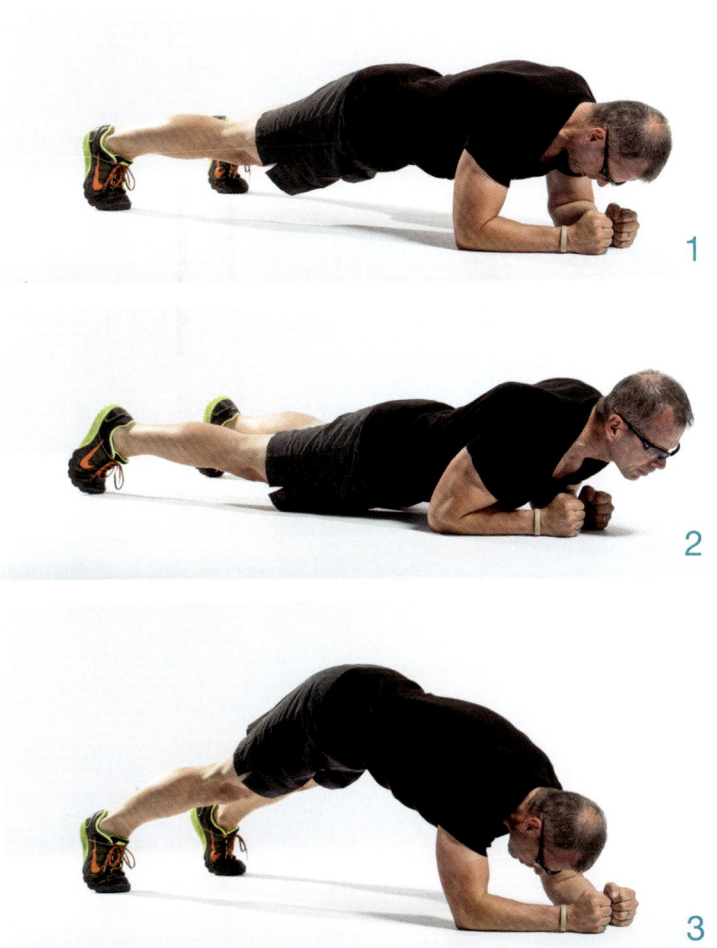

Dynamische Brücke

Bild 1: Du beginnst im Unterarmstütz und spannst deinen Rumpf an. Fersen, Oberkörper und Kopf bilden fast eine gerade Linie.

Bild 2: Nun senkst du deinen Rumpf so weit wie möglich ab, ohne dabei den Boden zu berühren. Die Position der Arme verändert sich dabei nicht.

Bild 3: Du drückst Rumpf und Gesäß so weit wie möglich nach oben, sodass dein Körper eine Brücke darstellt. Auch hier bleibt die Armposition unverändert. Du hältst diese Position 1-2 s und senkst dich wieder in die Ausgangsposition ab.

Einarmige Dips mit Beinstreckung ✳✳✳

Trizeps, Schultern, Rumpf

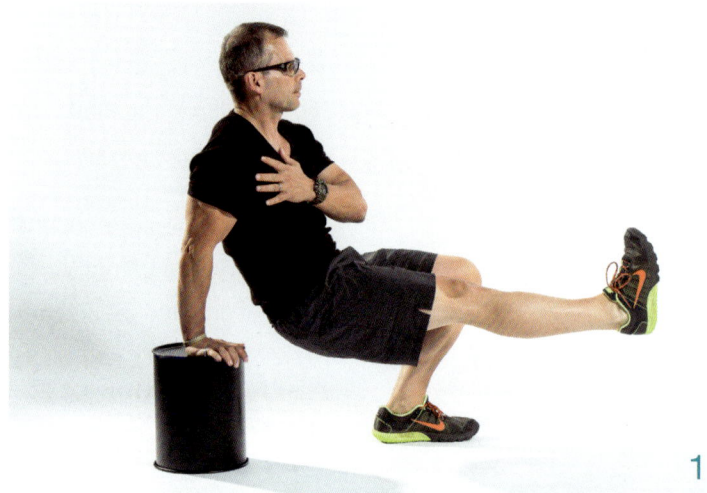

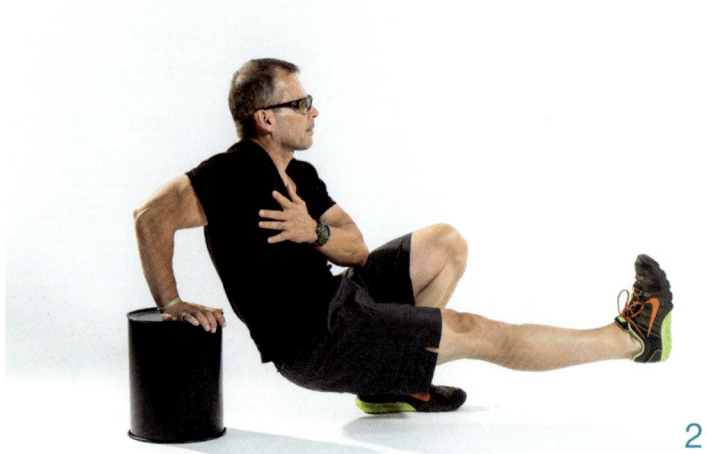

Einarmige Dips mit Beinstreckung

Wieder eine Übung für die Harten unter euch!

Bild 1: Du stützt dich mit dem rechten Arm auf einer Erhöhung ab – das kann ein stabiler Papierkorb sein wie auf dem Foto, oder auch eine Bettkante. Das rechte Bein streckst du gerade in der Luft aus, das linke Bein setzt du rechtwinklig auf. Der linke Arm wird auf die Brust gelegt.

Bild 2: Du beugst den rechten Arm bis Ober- und Unterarm etwa einen rechten Winkel bilden und drückst dich mit der Kraft deines Trizeps wieder nach oben. Das rechte Bein bleibt während der gesamten Übung gestreckt. Nach einem Durchgang wechselst du auf die linke Seite.

Seitliches Armstrecken * *

Schultern

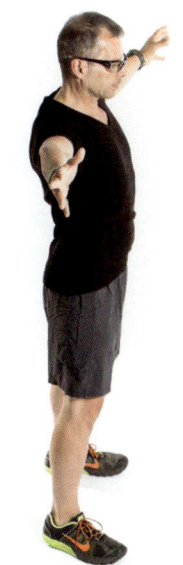

Bild 1: Du stehst etwa schulterbreit. Die Arme streckst du auf Schulterhöhe zur Seite. Die Handflächen zeigen nach vorn.

Bild 2: Du drückst deine gestreckten Arme so weit wie möglich nach hinten und führst sie sofort zurück in die Ausgangsposition.

Wichtig: Es handelt sich lediglich um ein kurzes Vor- und Zurückbewegen der Arme. Während der gesamten Übung solltest du deinen Körper unter Spannung halten.

Alternative für Profis: Eine Wasserflasche in jeder Hand macht die Übung nochmals intensiver.

1

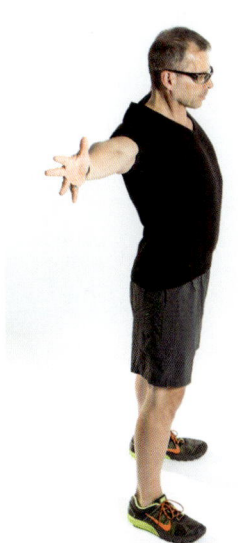

2

Seitliches Armstrecken

Trizeps-Kicks * *

Trizeps, Schultern

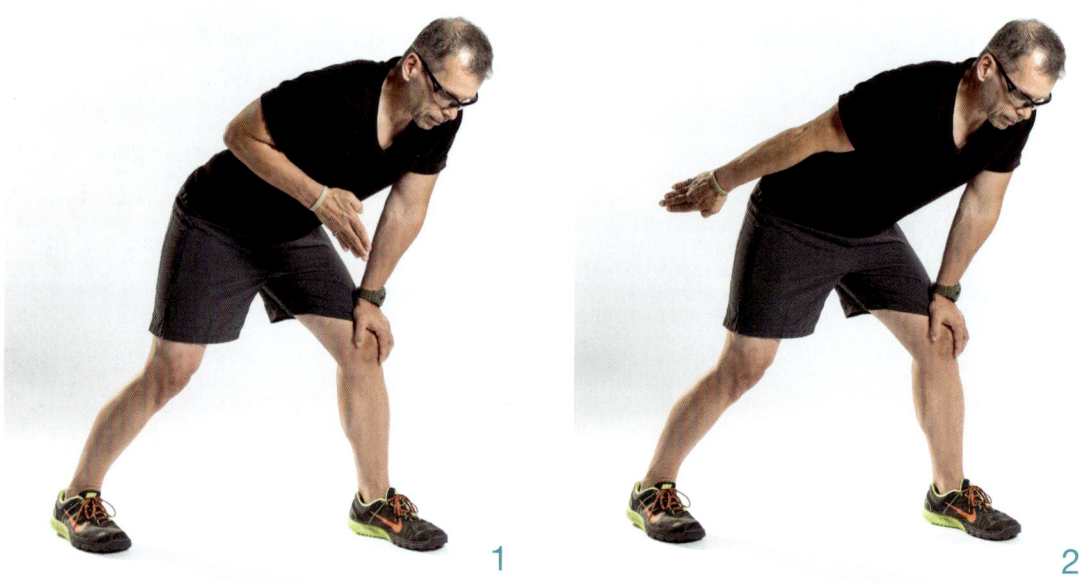

Trizeps-Kicks

Bild 1: Du begibst dich in einen Ausfallschritt und stützt dich mit deinem linken Arm auf dem linken Knie ab. Dein Oberkörper ist nach vorn geneigt, der Rücken bleibt trotzdem gerade. Den rechten Arm beugst du etwas mehr als rechtwinklig, dein Oberarm liegt parallel zum Rumpf.

Bild 2: Nun streckst du den Unterarm nach hinten aus und erreichst so eine optimale Spannung im Trizeps. Du hältst die Position kurz und beugst den Arm dann wieder.

Variante für Profis: Wie bei der vorherigen Übung kannst du beispielsweise eine Wasserflasche in die Hand nehmen, um den Trizeps noch stärker zu beanspruchen. Nach dem Durchgang wechselst du den Arm.

Militär-Liegestütze ✳✳

Brust, Schultern, Bauch, unterer Rücken, Trizeps

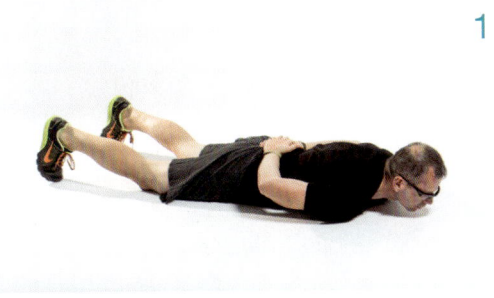

1

Bild 1: Du startest in Bauchlage. Deine Arme verschränkst du auf dem Rücken. Die Zehenspitzen sind aufgestellt, der Kopf ist leicht angehoben.

Bild 2, Bild 3: Du führst deine Hände zur Seite und begibst dich in die klassische Liegestützposition. Aus dieser drückst du dich so weit hoch, bis deine Arme gestreckt sind.

2

Bild 4: Du senkst deinen Körper ab, verschränkst die Arme wieder auf dem Rücken und startest sofort die nächste Wiederholung.

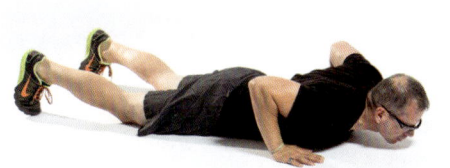

3

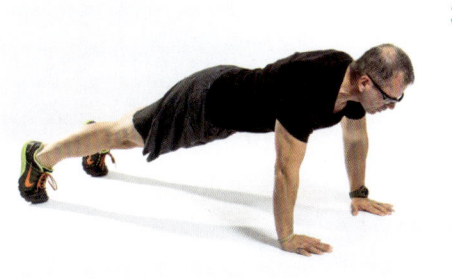

4

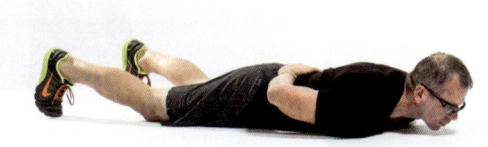

Militär-Liegestütze

Bauchrudern ✳✳

Unterer Rücken, Schultern, breiter Rückenmuskel

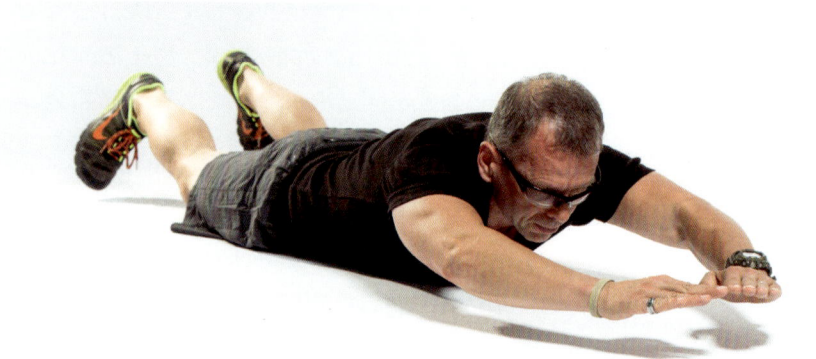

Bild 1: Du begibst dich in Bauchlage. Deine Beine sind gestreckt und leicht angehoben. Die Arme streckst du nach vorn, hebst sie ebenfalls einige Zentimeter vom Boden an und führst die Daumen zusammen. Auch der Oberkörper wird unter Spannung angehoben.

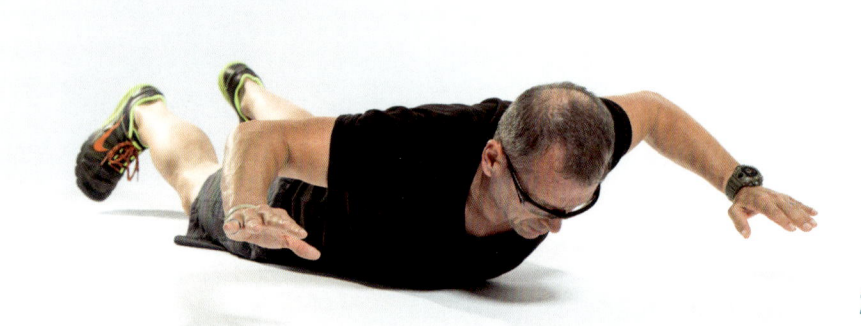

Bauchrudern

Bild 2: Ähnlich wie bei einer Ruderbewegung ziehst du die Arme nach hinten, bis sich die Ellbogen auf Schulterhöhe befinden. Die Fingerspitzen zeigen nach vorn. Beine und Oberkörper bleiben während der gesamten Übung angehoben. Danach bewegst du deine Arme zurück in die Ausgangsposition. Die Übung wird fortlaufend ausgeführt.

Gesprungene Liegestütze ✳✳✳

Brust, Schultern, Bauch, unterer Rücken, Trizeps

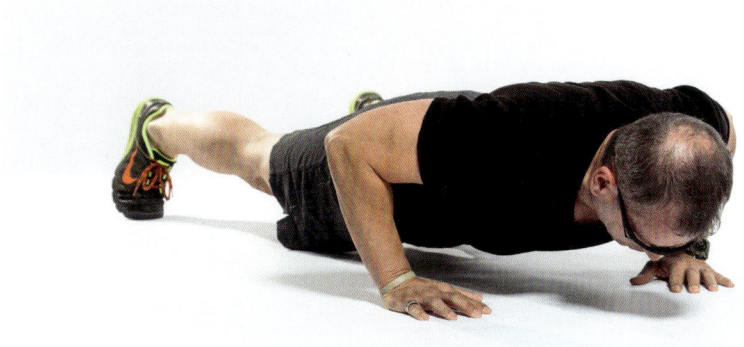

1

Wieder eine Übung für absolute Könner – schaffst du mehr als 20 Wiederholungen, darfst du dich Profi nennen!

Bild 1: Du startest in der klassischen Liegestützposition. Die Hände positionierst du etwas weiter als schulterbreit, die Oberarme liegen eng am Körper.

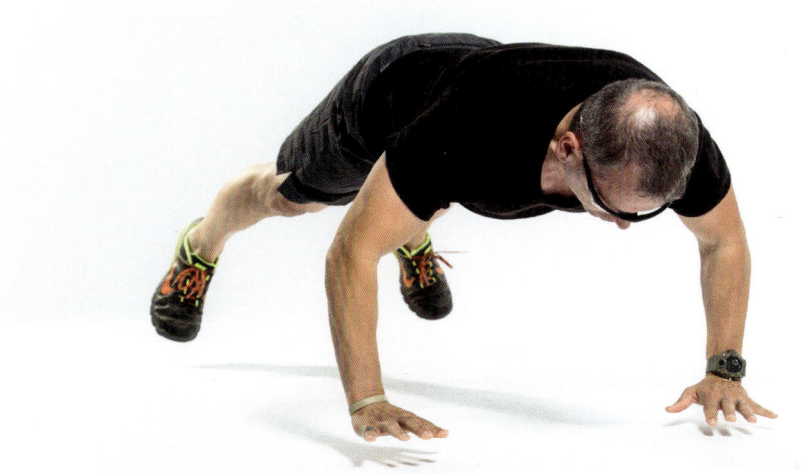

2

Gesprungene Liegestütze

Bild 2: Du drückst dich so kraftvoll nach oben, dass Arme und Füße kurz den Boden verlassen. Danach senkst du dich sofort wieder in die Ausgangsposition ab und führst die Übung fortlaufend aus.

Dynamische Liegestütze ✳ ✳

Brust, Schultern, Bauch, unterer Rücken, Trizeps

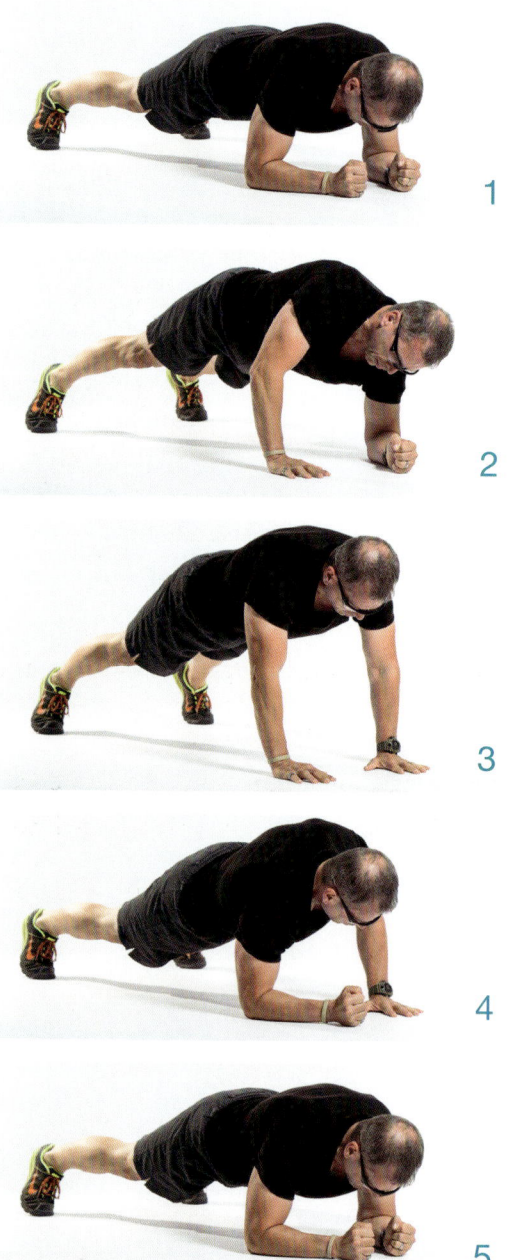

1

2

3

4

5

Bild 1: Du startest im Unterarmstütz. Fersen, Rumpf und Kopf bilden fast eine gerade Linie. Die Beine sind etwas weiter als schulterbreit aufgestellt.

Bild 2: Nun wechselst du aus dem Unterarmstütz in die klassische Liegestützposition. Zunächst richtest du dich mit dem rechten Arm auf ...

Bild 3: ... dann auch mit dem linken.

Bild 4: Sofort begibst dich wieder zurück in den Unterarmstütz. Erst mit dem rechten Arm ...

Bild 5: ... und dann mit dem linken. Die Übung wird fortlaufend ausgeführt.

Dynamische-Liegestütze

Gerollte Liegestütze ✳✳

Brust, Schultern, Bauch, unterer Rücken, Trizeps

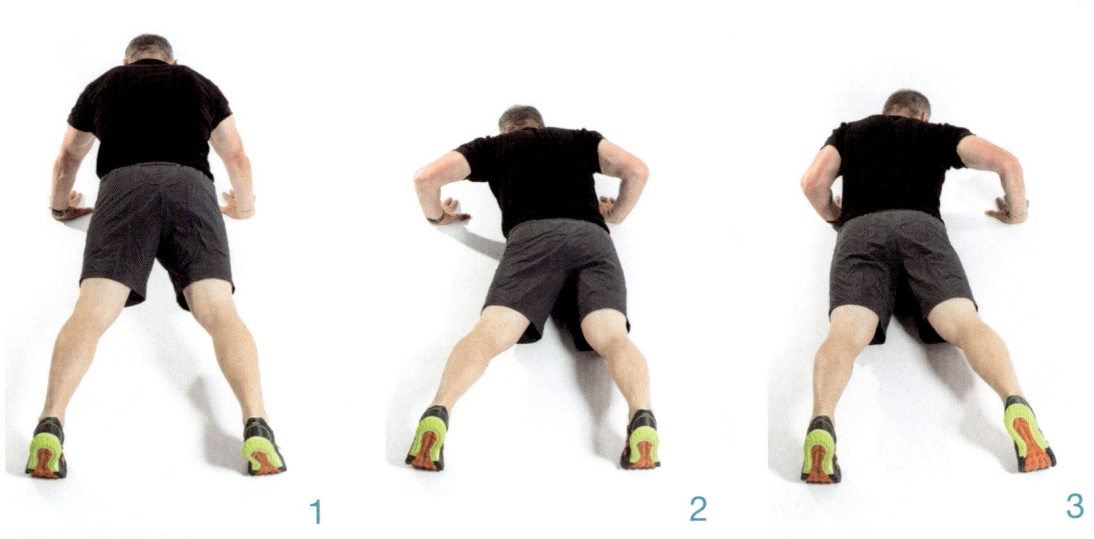

1   2   3

Gerollte Liegestütze

Bild 1: Du startest wieder einmal in der normalen Liegestützposition. Die Hände stellst du etwas mehr als schulterbreit auf.

Bild 2, Bild 3: Nun senkst du deinen Oberkörper zunächst in Richtung der rechten Hand ab. Dann drückst du dich mit einer rollenden Bewegung des Oberkörpers über die Ausgangsposition nach oben und senkst dich in Richtung deiner linken Hand ab.

Spiderman ✳✳✳

Brust, Schultern, Bauch, unterer Rücken, Trizeps

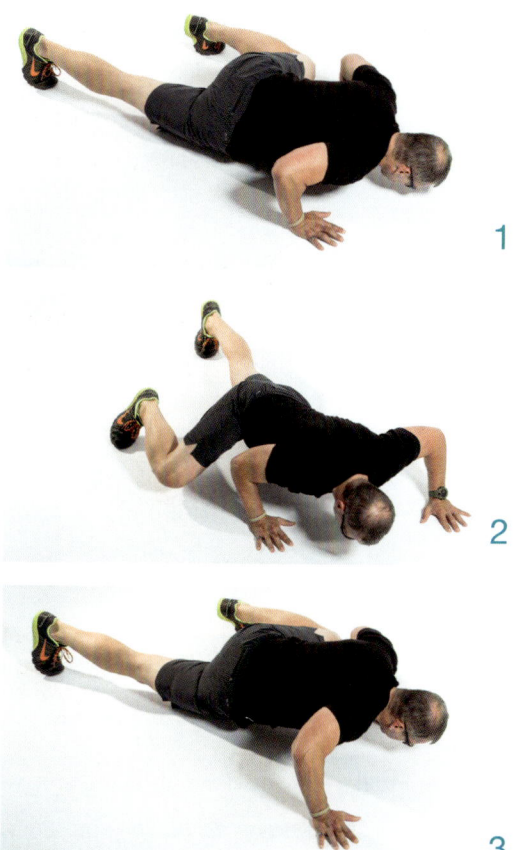

Spiderman

Jetzt wird es nicht nur anstrengend für die Muskeln, sondern auch koordinativ eine Herausforderung.

Bild 1: Du startest in einer Liegestützposition, allerdings winkelst du dabei dein linkes Bein an – so wie auf dem Foto. Die Arme sind gebeugt, der Oberkörper ist abgesenkt.

Bild 2: Während du dich nach oben drückst, streckst du das linke Bein aus und winkelst das rechte Bein an und senkst dich wieder ab. Gleichzeitig wechselt auch die Armposition – der rechte Arm befindet nun sich einige Zentimeter versetzt hinter dem linken.

Bild 3: Du wechselst wieder die Seiten, drückst dich nach oben, winkelst erneut das linke Bein an und ziehst es in Richtung deines linken Ellbogens. Achtung, du benötigst bei dieser Übung etwa 2-3 m Platz nach hinten, da du dich automatisch zurückbewegen wirst.

Einarmiges Rudern mit Drehung *

Oberer Rücken, Schultern, Bizeps, Rumpf

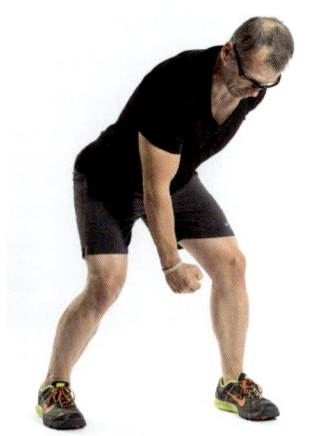

1

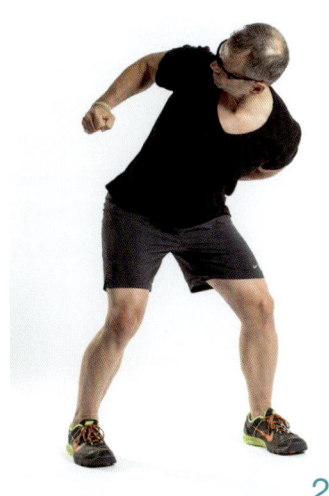

2

Einarmiges Rudern mit Drehung

Bild 1: Deine Füße stehen etwas mehr als schulterbreit auseinander. Den linken Fuß setzt du einen Schritt nach vorn. Du gehst leicht in die Knie und beugst deinen gestreckten Rücken nach vorn. Den linken Arm legst du auf dem Rücken ab, den rechten Arm streckst du nach unten und ballst die Hand zu einer Faust.

Bild 2: Nun beugst du deinen rechten Arm und führst ihn an deinem Rumpf vorbei nach oben. Dabei drehst du den Oberkörper automatisch leicht nach rechts auf. Dein Blick folgt deinem Arm. Nach einem Durchgang wechselst du auf die linke Seite.

Vorgebeugtes Seitheben *

Schultern, Rumpf

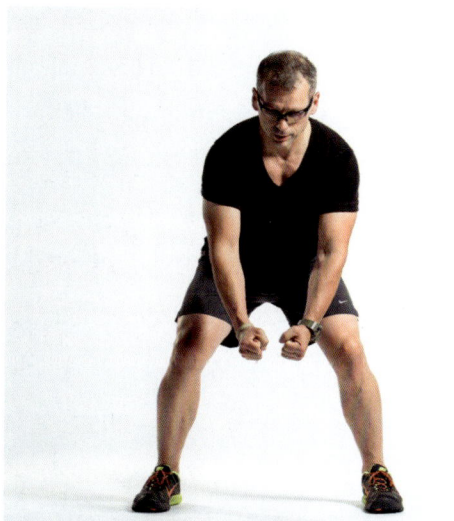

Bild 1: Deine Füße stehen etwas mehr als schulterbreit auseinander. Den Oberkörper beugst du leicht nach vorn und gehst ein wenig in die Knie. Deine Arme streckst du vor dem Körper gerade nach unten und ballst die Hände zu Fäusten.

Bild 2: Nun ziehst du die gestreckten Arme nach hinten, sodass sich die Fäuste etwa auf Schulterhöhe befinden. Die Position hältst du etwa 1 s. Danach bewegst du dich zurück in die Ausgangsposition. **Wichtig:** Achte darauf, den Rumpf während der Übung unter Spannung zu halten.

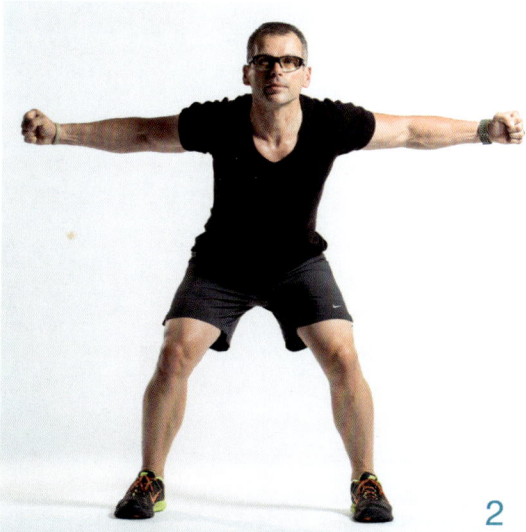

Vorgebeugtes Seitheben

Die Faust ballen ✳

Unterarm, Finger

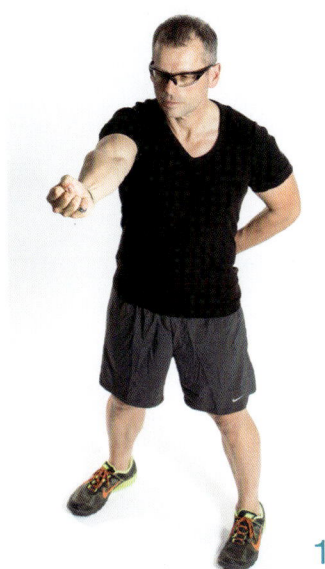

Bild 1: Du stehst aufrecht, die Füße etwas mehr als schulterbreit auseinander. Den linken Arm legst du auf dem Rücken ab. Den rechten Arm streckst du nach vorn und ballst die Hand zu einer Faust.

Bild 2: Du öffnest und schließt die Faust im Wechsel. Der Arm bleibt dabei gestreckt, die Position des Körpers verändert sich nicht. Nach einem Durchgang kommt der linke Arm an die Reihe. Alternativ kannst du auch mit beiden Armen gleichzeitig arbeiten.

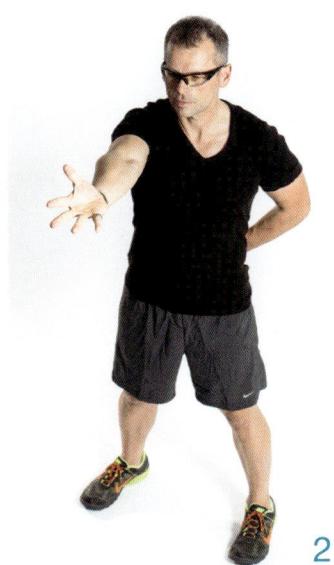

Die Faust ballen

Dein Wochencheck – Punkte dich fit!

Auf den folgenden Seiten lernst du diverse Zirkel kennen, mit denen du deine Workouts flexibel und abwechslungsreich gestaltest. Die meisten Übungen sind dir aus den vorangegangenen Kapiteln für Bauch & Rücken, Beine sowie den Oberkörper bereits bekannt.

Das Geniale: Abhängig von der Anzahl der Durchgänge, die du absolvierst, erhältst du Punkte für dein Workout. Am Ende einer Woche hilft dir das Punktesystem dabei, dich selbst zu überprüfen, wie gut und effektiv du trainiert hast. Je nach Fitnesszustand und den sportlichen Zielen gibt es Mindestpunktzahlen, die erreicht werden sollten. Ein schöner Nebeneffekt: Du kannst dich so hervorragend mit Freunden duellieren – wer von euch sammelt in einer Woche mehr Punkte?

Entscheidend ist wie immer beim Bodyweight Training eines: Jeder trainiert und punktet auf seinem Niveau. Das heißt: Wer sich als Einsteiger klassifiziert und die vorgegebene Dauer von beispielsweise 20 Sekunden pro Übung absolviert, erhält die gleiche Anzahl an Zählern wie der Profi, der zum Beispiel 45 Sekunden pro Übung ackern muss. Du selbst entscheidest, auf welchem Trainingslevel du dich einordnest und welche Anforderungen zu deinem körperlichen Zustand passen.

Alle Zirkel in diesem Buch sind mit Punktzahlen für die entsprechende Anzahl an Durchgängen gekennzeichnet. Notiere dir nach jeder Trainingseinheit deine erzielten Punkte, addiere sie am Ende der Woche und überprüfe in der Übersicht auf Seite 153 (rechts), wie viel du für deinen Körper getan hast.

Hinweis: In der hinteren Buchklappe findest du alle Punktübersichten auf einen Blick.

Der Wochencheck – werde Mr. oder Mrs. Sixpack!

< 80 Punkte pro Woche:	Grippe? Gute Besserung!
85-120 Punkte pro Woche:	Das Motivationskapitel beginnt auf Seite 50 – bitte lesen!
125-210 Punkte pro Woche:	Du bist auf einem guten Weg – aber noch nicht am Ziel!
215-300 Punkte pro Woche:	Solide – mit Luft nach oben!
305-400 Punkte pro Woche:	Oberer Durchschnitt – reicht dir das?
405-600 Punkte pro Woche:	Respekt – dein Körper dankt!
600-800 Punkte pro Woche:	Wer ist dieser Schweinehund?
800-1000 Punkte:	Mr./Mrs.Sixpack
> 1000 Punkte pro Woche:	Freak! Hast du nichts anderes als Sport im Kopf?

High-Intensity-Training (HIT)

Das *High-Intensity-Training* (kurz: *HIT*) ist eine besonders harte Form des Workouts. Es ist extrem anstrengend und wird auch dich an deine Grenzen bringen. In kürzester Zeit werden mit nur wenigen Übungen sämtliche Muskelbereiche beansprucht. Zudem wirst du auch konditionell gefordert. Kaum ein Training sorgt für eine so starke Fettverbrennung.

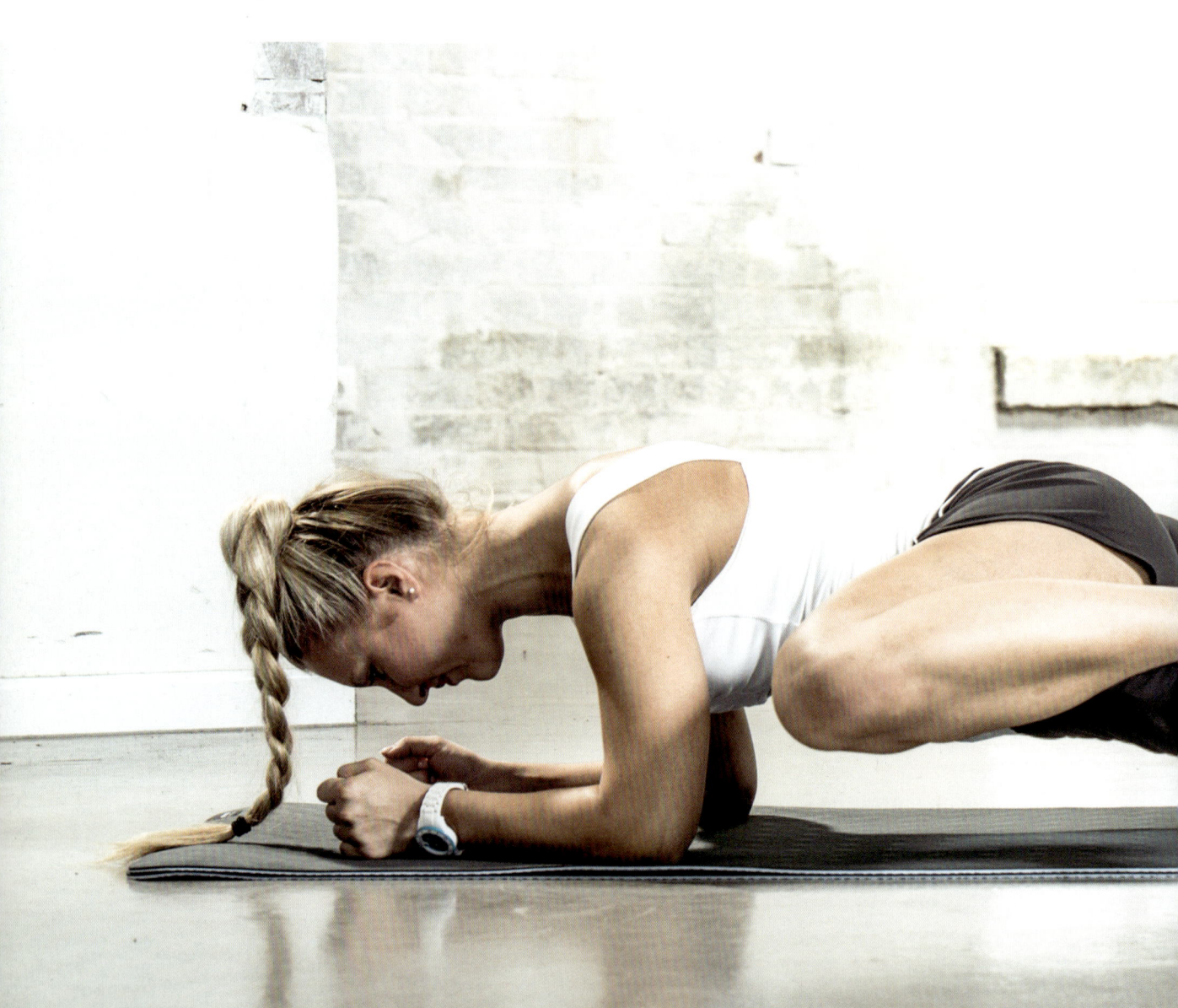

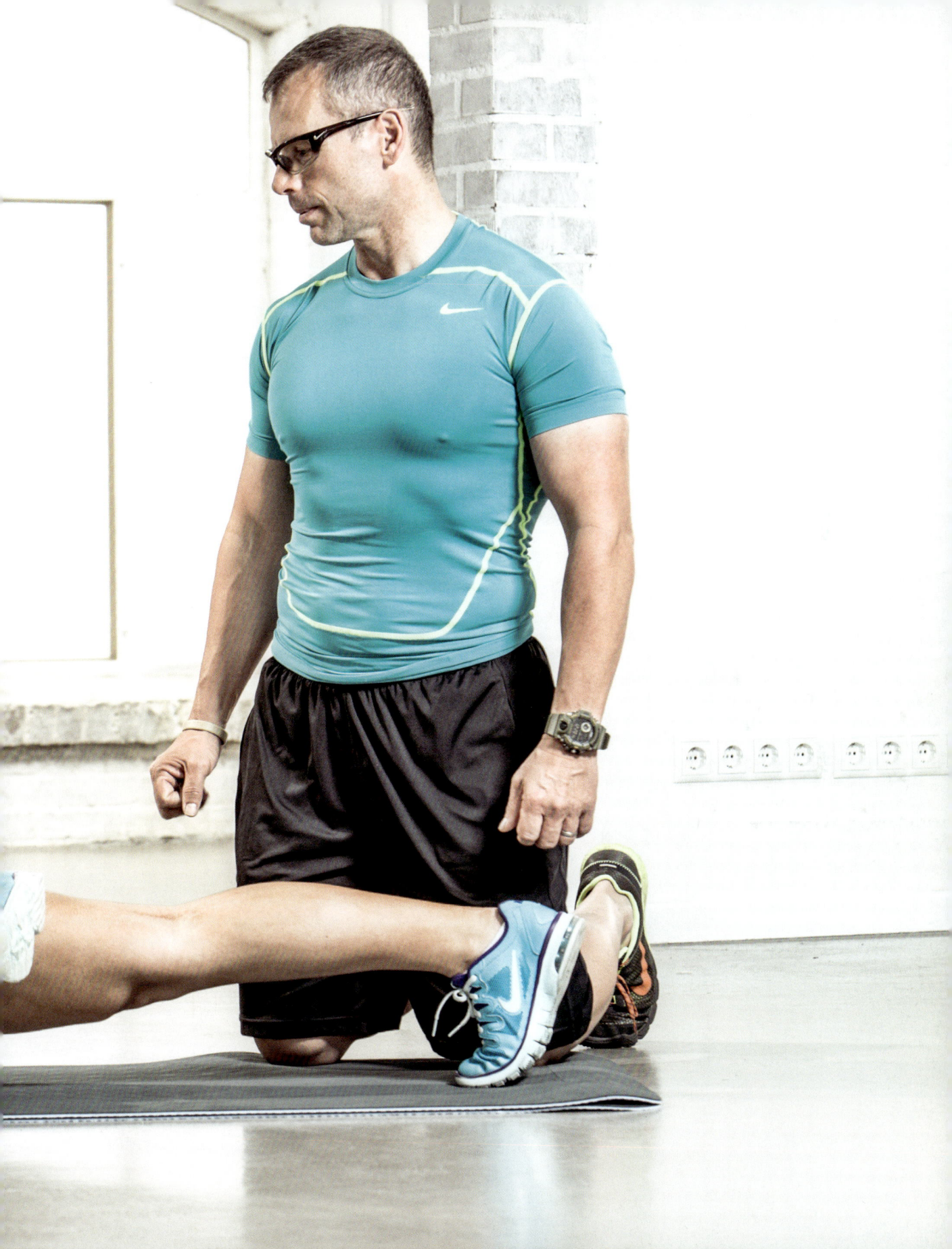

1) Burpees ✳✳✳ (10 Wiederholungen)

Ganzkörperübung

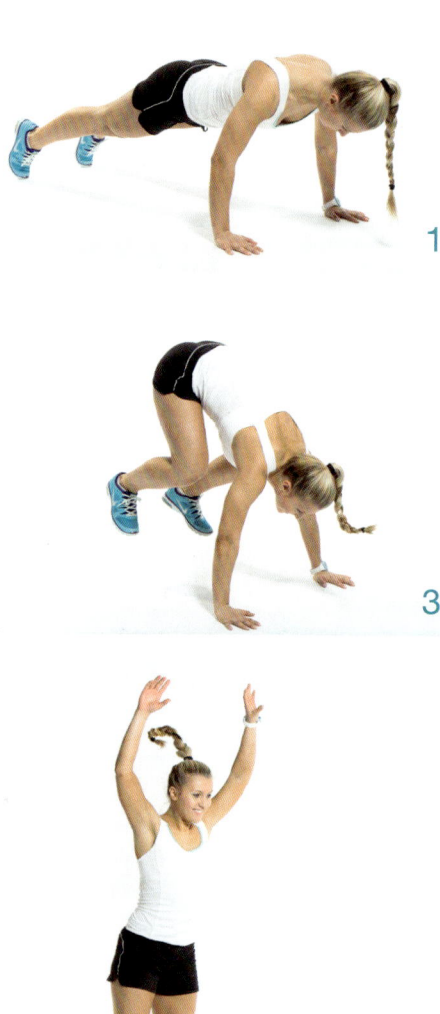

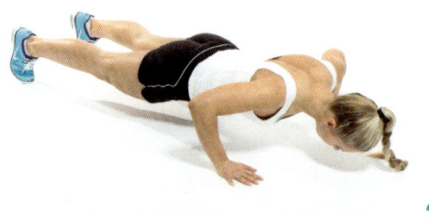

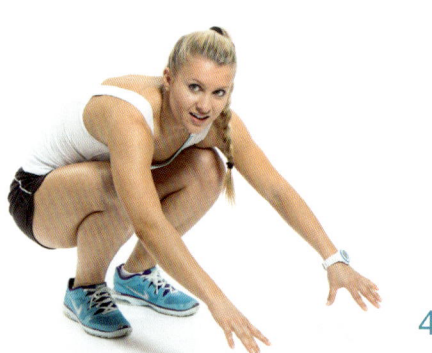

Wir starten gleich mit einem Kracher! Kaum eine Übung verbindet Kraft- und Ausdauertraining so ideal wie die Burpees – und kaum eine Übung ist so anstrengend.

Bild 1, Bild 2: Du startest in der klassischen Liege-stützposition, beugst deine Arme und senkst dich so weit ab, dass deine Nasenspitze fast den Boden berührt.

Bild 3, Bild 4: Dann drückst du dich kraftvoll nach oben, bis deine Arme gestreckt sind. Danach springst du mit beiden Beinen in die Hocke. Du löst die Hände vom Boden und verlagerst dein Körpergewicht nach hinten.

Burpees

Bild 5: Nun springst du mit gestreckten Armen und Beinen gerade in die Luft. Danach begibst du dich zurück in die Liegestützposition und startest die nächste Wiederholung. Die Übung führst du 10 x ohne Pause durch.

Weiter geht es mit:
Übung 2, Back Bowes ➡

Tipp von Mike

Burpees, auch Liegestützsprünge, sind ideale Alleskönner. Die Übung schlechthin für den maximalen Trainingserfolg! Burpees beanspruchen unsere Muskeln, sind gleichzeitig der ultimative Fettkiller und stärken ungemein unser Herz-Kreislaufsystem. Burpees sind so einfach – und bringen die härtesten Kerle an ihre Grenzen.

2) Back Bowes ✳✶ (10 Wiederholungen)

Unterer Rücken

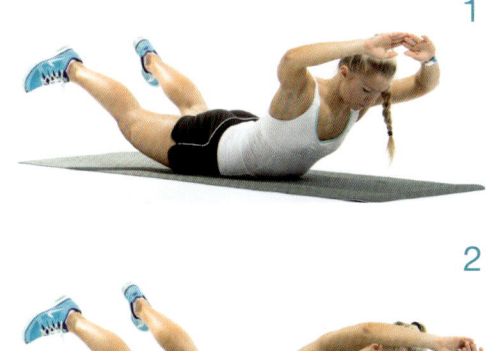

1

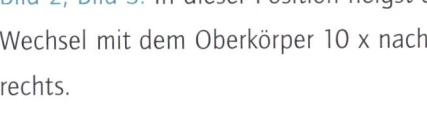

2

Bild 1: Du startest in Bauchlage. Die Beine und den Oberkörper hebst du unter Spannung rund 30 cm an. Die Arme streckst du nach vorn und führst die Hände vor dem Kopf zusammen.

Bild 2, Bild 3: In dieser Position neigst du dich im Wechsel mit dem Oberkörper 10 x nach links und rechts.

Weiter geht es mit:
Übung 3, Mountain-Climbers ➡

3

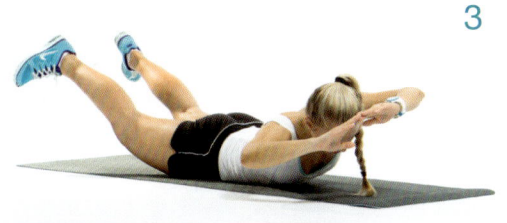

Back Bowes

3) Mountain-Climbers ✳✳ (10 Wiederholungen)

Ganzkörperübung

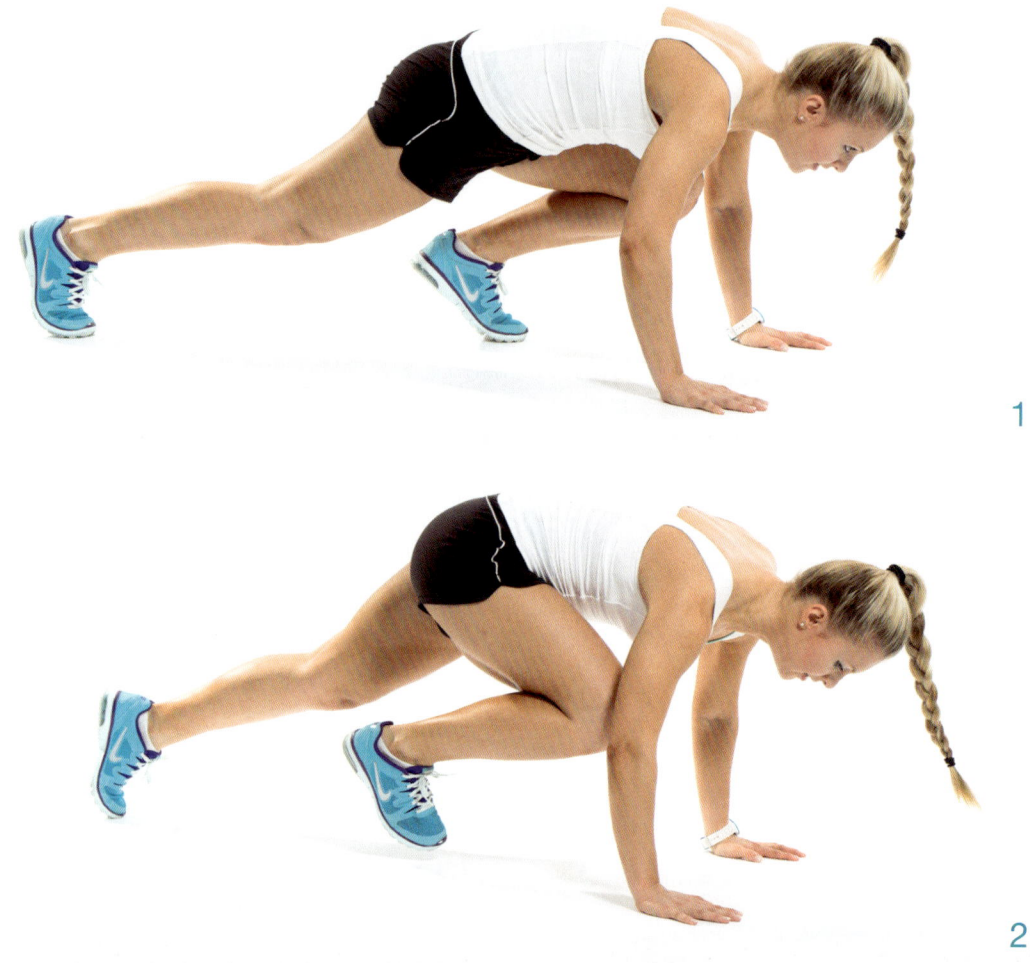

1

2

Mountain-Climbers

Bild 1, Bild 2: Du begibst dich zunächst in den Vierfüßlerstand. Aus dieser Position springst du mit den Beinen dynamisch im Wechselschritt nach vorn. 10 Sprünge pro Bein.

Weiter geht es mit: Übung 4, Supine Push-ups ➡

4) Supine Push-ups ✳✳ (10 Wiederholungen)

Breiter Rückenmuskel, Schultergürtel

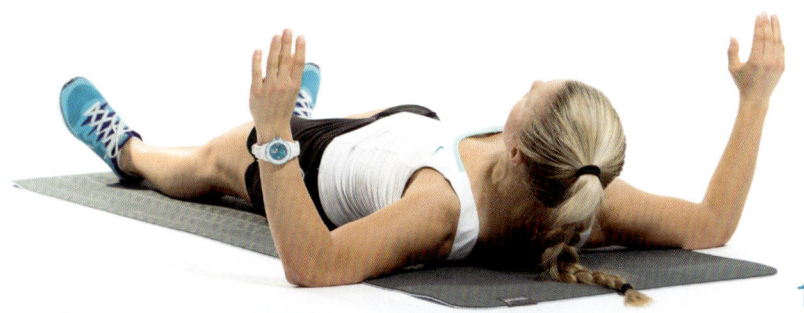

Bild 1: Die Supine Push-ups funktionieren ähnlich wie die Übung „Bodenrudern" im „Oberkörper"-Kapitel. Du startest in Rückenlage. Deine Beine sind gestreckt und liegen auf dem Boden. Der Schulterbereich

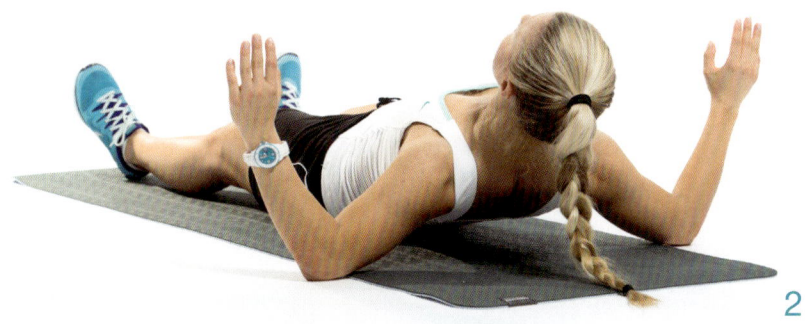

Supine Push-ups

ist leicht angehoben und steht unter Spannung. Wie auf dem Foto erkennbar, sind die Arme rechtwinklig aufgestellt und du stützt dich mit den Ellbogen ab.

Bild 2: Du drückst deine Ellbogen in den Boden und bringst deinen Oberkörper einige Zentimeter nach oben. Du hältst die Position einen Moment, danach begibst du dich zurück in die Ausgangsposition.

Wichtig: Du legst deinen Rücken während der Übung nicht auf dem Boden ab.

Weiter geht es mit: Übung 5, Jumping Lunges ➡

5) Jumping Lunges ✳✳✳ (10 Wiederholungen)

Beine, Gesäß

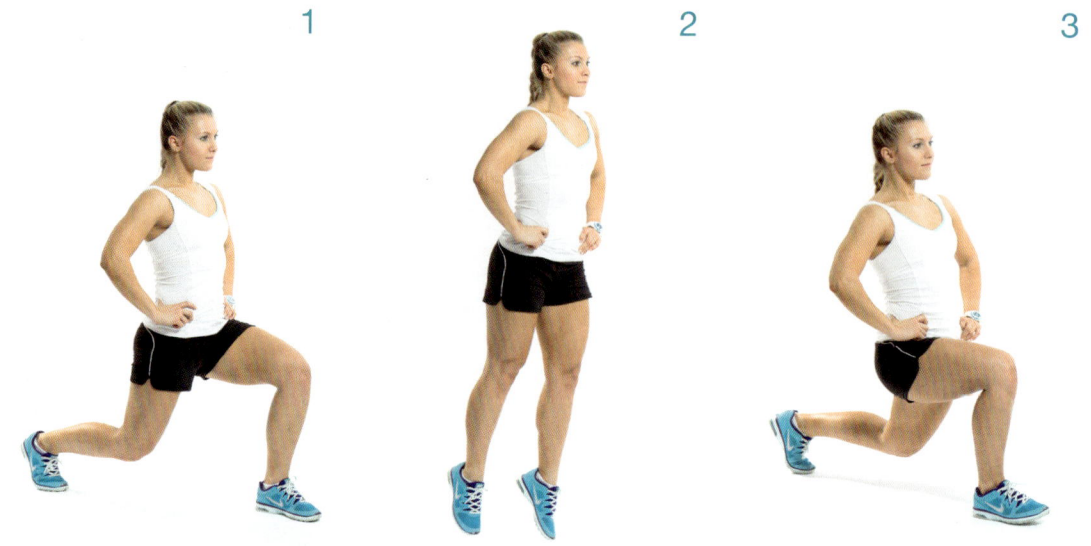

Jumping Lunges

Du hast fast die Hälfte der HIT-Übungen geschafft – durchhalten!

Bild 1: Für die Jumping Lunges startest du in einem klassischen Ausfallschritt, der linke Fuß steht vorn. Der Rücken ist gerade, die Bauchmuskulatur spannst du an. Die Hände werden in die Hüften gestützt.

Bild 2: Du springst mit beiden Beinen ab ...

Bild 3: ... und landest so im Ausfallschritt, dass diesmal das rechte Bein vorn steht. Der Körper bleibt permanent unter Spannung! 10 Wiederholungen auf jeder Seite!

Weiter geht es mit: Übung 6, Wide Push-ups ➡

6) Wide Push-ups ✳✳ (10 Wiederholungen)

Brust, Schultern, Bauch, unterer Rücken, Trizeps

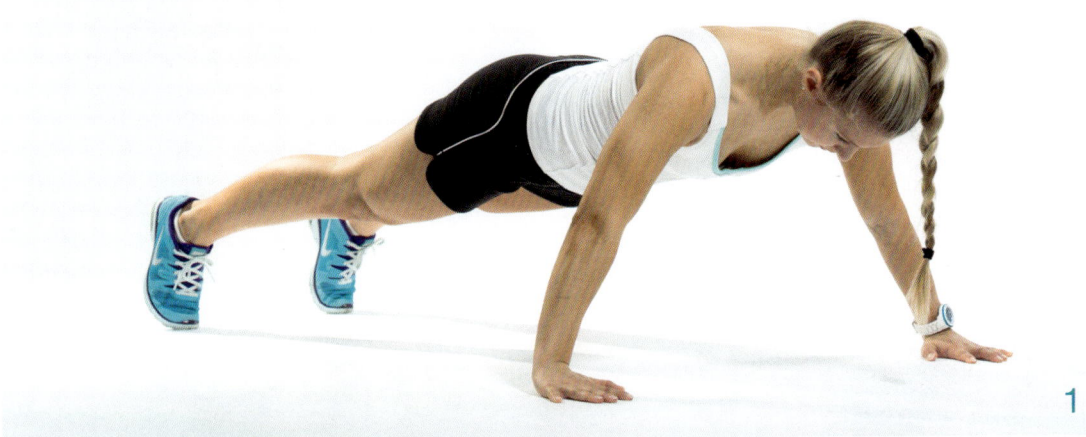

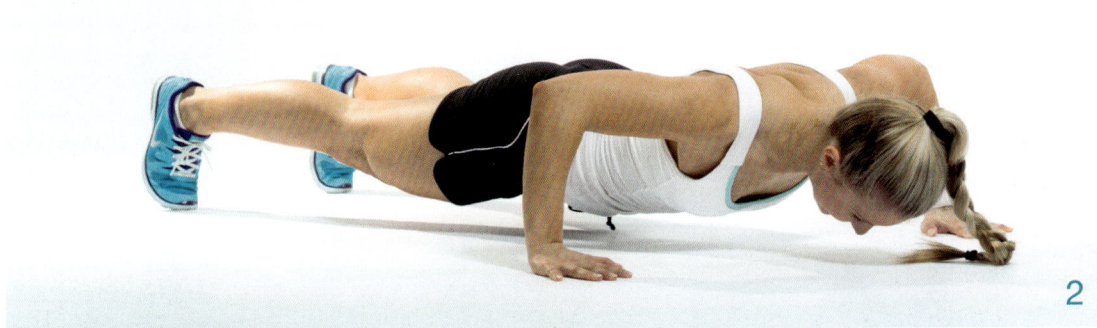

Wide Push-ups

Bild 1: Der Klassiker im Bodyweight Training. Du begibst dich in die Liegestützposition, die Arme sind weit auseinander aufgestellt.

Bild 2: Du beugst die Arme und senkst deinen Körper so weit ab, dass Nasenspitze und Brust fast den Boden berühren. Danach drückst du dich wieder nach oben, bis die Arme gestreckt sind.

Weiter geht es mit: Übung 7, High Knees ➡

7) High Knees ✳✳ (10 Wiederholungen)

Beine, Gesäß, Rumpf

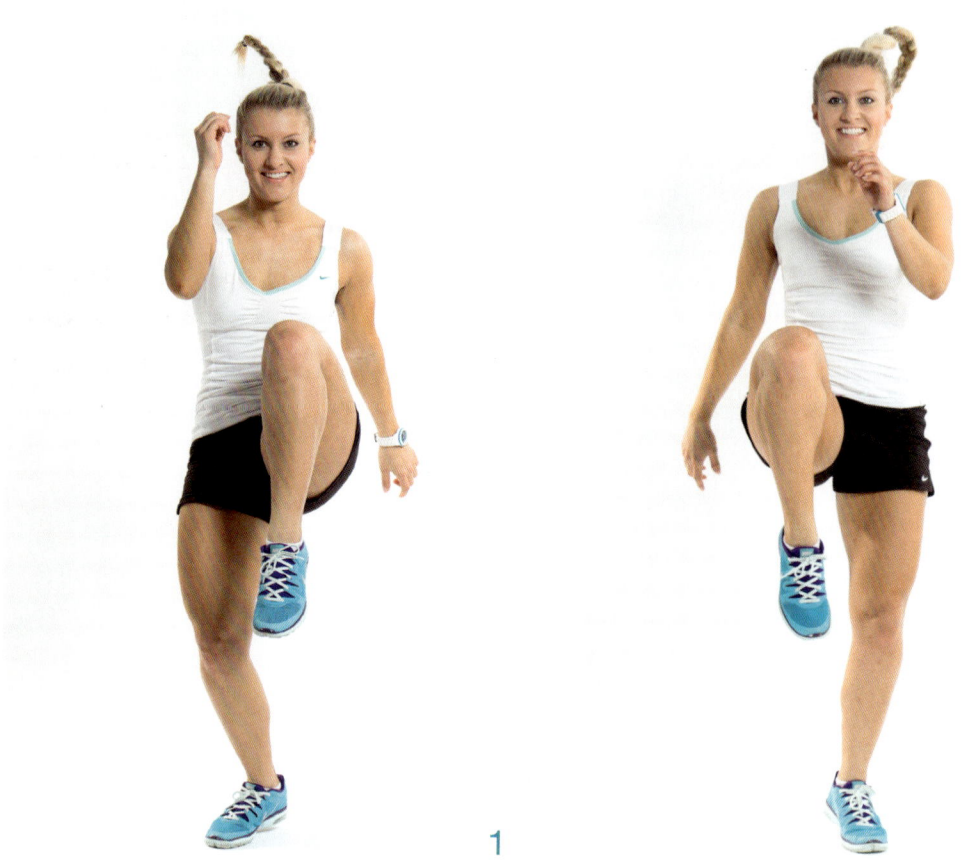

1   2

High Knees

Eine Übung, die auch konditionell anstrengend ist.

Du startest in aufrechtem Stand, die Füße stehen etwa schulterbreit auseinander.

Bild 1, Bild 2: Nun ziehst du abwechselnd das linke und rechte Knie jeweils 10 x kraftvoll in Richtung deiner Brust. Die Arme schwingen in entgegengesetzter Richtung mit.

Weiter geht es mit: Übung 8, Plank Knees-up ➡

8) Plank Knees-up ✳✳✳ (10 Wiederholungen)

Bauch, unterer Rücken, Schulter, Brust, Hüft-Lenden-Muskel

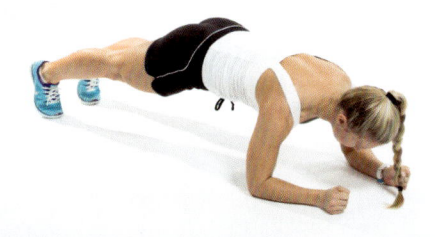

1

Bild 1: Du begibst dich in den Unterarmstütz. Die Ellbogen befinden sich auf Schulterhöhe.

Bild 2: Du winkelst das rechte Bein an und ziehst das Knie in Richtung deines Ellbogens. Die Position der Arme bleibt unverändert.

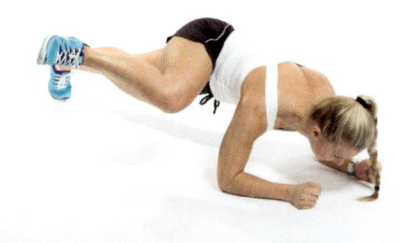

2

Bild 3: Nachdem du in die Ausgangsposition zurückgegangen bist, passiert das Gleiche auf der anderen Seite. Du winkelst das linke Bein an und ziehst das Knie in Richtung des Ellbogens.

Weiter geht es mit:
Übung 9, Star Jumps ➡

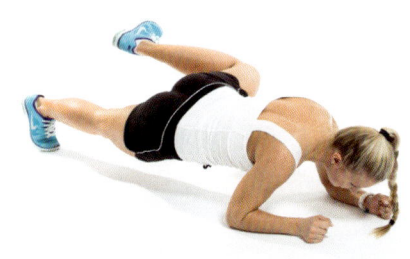

3

Plank Knees-up

9) Star Jumps ✳✳ (10 Wiederholungen)

Oberschenkel, Schulter, Rumpf

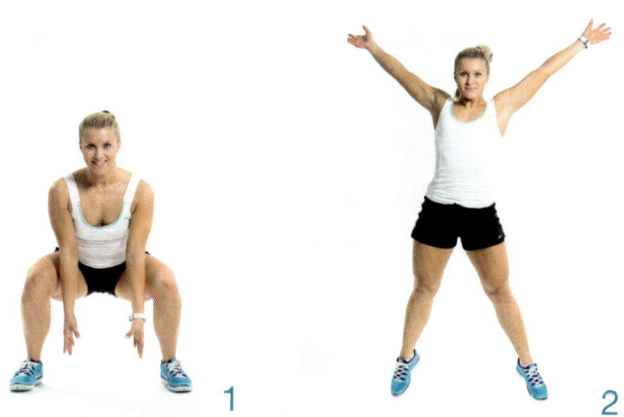

Star Jumps

Bild 1: Du gehst in eine Hockstellung, sodass sich die Oberschenkel fast parallel zum Boden befinden – als würdest du auf einem Stuhl sitzen. Die Füße stehen etwas weiter als schulterbreit auseinander. Die Arme streckst du unter Spannung vor dem Körper nach unten.

Bild 2: Aus dieser Position springst du dynamisch nach oben ab und reißt die Arme dabei nach hinten. Danach landest du wieder in der Ausgangsposition.

Weiter geht es mit: Übung 10, Jack Knifes ➡

Punkte dich fit!® ✳✳✳

1 Durchgang = 10 Punkte

2 Durchgänge, jeweils 90 s Pause zwischen den Durchgängen = 25 Punkte

3 Durchgänge, jeweils 90 s Pause zwischen den Durchgängen = 45 Punkte

4 Durchgänge, jeweils 90 s Pause zwischen den Durchgängen = 70 Punkte

5 Durchgänge, jeweils 90 s Pause zwischen den Durchgängen = 100 Punkte

6 Durchgänge, jeweils 90 s Pause zwischen den Durchgängen = 150 Punkte

7 Durchgänge, jeweils 90 s Pause zwischen den Durchgängen = 200 Punkte

10) Jack Knifes ✳✳ (10 Wiederholungen)

Rumpfmuskulatur

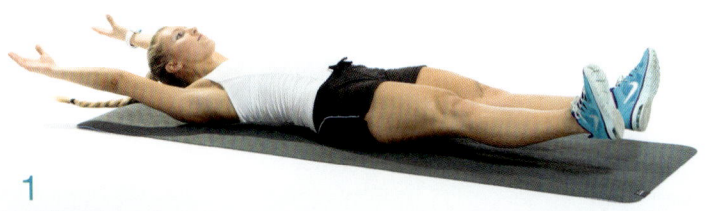

1

Die letzte HIT-Übung – und die hat es in sich!

Bild 1: Du liegst auf dem Rücken. Die Beine streckst du gerade aus und hebst sie einige Zentimeter an. Die Arme streckst du nach hinten, sie befinden sich ebenso wie der Oberkörper in der Luft.

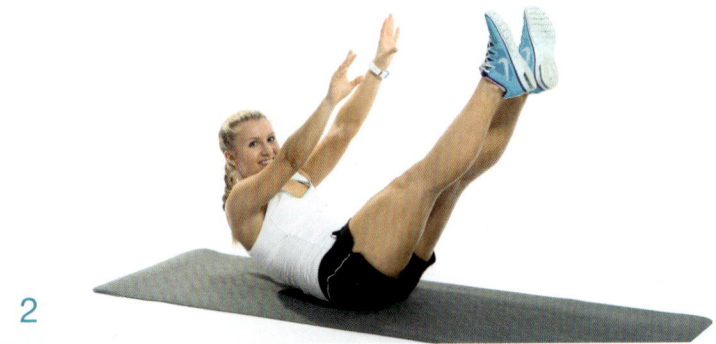

2

Jack Knifes

Bild 2: Nun hebst du gleichzeitig die gestreckten Arme und Beine an. In der Endposition befinden sich die Arme nahezu parallel zu den Beinen. Die Finger zeigen Richtung Zehen. Du hältst die Position 1 s und begibst dich danach zurück in die Ausgangsposition.

Wichtig: Die Spannung halten!

Hast du alle 10 Übungen ohne Pausen nacheinander durchgezogen?
Glückwunsch, dann hast du den **HIT-Zirkel** bewältigt, stark!

HIT-Military-Style

Du lernst jetzt ein klassisches Workout kennen, das häufig beim Militär durchgeführt wird und verdammt hart ist. Einige Übungen kennst du bereits aus dem vorherigen HIT-Zirkel. Allerdings: Diesmal absolvierst du keine bestimmten Wiederholungen – stattdessen trainierst du auf Zeit. Los geht's!

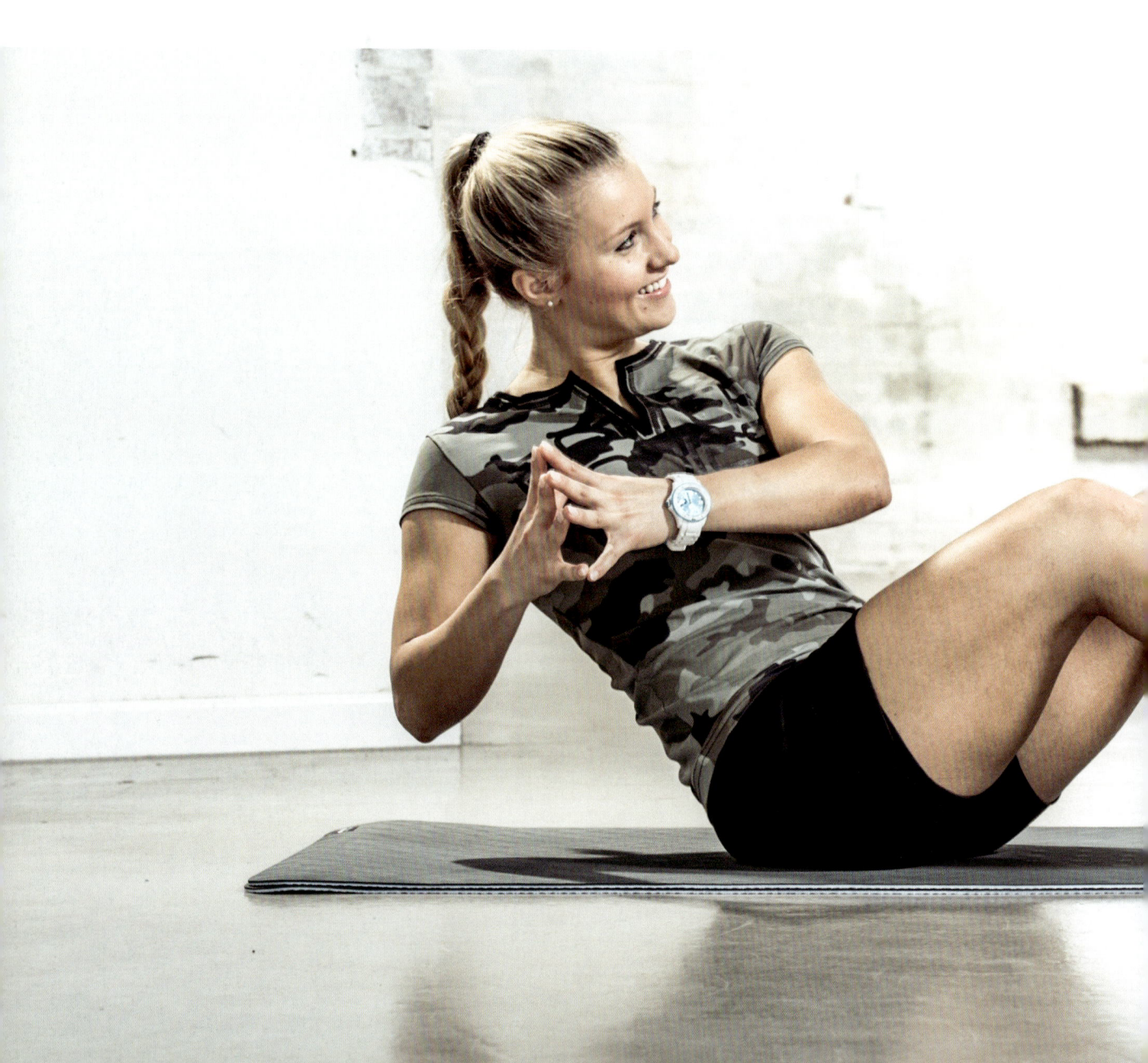

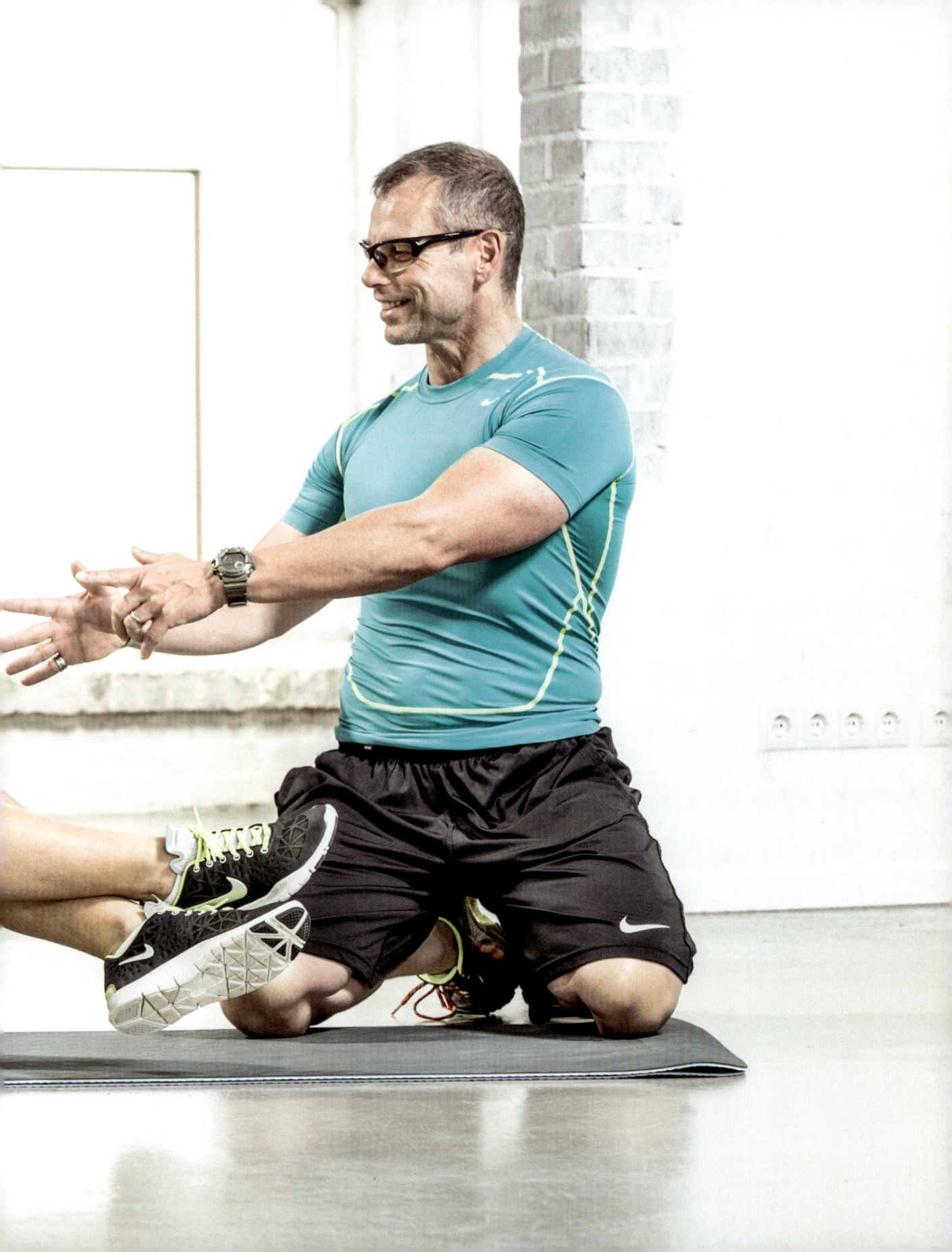

1) Mountain Climbers ✳✳ (2 x 20 s, dazwischen 10 s Pause)

Ganzkörperübung

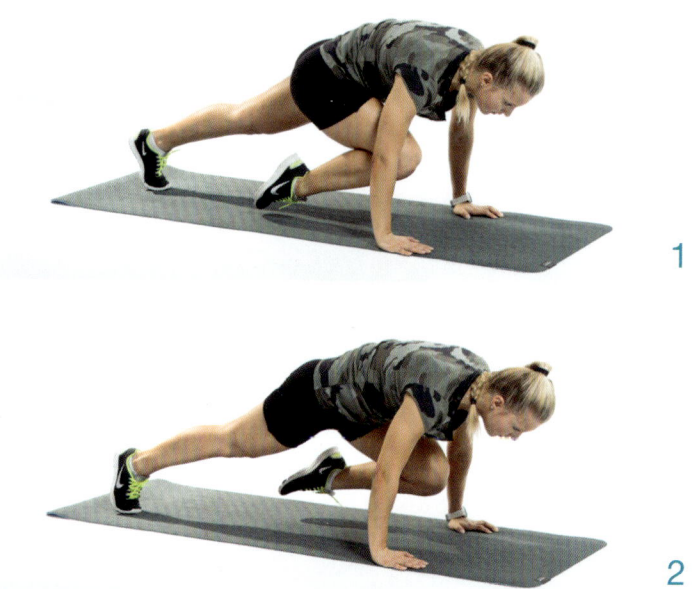

1

2

Mountain Climbers

Bild 1, Bild 2: Du begibst dich zunächst in den Vierfüßlerstand. Aus dieser Position springst du mit den Beinen dynamisch im Wechselschritt nach vorn.

Tipp von Mike

Die Mountain-Climbers eignen sich hervorragend für einen Tabata-Durchgang. Dieser funktioniert folgendermaßen: Du absolvierst acht Runden à 20 Sekunden Belastung und 10 Sekunden Pause.

Weiter geht es mit: Übung 2, Russian Twist ➡

2) Russian Twist ✳✳ (2 x 20 s, dazwischen 10 s Pause)

Bauch, unterer Rücken

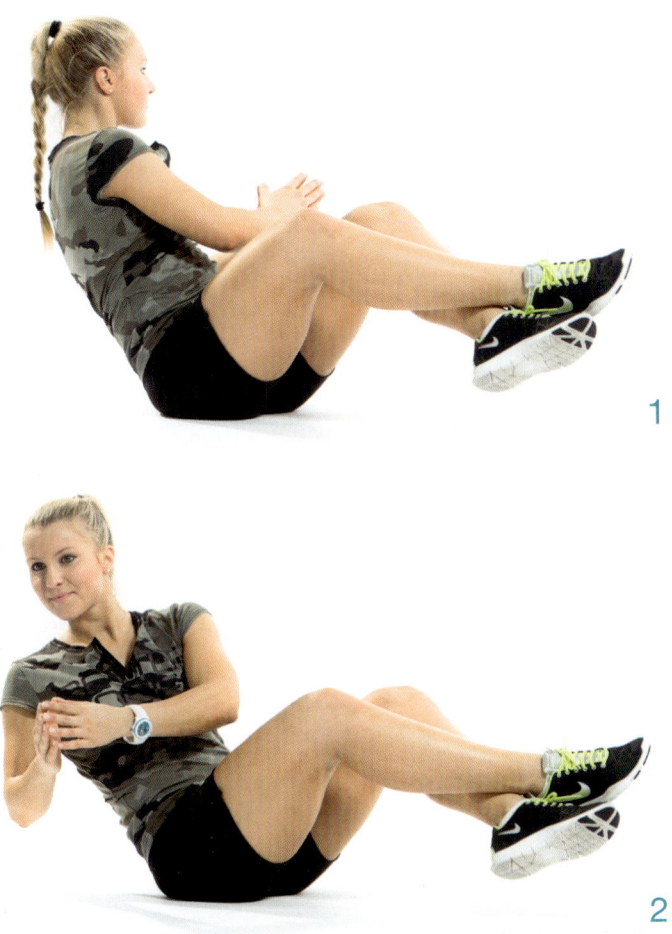

1

2

Russian Twist

Du startest sitzend. Deine überkreuzten Beine hebst du einige Zentimeter vom Boden an. Die Hände führst du auf Brusthöhe vor dem Körper zusammen.

Bild 1, Bild 2: Nun rotierst du mit dem Oberkörper von links nach rechts. Dein Kopf folgt der Bewegung. **Wichtig:** Spannung im Rumpfbereich halten.

Weiter geht es mit: Übung 3, Burpees ➡

3) Burpees ✳✳✳ (2 x 20 s, dazwischen 10 s Pause)

Ganzkörperübung

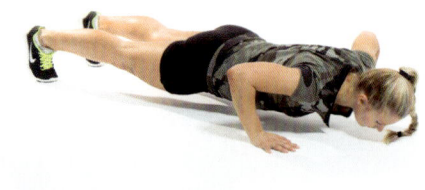

1

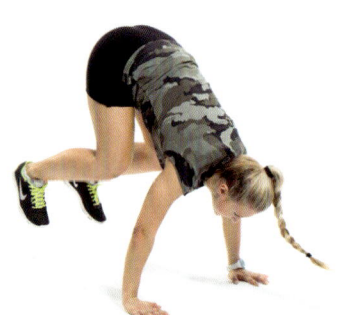

2

Die Burpees kennst du bereits aus dem HIT-Zirkel. Allerdings sind 2 x 20 s mit nur 10 s Pause diesmal bärenhart!

Bild 1: Du startest in der klassischen Liegestütz-position, beugst deine Arme und senkst dich so weit ab, dass deine Nasenspitze fast den Boden berührt.

Bild 2: Dann drückst du dich kraftvoll nach oben, bis deine Arme gestreckt sind und springst mit bei-den Beinen in die Hocke.

Bild 3: Nun springst du mit gestreckten Armen und Beinen gerade in die Luft. Danach begibst du dich zurück in die Liegestützposition und startest die nächste Wiederholung.

Weiter geht es mit:
Übung 4, Jack Squats ➡

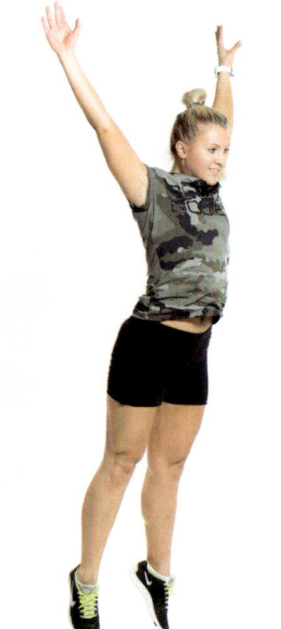

3

Burpees

4) Jack Squats ✳✳ (2 x 20 s, dazwischen 10 s Pause)

Oberschenkel, Abduktoren, Adduktoren, Gesäß

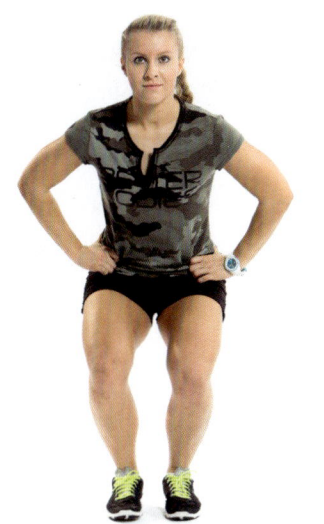 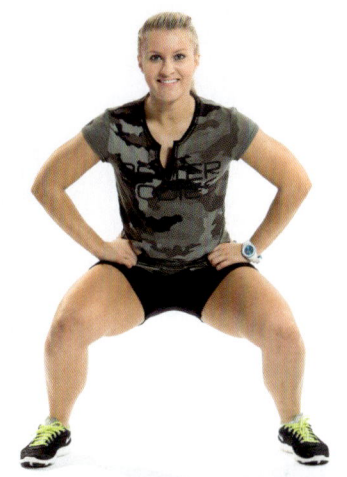

1 2

Jack Squats

Bild 1: Du stehst hüftbreit, gehst leicht in die Hocke. Die Arme stützt du in die Hüften.

Bild 2: Aus dieser Position springst du mit beiden Beinen nach außen und von dort direkt wieder nach innen. Der Rücken bleibt gerade und du hältst den Rumpf unter Spannung.

Weiter geht es mit: Übung 5, Jack Knifes ➡

Punkte dich fit!® ✳✴✳

1 Durchgang = 15 Punkte

2 Durchgänge, jeweils 90 s Pause zwischen den Durchgängen = 40 Punkte

3 Durchgänge, jeweils 90 s Pause zwischen den Durchgängen = 70 Punkte

4 Durchgänge, jeweils 90 s Pause zwischen den Durchgängen = 110 Punkte

5 Durchgänge, jeweils 90 s Pause zwischen den Durchgängen = 160 Punkte

6 Durchgänge, jeweils 90 s Pause zwischen den Durchgängen = 230 Punkte

7 Durchgänge, jeweils 90 s Pause zwischen den Durchgängen = 300 Punkte

5) Jack Knifes ✳✳✳ (2 x 20 s, dazwischen 10 s Pause)

Rumpfmuskulatur

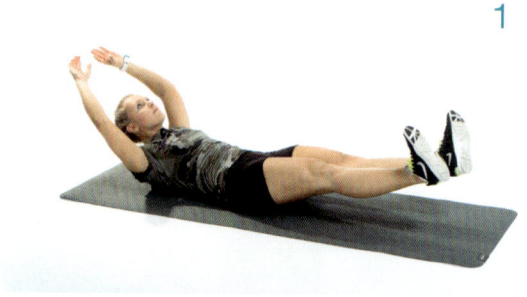

1

Bild 1: Du liegst auf dem Rücken. Die Beine streckst du und hebst sie einige Zentimeter an. Die Arme streckst du nach hinten, sie befinden sich ebenso wie der Oberkörper in der Luft.

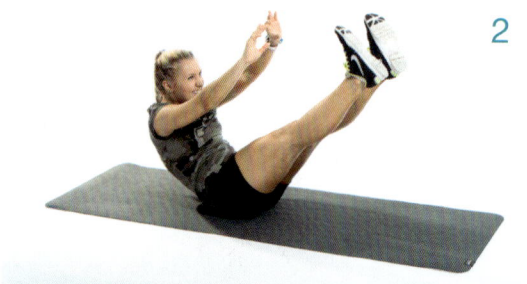

2

Bild 2: Nun hebst du gleichzeitig die gestreckten Arme und Beine an. In der Endposition befinden sich die Arme nahezu parallel zu den Beinen. Die Finger zeigen Richtung Zehen. Du hältst die Position 1 s und begibst dich danach zurück in die Ausgangsposition.

Wichtig: Die Spannung halten!

Weiter geht es mit:
Übung 6, Back Bowes ➡

Jack Knifes

6) Back Bowes ✳✳ (2 x 20 s, dazwischen 10 s Pause)

Unterer Rücken

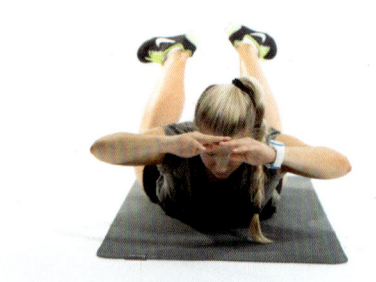

1

Bild 1: Du startest in Bauchlage. Die Beine und den Oberkörper hebst du unter Spannung rund 30 cm an. Die Arme streckst du nach vorn und führst die Hände vor dem Kopf zusammen.

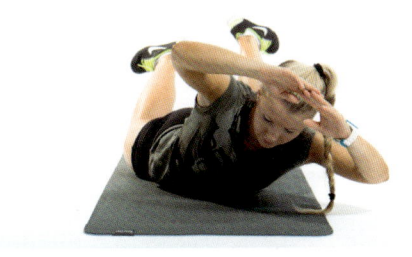

2

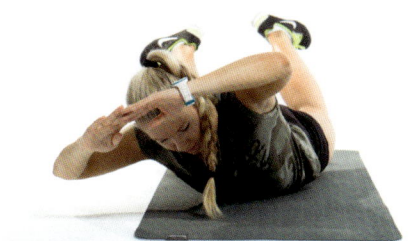

3

Back Bowes

Bild 2, Bild 3: In dieser Position neigst du dich im Wechsel mit dem Oberkörper 2 x 20 s abwechselnd zur linken und rechten Seite.

Weiter geht es mit:
Übung 7, Wide Push-ups ➡

7) Wide Push-ups ✳✳ (2 x 20 s, dazwischen 10 s Pause)

Brust, Schultern, Bauch, unterer Rücken, Trizeps

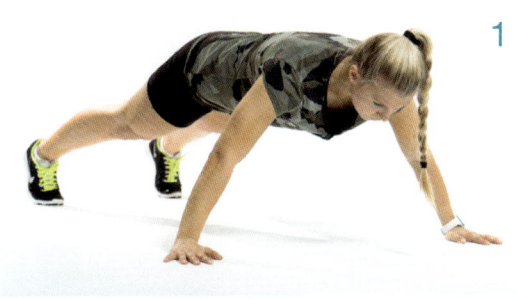

1

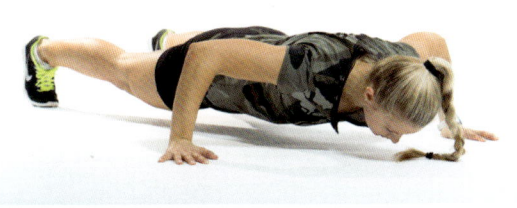

2

Wide Push-ups

Es wird richtig hart. Wenn du bis hierhin durchgehalten hast: Respekt! Aber jetzt musst du die Zähne zusammenbeißen.

Bild 1: Du begibst dich in die Liegestützposition, die Arme sind weit auseinander aufgestellt und durchgestreckt.

Bild 2: Du beugst die Arme und senkst deinen Körper so weit ab, dass sich Nasenspitze und Brust wenige Zentimeter über dem Boden befinden. Danach drückst du dich erneut nach oben, bis die Arme wieder gestreckt sind.

Weiter geht es mit:
Übung 8, Supine Push-ups ➡

8) Supine Push-ups ✳✳ (2 x 20 s, dazwischen 10 s Pause)

Breiter Rückenmuskel, Schultergürtel

1

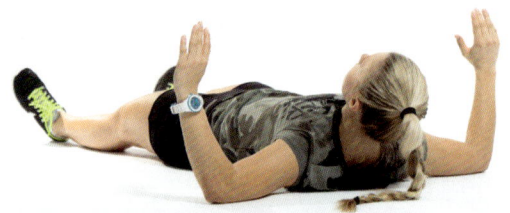

Bild 1: Du startest in Rückenlage. Deine Beine sind gestreckt und liegen auf dem Boden. Der Schulterbereich ist leicht angehoben und steht unter Spannung. Wie auf dem Foto erkennbar, sind die Arme rechtwinklig aufgestellt und du stützt dich mit den Ellbogen ab.

2

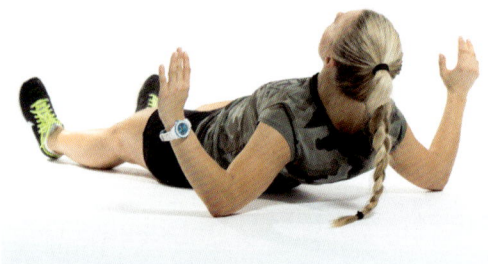

Supine Push-ups

Bild 2: Du drückst deine Ellbogen in den Boden und bringst deinen Oberkörper einige Zentimeter nach oben. Du hältst die Position einen Moment, danach begibst du dich zurück in die Ausgangsposition.

Wichtig: Du legst deinen Rücken während der Übung nicht auf dem Boden ab.

Weiter geht es mit: Übung 9, Plank Jacks ➡

9) Plank Jacks ✳✳ (2 x 20 s, dazwischen 10 s Pause)

Rumpfmuskulatur, Schultern, Gesäß, Abduktoren, Adduktoren

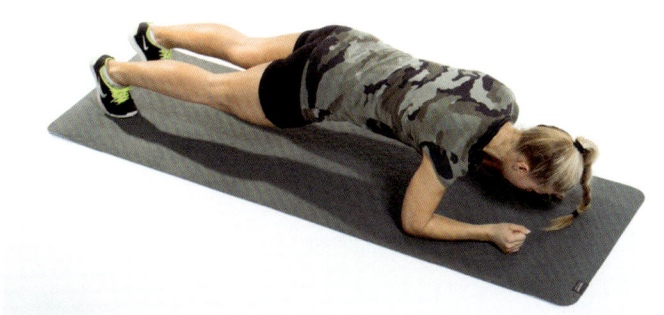

Bild 1: Du gehst in den Unterarmstütz. Deine Ellbogen befinden sich auf Schulterhöhe. Die Bauchmuskeln sind angespannt.

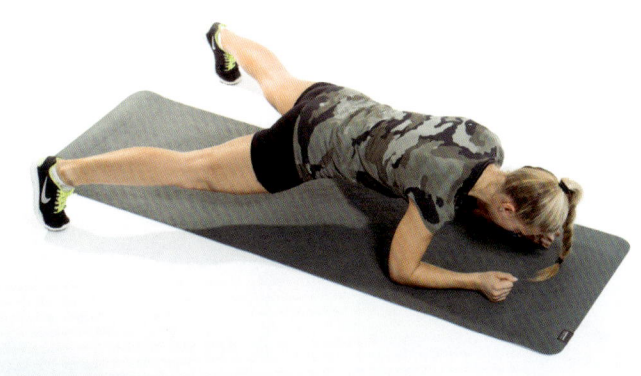

Bild 2: Aus dieser Position springst du mit deinen Beinen so weit wie möglich nach außen und sofort wieder zurück in die Ausgangsposition.

Plank Jacks

Wow, du hast auch den **HIT-Military-Zirkel** geschafft! Ich rate dir, einen der beiden HIT-Zirkel mindestens 1 x pro Woche durchzuziehen. Du wirst merken, wie rasant sich dein Fitnesszustand verbessert.

Tipp von Mike

Die Regeneration lässt sich aktiv unterstützen, so dass du schneller wieder fit wirst! Die zwei wichtigsten Faktoren sind ausreichender und qualitativ hochwertiger Schlaf sowie eine ausgewogene, vitamin- und mineralstoffreiche, proteinbasierte Ernährung.

Stretching

Als Ergänzung zum Krafttraining solltest du dich regelmäßig dehnen. Du beugst damit Verletzungen von Muskeln, Bändern und Sehnen vor und verbesserst deine Beweglichkeit.

Wichtig: Das Stretchen sollte nie vor dem Workout stattfinden, weil die Muskulatur ansonsten Spannung verliert. Es kann entweder nach dem Training oder auch als eigene Einheit durchgeführt werden.

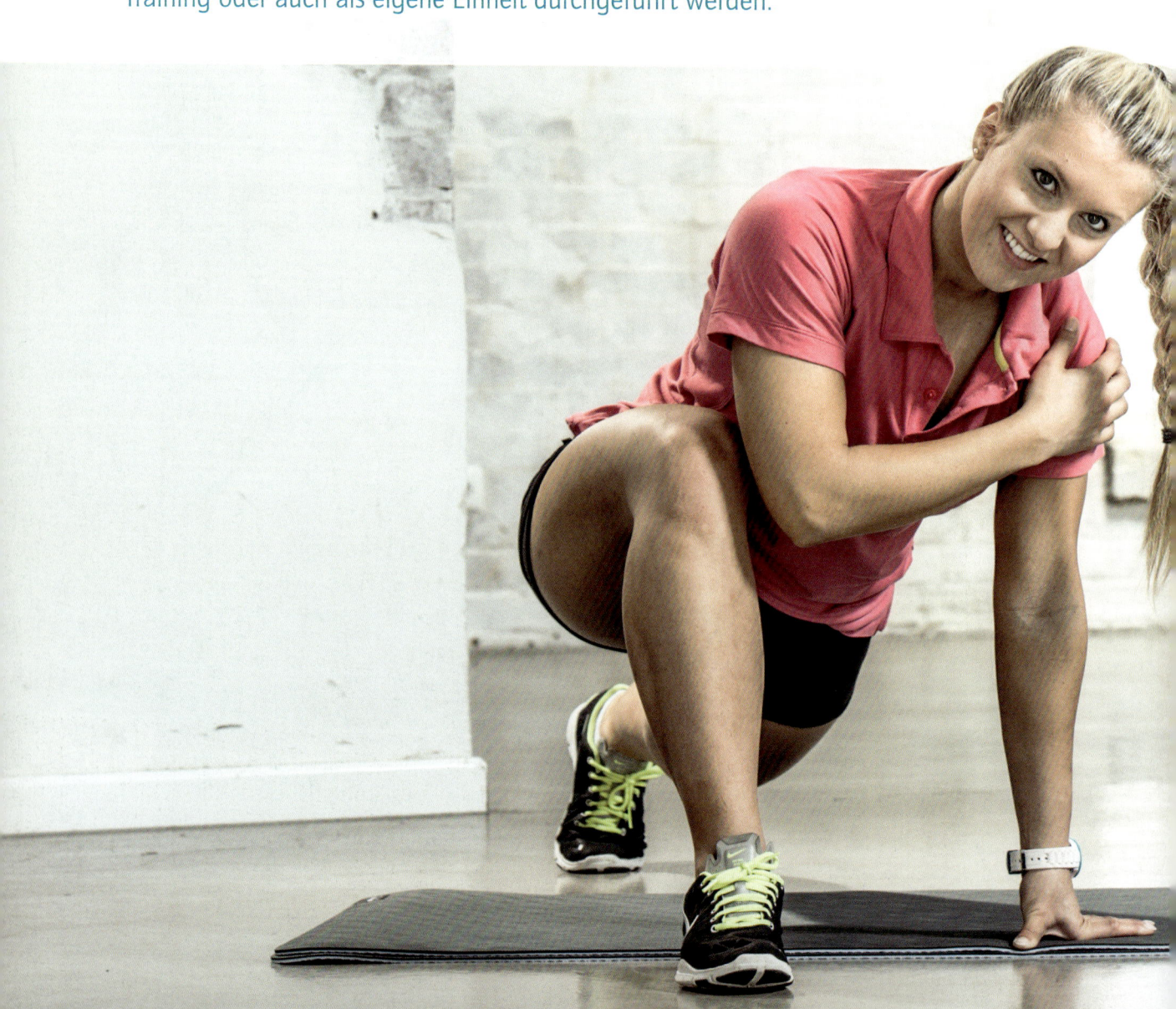

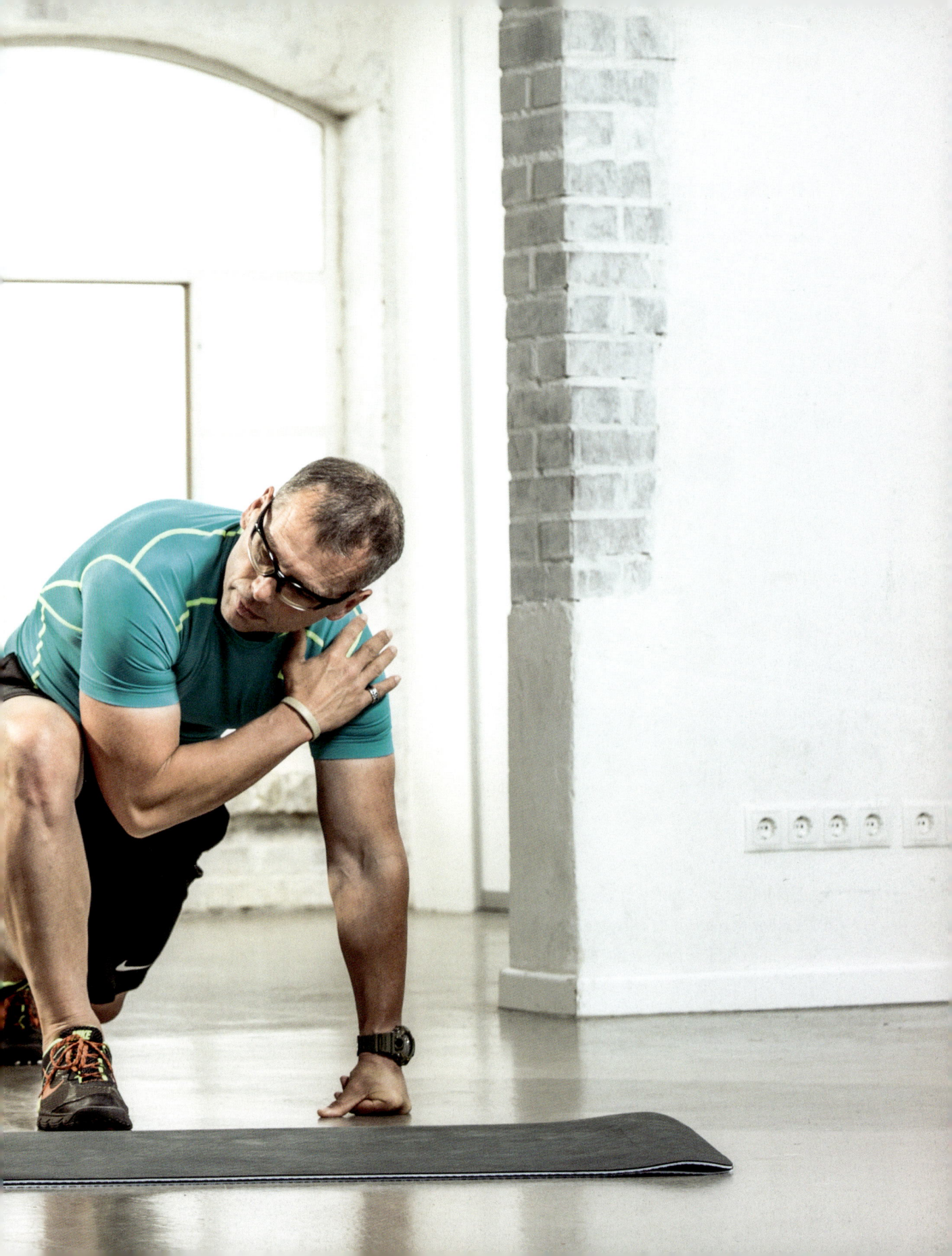

Der Armstrecker ✳

Gesamter Oberkörper

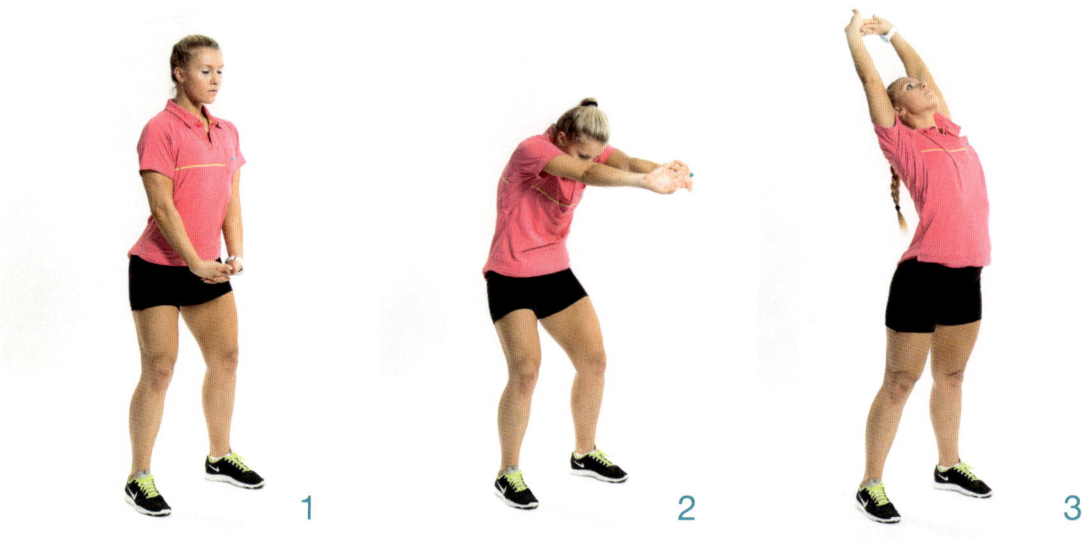

1   2   3

Der Armstrecker

Bild 1: Du stehst schulterbreit mit leicht gebeugten Knien. Die Arme sind vor dem Körper nach unten gestreckt, die Finger verschränkst du ineinander. Die Handflächen zeigen zum Körper.

Bild 2: Nun hebst du deine Arme langsam unter Spannung an, streckst sie nach vorn und drehst dabei die Handflächen vom Körper weg.

Bild 3: Du führst deine Arme kontrolliert nach oben und bringst deinen Oberkörper dabei in eine für dich angenehme Spannung. Dein Blick folgt deinen Händen, die Handflächen zeigen nun nach oben. Diese Position hältst du entweder so lange, wie sie für dich angenehm ist oder du löst sie nach wenigen Sekunden und wiederholst die Bewegung mehrmals langsam.

Punkte dich fit!® ✳✳✳

Der Stretching-Zirkel dient vor allem der Entspannung während des Arbeitstages. Ein Durchgang genügt. Du erhältst 10 Punkte.

Entspannte Brust ✳✳

Brust, Schultern, Bauch

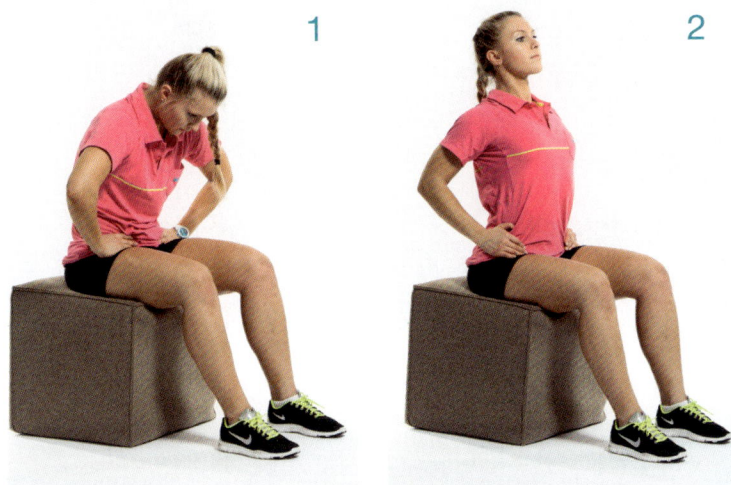

Entspannte Brust

Bild 1: Bei dieser Übung sitzt du auf einem Hocker oder einem Stuhl. Die Arme stützt du in die Hüften. Du machst einen leichten Buckel.

Bild 2: Nun richtest du dich auf, bringst deine Schultern nach hinten, streckst deine Brust nach vorn. Auch bei dieser Übung gilt: entweder entspannen und anspannen im Wechsel, oder die Position einmal so lange halten, wie es angenehm ist.

Trizepsstrecker ✳

Trizeps

Du stehst schulterbreit. Du winkelst den rechten Arm an und führst ihn hinter den Rücken. Mit der linken Hand umfasst du deinen Ellbogen und ziehst ihn leicht nach hinten – bis du Spannung auf dem Trizeps spürst. Später den Arm wechseln.

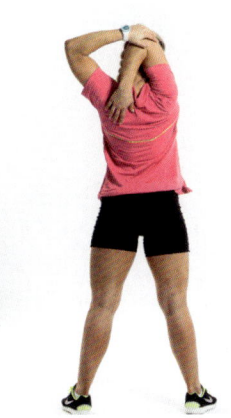

Trizepsstrecker

Schulterziehen ✳

Oberer Rücken, Schultern

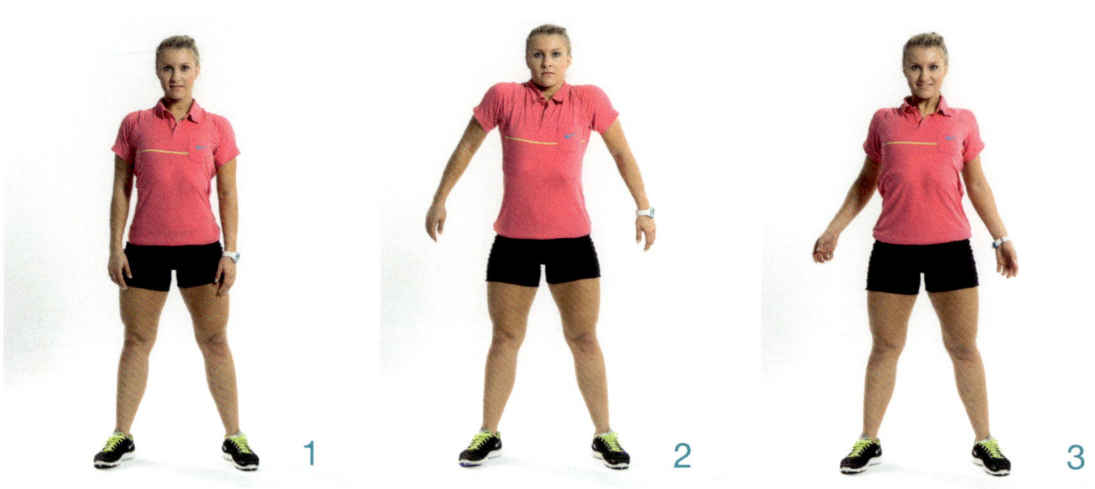

Schulterziehen

Bild 1: Du stehst schulterbreit. Die Arme liegen seitlich am Körper. Bauch und unterer Rücken stehen unter Spannung.

Bild 2, Bild 3: Du ziehst deine Schultern nach oben und hältst die Position einige Sekunden – so lange, wie es für dich angenehm ist. Dann senkst du sie wieder ab.

T-Stretch ✳

Schultern, Halswirbelsäule

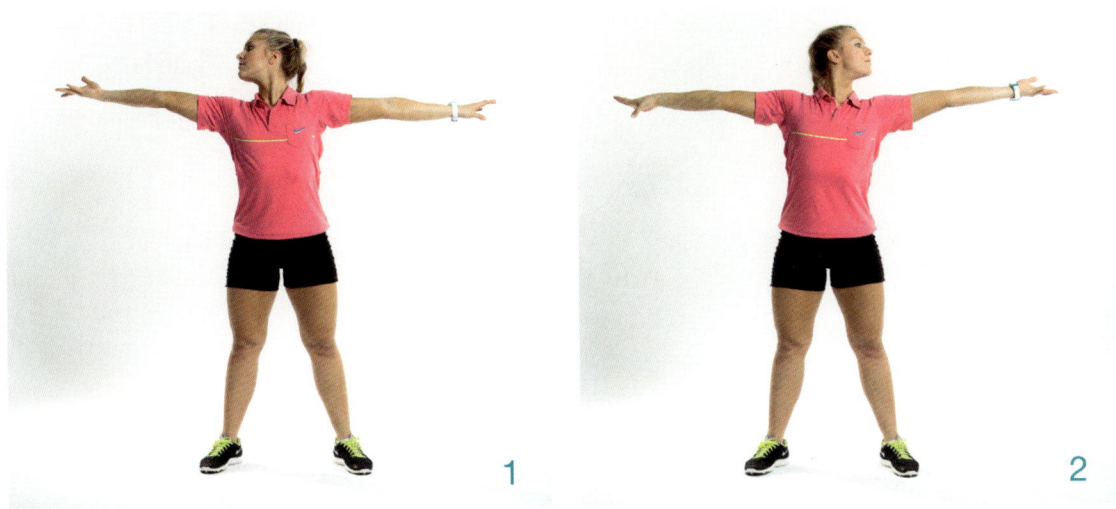

T-Stretch

Bild 1: Du stehst wieder schulterbreit, der Rumpf steht unter Spannung, der Rücken ist gerade. Deine Arme streckst du auf Schulterhöhe zur Seite. Nun bewegst du deinen Kopf leicht in die Richtung der rechten Hand. Die Handfläche ist nach oben geöffnet, die linke zeigt nach unten.

Bild 2: Du drehst deine Handflächen – nun zeigt die linke nach oben und die rechte nach unten. Deinen Kopf drehst du jetzt leicht in Richtung der linken Hand. Dabei hältst du Spannung in der Halsmuskulatur. Übung mehrfach auf beiden Seiten wiederholen.

Rückenstrecker ✳

Oberer Rücken, Schultern

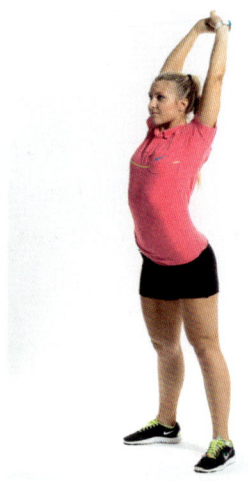

Wieder stehst du schulterbreit. Die Arme streckst du so weit wie möglich nach oben hinter den Kopf und führst die Hände zusammen. Du verschränkst die Finger ineinander. In dieser Position hältst du deine Spannung.

Rückenstrecker

Katzenbuckel ✳

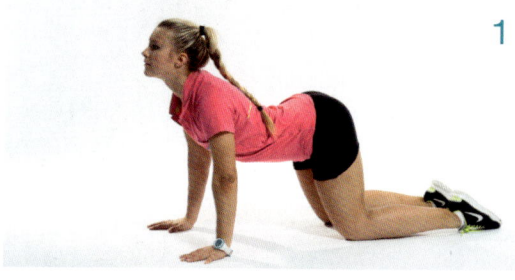 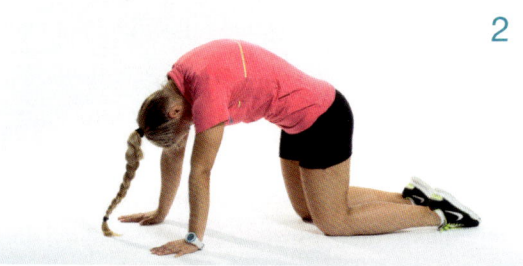

Katzenbuckel

Unterer und oberer Rücken

Bild 1: Du gehst in den Vierfüßlerstand. Mit den Händen stützt du dich auf Schulterhöhe ab. Du lässt den Oberkörper durchhängen, bis ein Hohlkreuz entsteht. Der Blick geht nach vorn.

Bild 2: Nun drückst du deinen Rücken möglichst rund nach oben. Die Positionen der Hände und Beine verändern sich nicht. Dein Kinn ziehst du dabei so weit wie möglich zur Brust. Die Position einige Sekunden halten und immer wieder zurück in die Ausgangsposition bewegen.

Vorgebeugtes Beindehnen *

Gesamte Beinmuskulatur, vor allem Beinbizeps

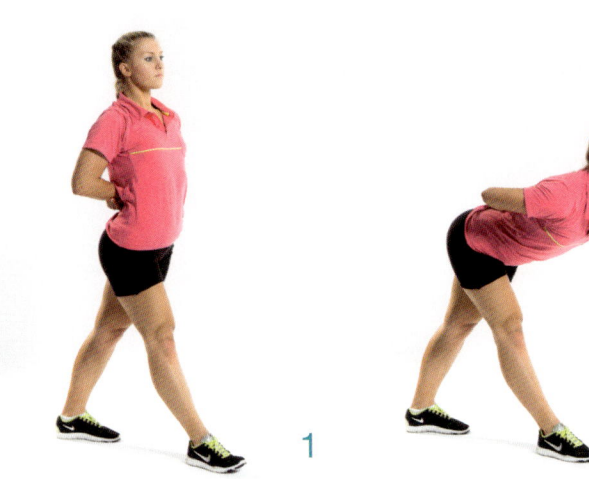

Bild 1: Du gehst in Schrittstellung, der rechte Fuß steht etwa 0,5 m vor dem linken. Die Arme verschränkst du hinter dem geraden Rücken. Die Beine bleiben während der gesamten Übung gestreckt.

Vorgebeugtes Beindehnen

Bild 2: Nun beugst du deinen Oberkörper so weit wie möglich nach vorn – dabei bringst du automatisch Spannung auf deine Beine. Diese Position hältst du einige Sekunden.

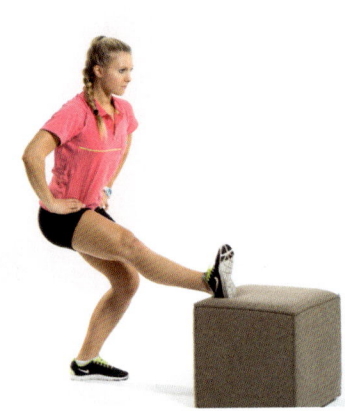

Variante: Du legst dein gestrecktes Bein auf eine Erhöhung, beispielsweise einen Hocker. Die Hände stützt du in den Hüften ab. Nun beugst du deinen Oberkörper mit geradem Rücken leicht nach vorn, sodass du Spannung im hinteren Bereich des Oberschenkels spürst. Danach wechselst du das Bein.

Vorgebeugtes Beindehnen mit Hocker

Dehnausfallschritt ✳✳

Oberschenkel, unterer Rücken, Waden, Gesäß

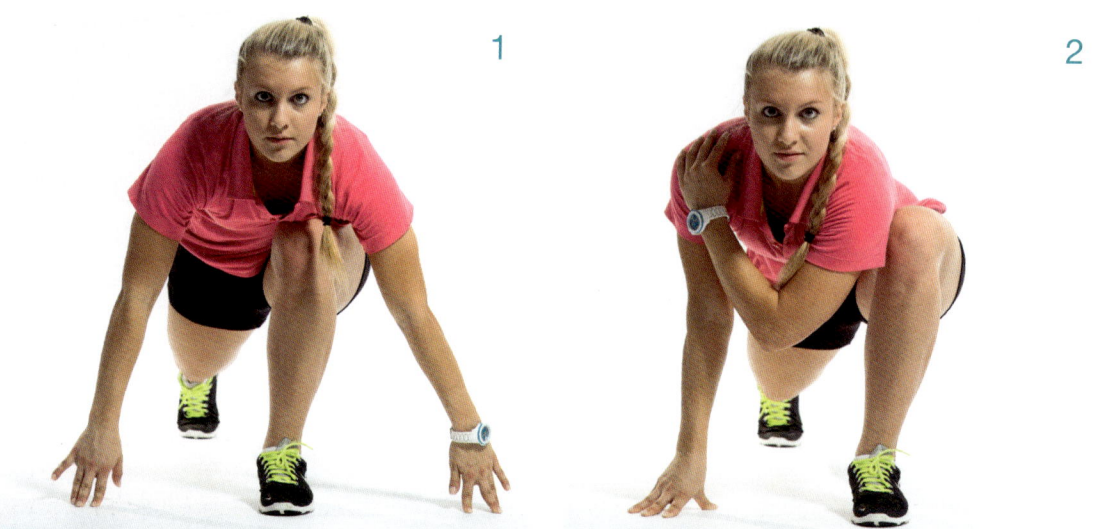

Bild 1: Du gehst in einen tiefen Ausfallschritt. Mit den Fingerspitzen stützt du dich leicht seitlich ab und hältst damit die Stabilität.

Bild 2: Du führst deinen linken Arm zur rechten Schulter. Der linke Oberarm berührt leicht das linke Knie. **Wichtig:** In dieser Position etwa 5 s Spannung halten.

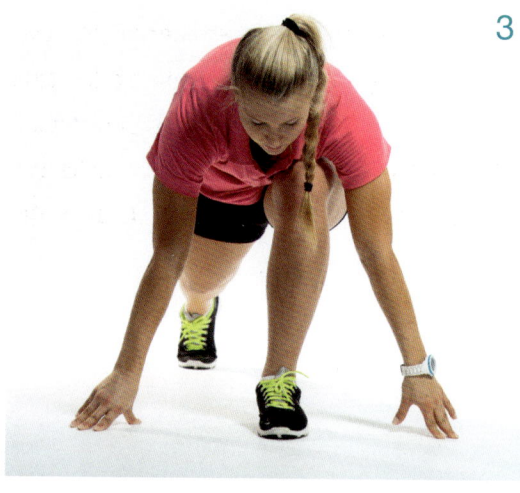

Bild 3: Du begibst dich zurück in die stabile Ausgangsposition ...

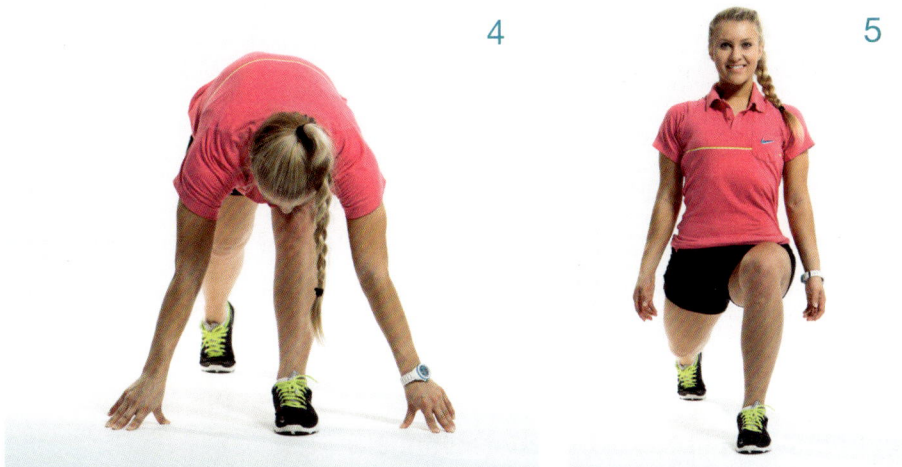

4   5

Dehnausfallschritt

Bild 4: ... von dort aus drückst du dich mit einem Katzenbuckel nach oben und streckst dabei beide Beine.

Bild 5: Du richtest deinen Oberkörper auf und hältst die Positionen einige Sekunden. Danach wechselst du die Seite.

Wadendehnen *

Waden

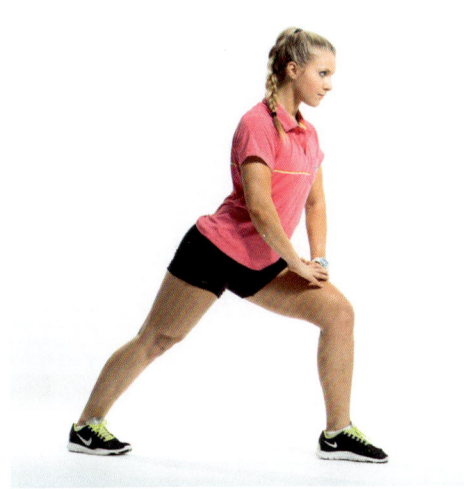

Du gehst in Schrittstellung und stützt deine Hände auf deinem vorderen Oberschenkel ab. Das hintere Bein ist gestreckt. Dabei drückst du deine hintere Ferse so fest wie möglich in den Boden. Der Rücken bleibt gerade. Halte für einige Sekunden die Spannung. Danach wechselst du die Seite.

Wadendehnen

Zirkeltraining: So trainierst du perfekt!

Starke-Beine-Workout

Wir starten mit einem Zirkel für das Beintraining. Manche der Übungen kennst du bereits aus dem Übungskapitel für die Beine. Der Zirkel ist eine Auswahl von neun Übungen, die sich teilweise wiederholen. Du solltest die Reihenfolge unbedingt einhalten. Die Wiederholungen kannst du je nach deinem Fitnesslevel variieren.

1) Kniebeugen (Einsteiger 10 Wiederholungen, Könner 20 Wiederholungen, Profis 30 Wiederholungen)

Gesamte Beinmuskulatur, Gesäß, Rumpf

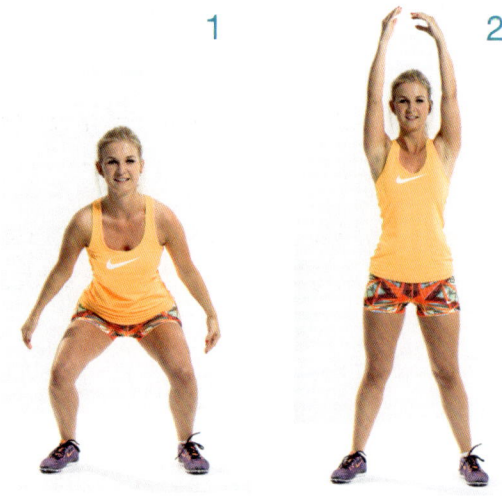

Kniebeugen

Tipp von Mike

Es gibt wenige Fitnessübungen, die so effektiv für den Fettabbau und Muskelaufbau sind wie Kniebeugen (Squats). Sie halten den kompletten Unterkörper in Schuss und verbessern Kraft und Balance. Mit einer sauberen Kniebeuge fordert und fördert man über 400 Muskeln!

Bild 1: Die klassische Position bei einer Kniebeuge. Deine Beine befinden sich etwas weiter als hüftbreit auseinander. Du senkst dein Gesäß so weit ab, dass sich Ober- und Unterschenkel fast in einem Winkel von 90° befinden. Die Arme werden unter Spannung seitlich am Körper gehalten.

Bild 2: Nun drückst du dich aus den Oberschenkeln nach oben und streckst die Arme dabei über deinen Kopf. Danach begibst du dich zurück in die Kniebeuge.

Weiter geht es mit: Übung 2, Ausfallschritt ➡

2) Ausfallschritt (15 Wiederholungen, 30 Wiederholungen, 40 Wiederholungen)

Gesamte Beinmuskulatur, Gesäß

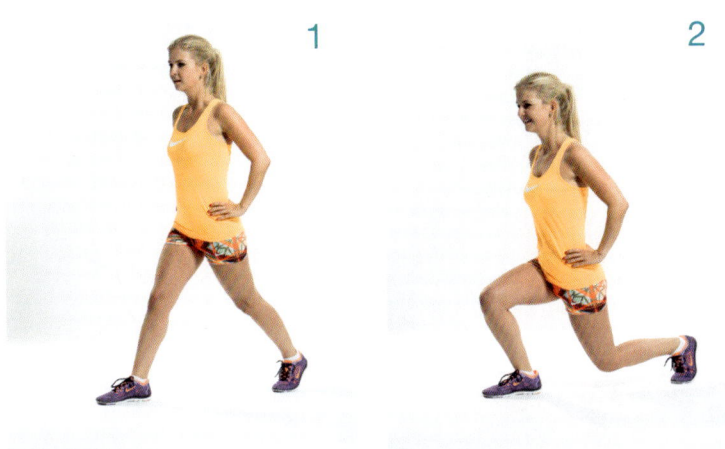

1   2

Ausfallschritt

Bild 1: Du startest in hüftbreitem Stand, setzt das rechte Bein etwa 0,5 m nach vorn und stützt die Hände in die Hüften.

Bild 2: Dann machst du einen klassischen Ausfallschritt. Das linke Knie berührt fast den Boden, der rechte Oberschenkel befindet sich parallel zum Boden. Danach richtest du dich wieder auf und wiederholst die gleiche Bewegung mit dem anderen Bein.

Weiter geht es mit: Übung 3, Freies Wadenheben ➡

Punkte dich fit!® ✳✳✳

1 Durchgang = 10 Punkte

2 Durchgänge, jeweils 90 s Pause zwischen den Durchgängen = 25 Punkte

3 Durchgänge, jeweils 90 s Pause zwischen den Durchgängen = 45 Punkte

4 Durchgänge, jeweils 90 s Pause zwischen den Durchgängen = 70 Punkte

5 Durchgänge, jeweils 90 s Pause zwischen den Durchgängen = 100 Punkte

6 Durchgänge, jeweils 90 s Pause zwischen den Durchgängen = 150 Punkte

7 Durchgänge, jeweils 90 s Pause zwischen den Durchgängen = 200 Punkte

3) Freies Wadenheben
(30 Wiederholungen, **40 Wiederholungen**, **50 Wiederholungen**)

Wadenmuskulatur

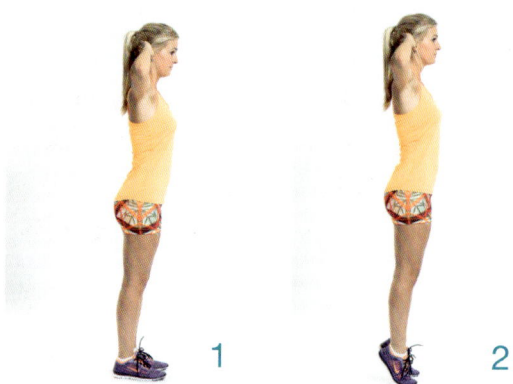

Freies Wadenheben

Bild 1: Du begibst dich in einen aufrechten Stand und verschränkst die Arme hinter dem Kopf. Achte darauf, dass die Bauchmuskeln angespannt sind.

Bild 2: Dann drückst du dich auf den Fußballen ab, sodass sich die Ferse möglichst weit anhebt. Du hältst die Position kurz und senkst sie wieder ab.

Weiter geht es mit: Übung 4, Der Hocker ➡

4) Der Hocker (30 s, **50 s**, **60 s**)

Gesamte Oberschenkelmuskulatur, Gesäß

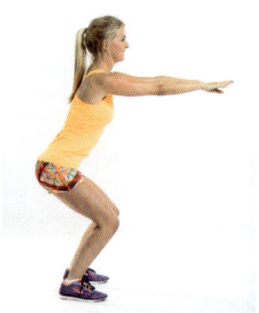

In hüftbreitem Stand gehst du so weit in die Knie, dass sich dein Gesäß fast parallel zum Boden befindet – als wolltest du dich gerade auf einen Hocker setzen. Diese Position hältst du statisch je nach Fitnesslevel für 30-70 s. Die Arme streckst du dabei vor deinem Körper aus. Achtung, am Ende eine knüppelharte Übung!

Der Hocker

Weiter geht es mit: Übung 5, Der Hampelmann ➡

5) Der Hampelmann (Jumping Jack)
(50 Wiederholungen, 75 Wiederholungen, 100 Wiederholungen)

Gesamte Beinmuskulatur, Gesäß, Rumpf, Schultern

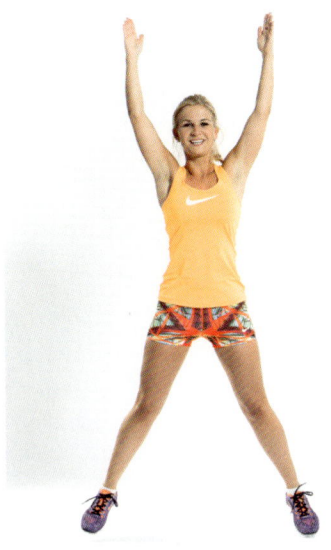

Den Hampelmann kennt jedes Kind. Aber wusstest du, dass die Übung auf die Dauer richtig auf die Pumpe geht? Deine Ausgangsposition ist der schulterbreite Stand. Die Arme hängen seitlich am Körper. Du springst aus den Beinen dynamisch ab und schwingst die Arme nach oben über den Kopf. Gleichzeitig spreizt du die Beine in der Luft. Du landest weich in der Ausgangsposition und setzt sofort zur nächsten Wiederholung an.

Der Hampelmann

Weiter geht es mit: Übung 6, Der Hocker ➡

6) Der Hocker (30 s, 50 s, 60 s)

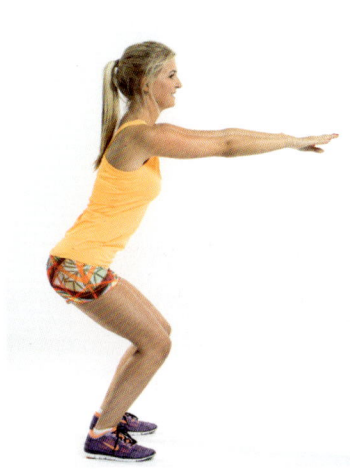

Du wiederholst die Übung „Der Hocker" – je nach Fitnesslevel für 30, 50 oder 70 s.

Der Hocker

Weiter geht es mit: Übung 7, Die Sumo-Kniebeuge ➡

7) Die Sumo-Kniebeuge
(25 Wiederholungen, 40 Wiederholungen, 50 Wiederholungen)

Gesamte Oberschenkelmuskulatur (insbesondere die Innenseiten)

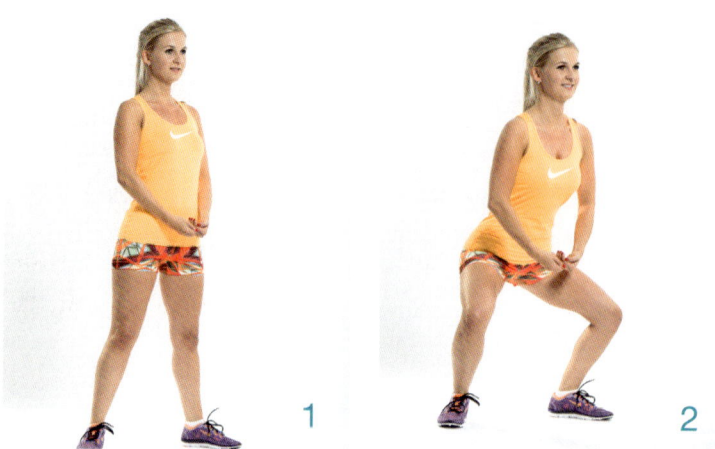

Die Sumo-Kniebeuge

Bild 1: Du stellst die Beine in der Ausgangsposition etwas weiter als hüftbreit auseinander. Die Zehenspitzen drehst du leicht nach außen. Die Hände legst du vor dem Körper ineinander.

Bild 2: Nun gehst du so weit wie möglich in die Knie – du befindest dich in einer ähnlichen Position wie ein Sumo-Ringer. **Wichtig:** Den Rücken hältst du gerade. Du gehst je nach Fitnesslevel 25 x, 40 x oder 50 x in deine Ausgangsposition zurück.

Weiter geht es mit: Übung 8, Der Beinreißer ➡

8) Der Beinreißer
(pro Bein 20 Wiederholungen, 30 Wiederholungen, 40 Wiederholungen)

Hintere Oberschenkelmuskulatur, Hüft-Lenden-Muskel

Bild 1: Du startest in Rückenlage. Die Arme liegen neben dem Körper und die Beine streckst du auf dem Boden aus.

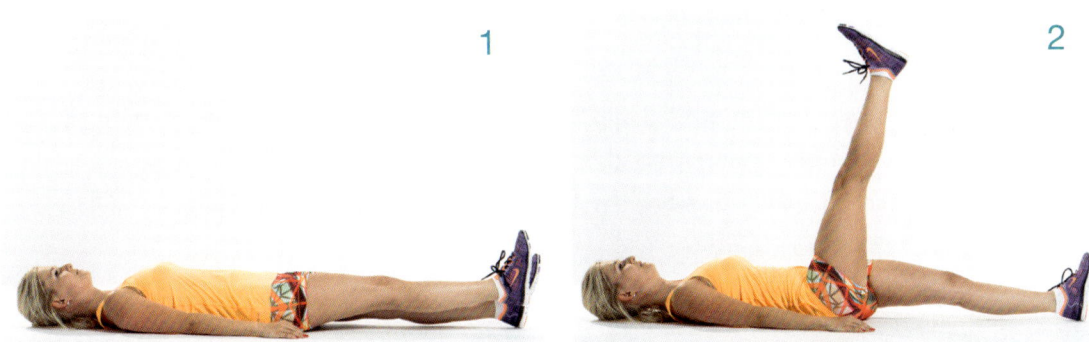

Der Beinreißer

Bild 2: Nun schwingst du das rechte Bein so hoch, dass es senkrecht steht und senkst es danach wieder ab – ohne es auf dem Boden abzulegen. Je nach Fitnesslevel wechselst du nach 20, 30 oder 40 Wiederholungen das Bein.

Weiter geht es mit: Übung 9, Kniebeugen ➡

9) Kniebeugen (10 Wiederholungen, 20 Wiederholungen, 30 Wiederholungen)

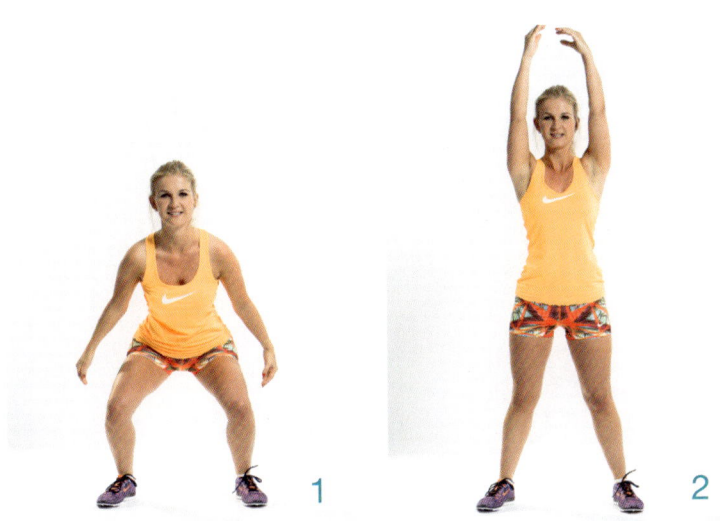

Kniebeugen

Bild 1, Bild 2: Am Ende des Beinzirkels wiederholst du die erste Übung – und absolvierst entsprechend deines Fitnesszustandes 10, 20 oder 30 Kniebeugen.

Guten-Morgen-Workout

Der Tag kann nicht besser beginnen als mit einem knackigen und intensiven Training. Wer unmittelbar nach dem Aufstehen ein Workout absolviert, bringt seinen Körper auf Betriebstemperatur und bereitet sich physisch wie psychisch auf die anstehenden Aufgaben vor. Wenige Minuten genügen, um alle Muskelbereiche ausreichend zu beanspruchen. Los geht's!

1) Der Käfer (Einsteiger 20 s, Könner 30 s, Profis 45 s)

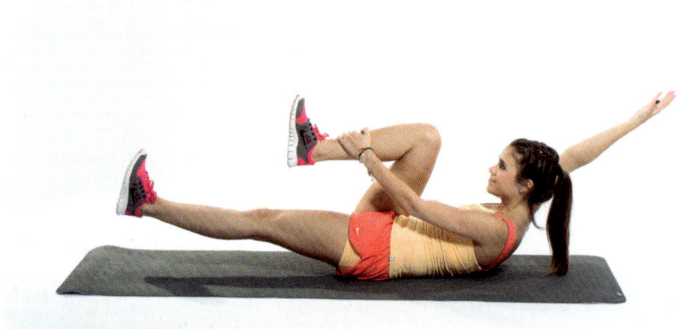

Der Käfer

Du startest mit einer Übung, die den gesamten Core-Bereich, vor allem aber die Bauchmuskeln trainiert. Beschreibung: Seite 78.

Weiter geht es mit:
Übung 2, Angewinkeltes Beinheben ➡

2) Angewinkeltes Beinheben (20 s, 30 s, 45 s)

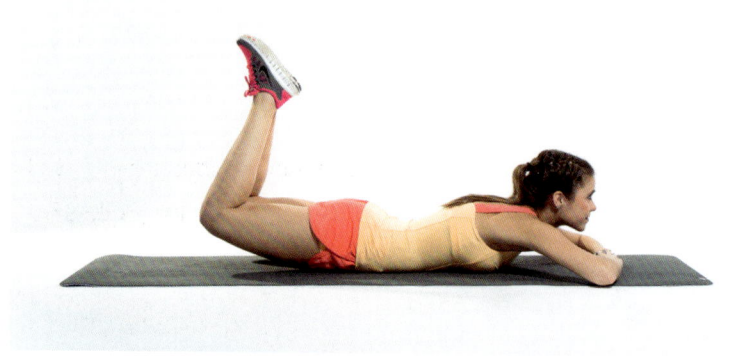

Angewinkeltes Beinheben

Du arbeitest weiter für den Core-Bereich. Der untere Rücken wird jetzt besonders intensiv beansprucht. Seite 79.

Weiter geht es mit:
Übung 3, Rotationsbauchaufzug ➡

3) Rotationsbauchaufzug (20 s, 30 s, 45 s)

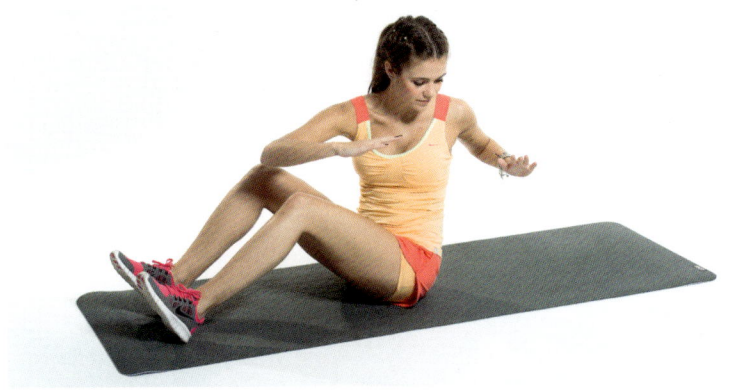

Rotationsbauchaufzug

Der Bauch ist erneut an der Reihe – wieder je nach Fitnesslevel 20-45 s Belastung. Seite 80.

Denk dran: keine Pausen zwischen den Übungen!

Weiter geht es mit:
Übung 4, Gestrecktes Beinheben ➡

4) Gestrecktes Beinheben (20 s, 30 s, 45 s)

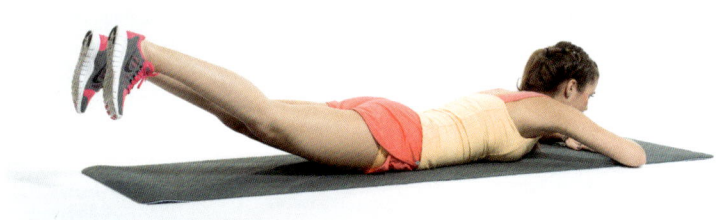

Gestrecktes Beinheben

Extreme Belastung für den unteren Rücken und das Gesäß – durchhalten! Seite 82.

Weiter geht es mit:
Übung 5, Statisches Beinstrecken ➡

5) Statisches Beinstrecken (20 s, 30 s, 45 s)

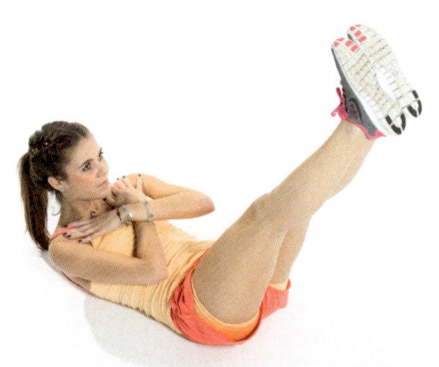

Jetzt wird es richtig hart – Endspurt für den Bauch! Seite 87.

Weiter geht es mit:
Übung 6, Die Brücke ➡

Statisches Beinstrecken

6) Die Brücke (20 s, 30 s, 45 s)

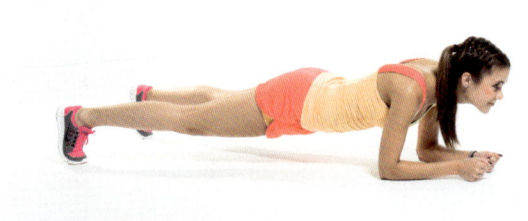

Die Brücke

Die letzte Übung für den unteren Rücken und den Bauch – noch einmal die Zähne zusammenbeißen! Seite 87.

Weiter geht es mit:
Übung 7, Beinheber ➡

7) Beinheber (20 s, 30 s, 45 s)

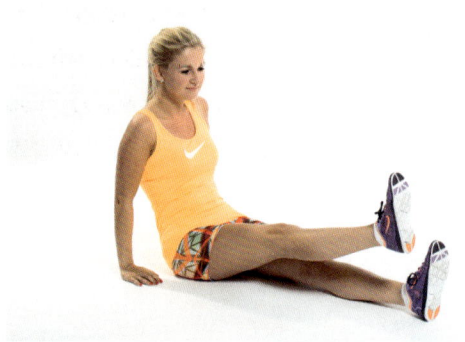

Beinheber

Jetzt geht es mit den Beinen weiter – ohne Pause! Zunächst trainierst du den Oberschenkelstrecker (Quadrizeps).

Wichtig: Erst 20-45 s mit dem linken Bein arbeiten, danach die gleiche Zeit mit dem rechten. Seite 108.

Weiter geht es mit:
Übung 8, Beindrücker ➡

8) Beindrücker (20 s, 30 s, 45 s)

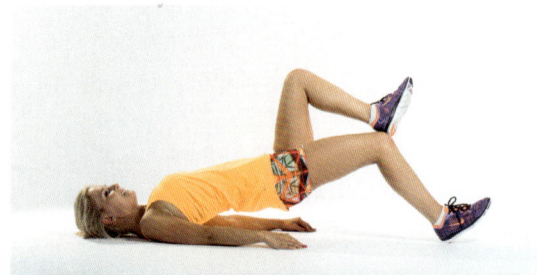

Beindrücker

Beansprucht den Beinbeuger und das Gesäß. Auch hier gilt: Zunächst das eine Bein trainieren, danach das andere. Seite 117.

Weiter geht es mit:
Übung 9, Beinabspreizer ➡

9) Beinabspreizer (20 s, 30 s, 45 s)

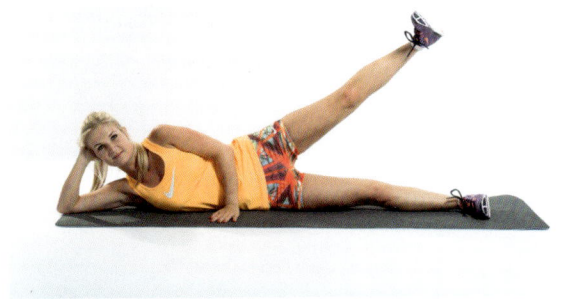

Du trainierst weiter die Beine – diesmal den gesamten Oberschenkel und zusätzlich das Gesäß.

Nicht vergessen: Du machst keine Pausen zwischen den Übungen. Seite 119.

Weiter geht es mit:
Übung 10, Bizepscurls ➡

Beinabspreizer

10) Bizepscurls (20 s, 30 s, 45 s)

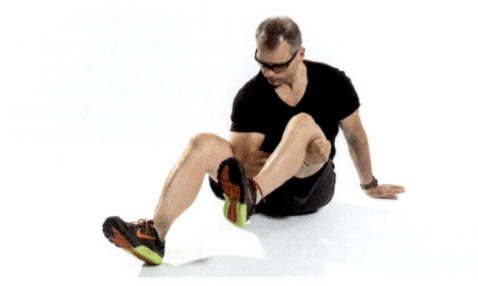

Nächster Wechsel – jetzt ist der Oberkörper dran. Du beginnst mit der Armmuskulatur und trainierst zuerst den Bizeps. Wieder erst den einen Arm, danach die gleiche Zeit den anderen Arm. Seite 130.

Weiter geht es mit:
Übung 11, Dips ➡

Bizepscurls

11) Dips (20 s, 30 s, 45 s)

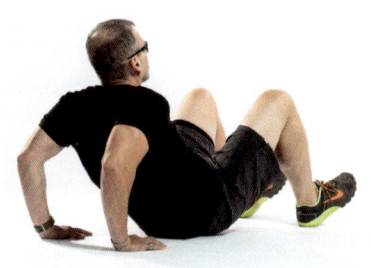

Die perfekte Übung für einen starken Trizeps! Seite 131.

Weiter geht es mit:
Übung 12, Bodenrudern ➡

Dips

12) Bodenrudern (20 s, 30 s, 45 s)

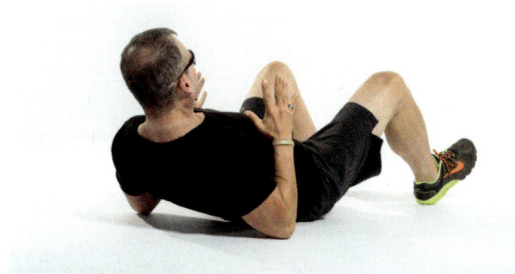

Bodenrudern

Nach den Armen widmest du dich jetzt dem breiten, oberen Rückenmuskel. Seite 133.

Weiter geht es mit:

Übung 13, Enge Liegestütze ➡

13) Enge Liegestütze (20 s, 30 s, 45 s)

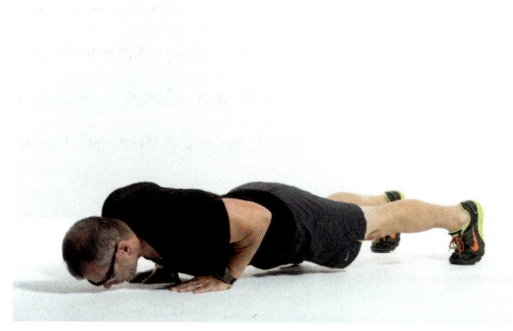

Enge Liegestütze

Der Klassiker im Bodyweight Training.

Enge Liegestütze sind verdammt effektiv für den gesamten Oberkörper. Anstrengend, kämpfen! Seite 134.

Weiter geht es mit:

Übung 14, Seitliches Armstrecken ➡

14) Seitliches Armstrecken (20 s, 30 s, 45 s)

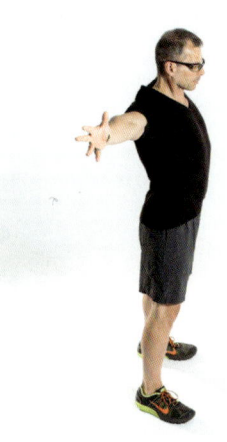

Seitliches Armstrecken

Die letzte Übung in diesem Zirkel – diesmal für die Schultern. Seite 141. Danach hast du dein Guten-Morgen-Workout absolviert, stark!

Punkte dich fit!® ✳✳✳

Die Punktevergabe erfolgt genauso wie beim HIT-Zirkel, siehe Seite 164. Alle Punkteschlüssel findest du auch hinten in der Buchklappe.

Standard-Workout

Die folgenden Übungen dienen dir als Basisprogramm. Wenn du das Workout regelmäßig – etwa 4 x pro Woche – durchziehst, trainierst du deinen Körper bereits optimal. Du beanspruchst in diesem Zirkel sämtliche Muskelgruppen und führst die Übungen wieder ohne Pausen zwischendurch aus. Richte dich entsprechend deines Fitnesszustandes nach den Zeitvorgaben. Im Schnitt benötigst du gerade einmal 15 min für die gesamte Einheit.

1) Der Käfer (Einsteiger 20 s, Könner 30 s, Profis 45 s)

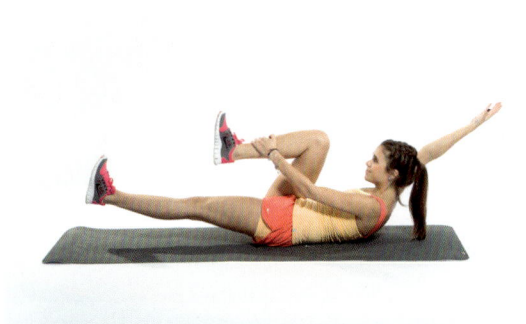

Du startest mit einem Programm für den Bauch und den unteren Rücken – und trainierst abwechselnd Spieler und Gegenspieler. Den Käfer kennst du bereits aus dem vorherigen Zirkel, er beansprucht vor allem die Bauchmuskulatur. Beschreibung: Seite 78.

Weiter geht es mit:
Übung 2, Angewinkeltes Beinheben ➡

Der Käfer

2) Angewinkeltes Beinheben (20 s, 30 s, 45 s)

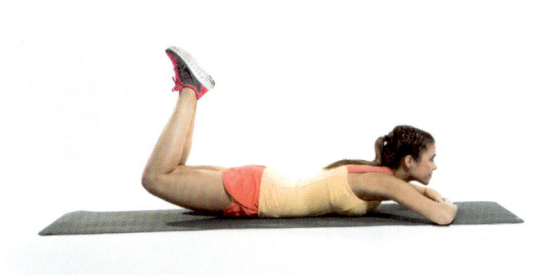

Nach dem Bauch ist nun der untere Rücken dran. Seite 79.

Weiter geht es mit:
Übung 3, Rotationsbauchaufzug ➡

Angewinkeltes Beinheben

3) Rotationsbauchaufzug (20 s, 30 s, 45 s)

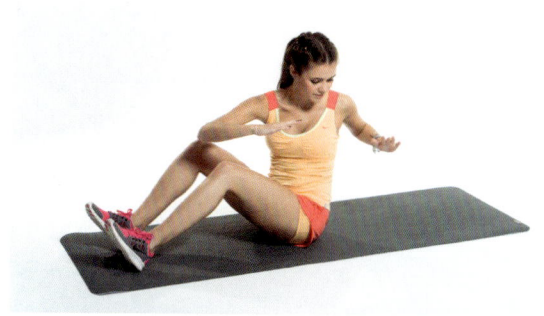

Rotationsbauchaufzug

Du wechselst wieder zum Bauch – der Rotationsbauchaufzug kräftigt gleichzeitig den gesamten Core-Bereich.
Seite 80.

Weiter geht es mit:
Übung 4, Wechselseitiges Beinheben ➡

4) Wechselseitiges Beinheben (20 s, 30 s, 45 s)

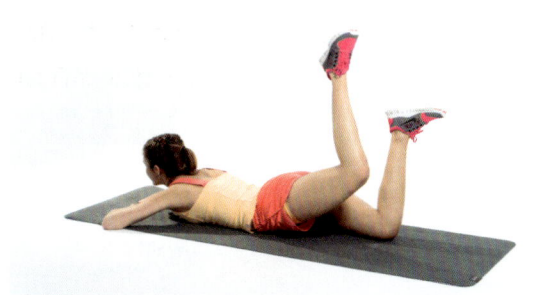

Wechselseitiges Beinheben

Jetzt steht wieder der untere Rücken im Fokus. Zusätzlich trainierst du dein Gesäß. Seite 85.

Weiter geht es mit:
Übung 5, Bewegliche Flanke ➡

5) Bewegliche Flanke (20 s, 30 s, 45 s)

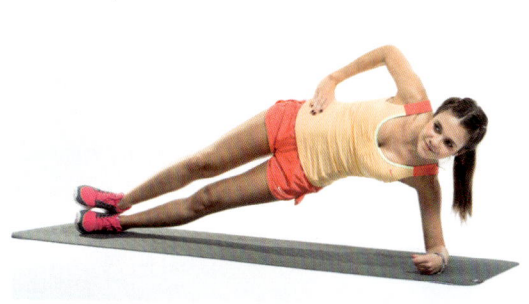

Bewegliche Flanke

Diese Übung führst du zunächst auf der linken Seite und danach auf der rechten Seite durch. Seite 86.

Weiter geht es mit:
Übung 6, Die Kerze ➡

6) Die Kerze (20 s, 30 s, 45 s)

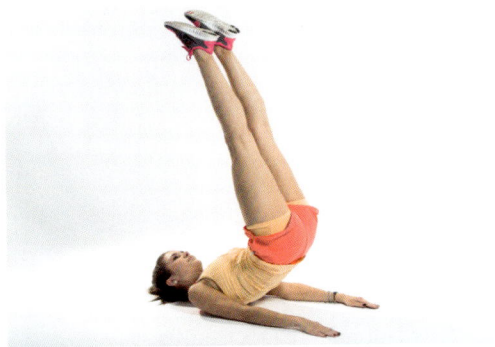

Die Kerze

Jetzt wird's das erste Mal in diesem Zirkel richtig anstrengend. Die perfekte Übung für alle, die ein Sixpack bekommen wollen. Seite 88.

Weiter geht es mit:
Übung 7, Der Delfin ➡

7) Der Delfin (20 s, 30 s, 45 s)

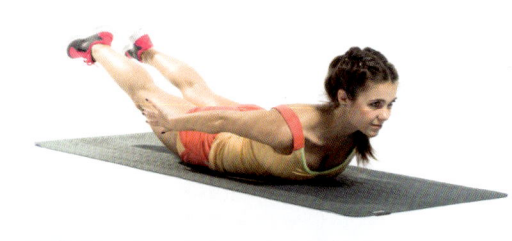

Der Delfin

Ebenfalls eine anspruchsvolle Übung – der Trainingsschwerpunkt liegt diesmal auf dem unteren Rücken. Seite 92.

Weiter geht es mit:
Übung 8, Die Beinschere ➡

8) Die Beinschere (20 s, 30 s, 45 s)

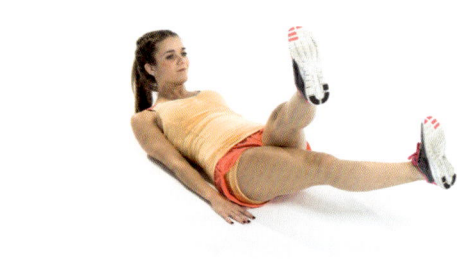

Die Beinschere

Endspurt für den Bauch! Seite 94.

Weiter geht es mit:
Übung 9, Der Taucher ➡

9) Der Taucher (20 s, 30 s, 45 s)

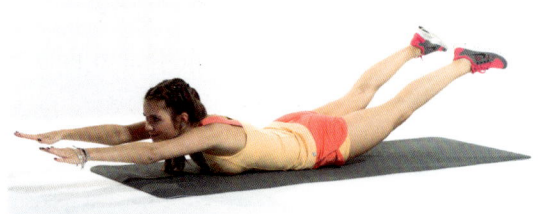

Die letzte Übung für den Core-Bereich – der untere Rücken wird beansprucht. Seite 95.

Weiter geht es mit:
Übung 10, Beinheber ➡

Der Taucher

Die Beine sind dran! **Wichtig:** Du absolvierst die kommenden fünf Übungen zunächst alle hintereinander mit einem Bein – ohne Pausen zwischendurch! Danach wiederholst du die Übungen mit dem anderen Bein.

10) Beinheber (20 s, 30 s, 45 s)

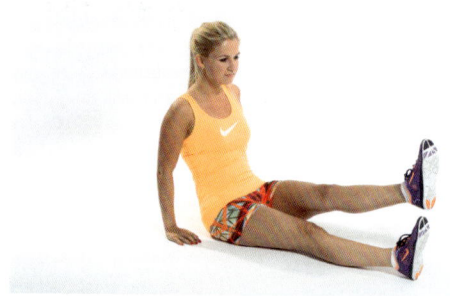

Der Beinheber trainiert vor allem den Quadrizeps, also den Oberschenkelstrecker. Seite 108.

Weiter geht es mit:
Übung 11, Kombinationsaufzug ➡

Der Beinheber

11) Kombinationsaufzug (20 s, 30 s, 45 s)

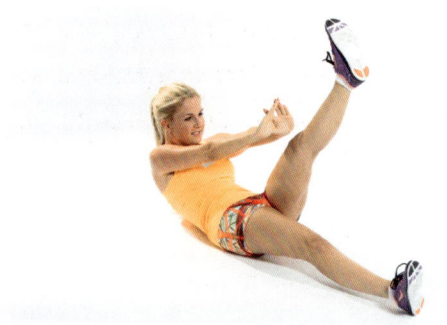

Eine Kombinationsübung für Oberschenkel, Hüft-Lenden-Muskel und Bauch. Seite 109.

Weiter geht es mit:
Übung 12, Beinanzieher ➡

Kombinationsaufzug

12) Beinanzieher (20 s, 30 s, 45 s)

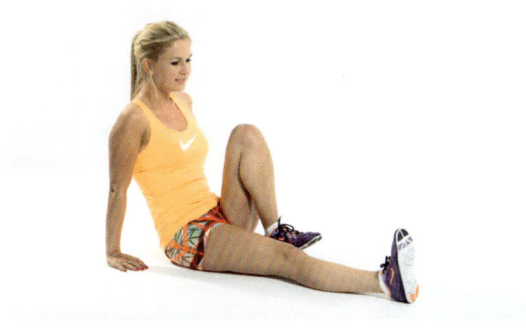

Die dritte Übung für die Beine. Denk dran: Bleib zunächst bei dem Bein, mit dem du begonnen hast. Der Beinanzieher trainiert den Quadrizeps und den Hüft-Lenden-Muskel. Seite 110.

Weiter geht es mit:
Übung 13, Beinkreuzer ➡

Beinanzieher

13) Beinkreuzer (20 s, 30 s, 45 s)

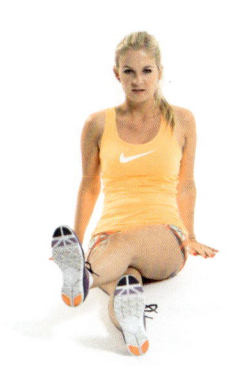

Auch wenn der Oberschenkel brennt – durchhalten! Du trainierst bei dieser Übung vor allem den Oberschenkelanzieher sowie die Innen- und Vorderseite des Oberschenkels. Seite 111.

Weiter geht es mit:
Übung 14, Beindrücker ➡

Beinkreuzer

14) Beindrücker (20 s, 30 s, 45 s)

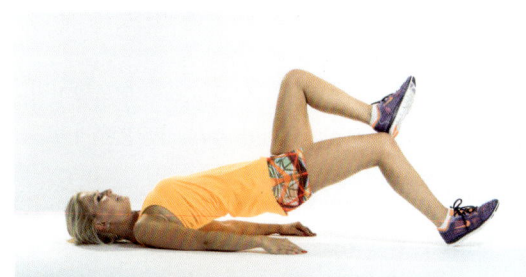

Die letzte Übung – sie trainiert hauptsächlich den Beinbeuger und das Gesäß. Danach beginnst du mit dem anderen Bein erneut beim Beinheber. Seite 117.

Weiter geht es mit:
Übung 15, Bizepscurls ➡

Beindrücker

Der Oberkörper ist an der Reihe.

15) Bizepscurls (20 s, 30 s, 45 s)

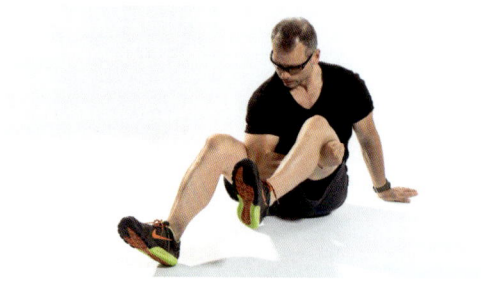

Die Bizepscurls führst du nacheinander mit beiden Armen durch. Erst 20-45 s mit rechts, danach die gleiche Zeit mit links. Seite 130.

Weiter geht es mit:
Übung 16, Trizeps-Kicks ➡

Bizepscurls

16) Trizeps-Kicks (20 s, 30 s, 45 s)

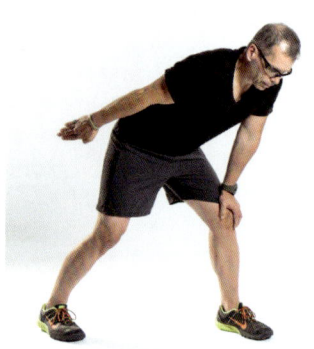

Nach dem Bizeps arbeitet nun der Trizeps – wieder zunächst der rechte Arm, danach der linke. Seite 142.

Weiter geht es mit:
Übung 17, Bodenrudern ➡

Trizeps-Kicks

17) Bodenrudern (20 s, 30 s, 45 s)

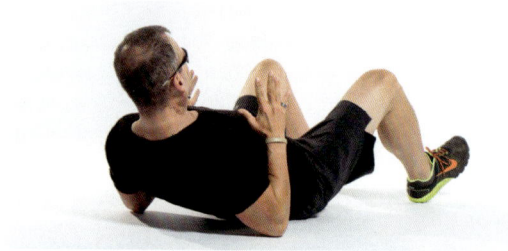

Eine der effektivsten Übungen für den breiten Rückenmuskel. Gleichzeitig wird auch die Bauchmuskulatur beansprucht. Seite 133.

Weiter geht es mit:
Übung 18, Enge Liegestütze ➡

Bodenrudern

18) Enge Liegestütze (20 s, 30 s, 45 s)

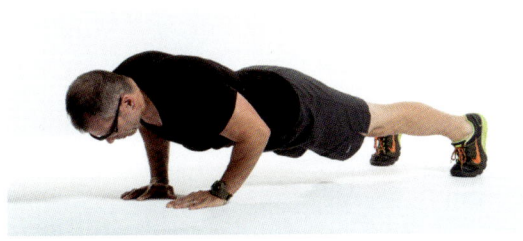

Enge Liegestütze

Extrem hart – aber auch besonders effektiv für den gesamten Oberkörper. Seite 134.

Weiter geht es mit:
Übung 19, Liegestütze mit Core-Drehung ➡

19) Liegestütze mit Core-Drehung (20 s, 30 s, 45 s)

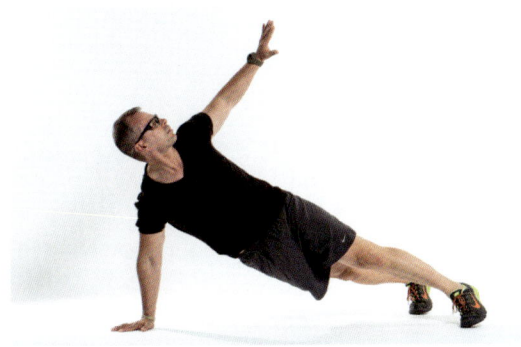

Liegestütze mit Core-Drehung

Kräftigt Rumpf, Schultern, Brust und Trizeps. Du führst die Core-Drehung abwechselnd auf der linken und der rechten Seite durch. Seite 137.

Weiter geht es mit:
Übung 20, Dynamische Brücke ➡

20) Dynamische Brücke (20 s, 30 s, 45 s)

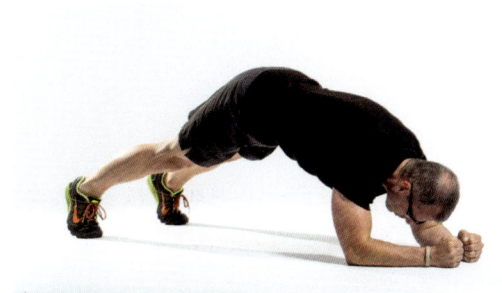

Dynamische Brücke

Ebenfalls eine Übung für verschiedene Muskeln des Oberkörpers. Besonders werden der Rumpf und die Schultern beansprucht – und zusätzlich auch die Waden. Seite 139.

Weiter geht es mit:
Übung 21, Seitliches Armstrecken ➡

21) Seitliches Armstrecken (20 s, 30 s, 45 s)

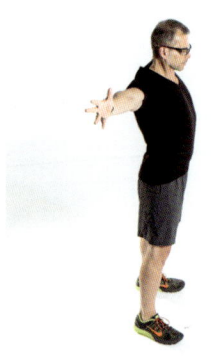

Die vorletzte Übung in diesem Zirkel. Besonders effektiv für die Schultern. Seite 141.

Weiter geht es mit:
Übung 22, Bauchrudern ➡

Seitliches Armstrecken

22) Bauchrudern (20 s, 30 s, 45 s)

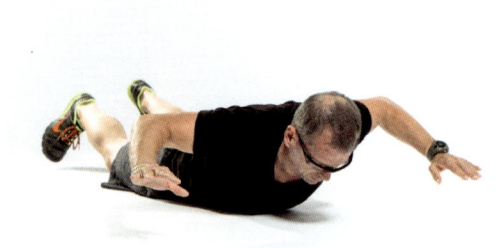

Endspurt – noch einmal 20, 30 oder 45 s durchhalten – dann hast du es geschafft! Beim Bauchrudern werden unterer Rücken, breiter Rückenmuskel und die Schultern trainiert. Seite 144.

Bauchrudern

Punkte dich fit!® ✳✳✳

1 Durchgang = 15 Punkte

2 Durchgänge, jeweils 90 s Pause zwischen den Durchgängen = 40 Punkte

3 Durchgänge, jeweils 90 s Pause zwischen den Durchgängen = 70 Punkte

4 Durchgänge, jeweils 90 s Pause zwischen den Durchgängen = 100 Punkte

5 Durchgänge, jeweils 90 s Pause zwischen den Durchgängen = 140 Punkte

6 Durchgänge, jeweils 90 s Pause zwischen den Durchgängen = 200 Punkte

7 Durchgänge, jeweils 90 s Pause zwischen den Durchgängen = 250 Punkte

Outdoor-Workout

Sport im Freien bringt am meisten Spaß – und ist besonders effektiv. Die folgenden Übungen kannst du alle perfekt in Parks und Wäldern absolvieren. Die Einheit ist in drei Workout-Points unterteilt, die durch Ausdauertraining ergänzt werden. Vor jedem Workout-Point laufen Anfänger 5 min, Könner 15 min und Profis 25 min. Am Ende wechseln sich also Kraft- und Ausdauertraining je 3 x ab.

Workout-Point 1

1) Bizepscurls stehend (20 s, 30 s, 45 s)

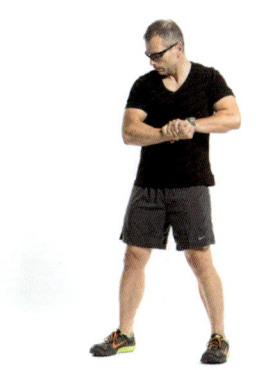

Du hast deine erste Joggingeinheit hinter dir. Jetzt folgt der erste Part des Krafttrainings. Bizepscurls kräftigen die Arme. Erst der rechte Arm, dann der linke. Beschreibung: Seite 130.

Weiter geht es mit:
Übung 2, Einarmige Dips mit Beinstreckung ➡

Bizepscurls stehend

2) Einarmige Dips mit Beinstreckung (20 s, 30 s, 45 s)

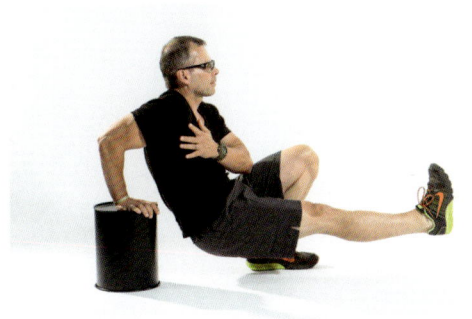

Eine perfekte Übung für den Trizeps. Du kannst dich auf einer Parkbank abstützen. Wieder trainierst du zunächst den einen Arm, danach den anderen.
Seite 140.

Weiter geht es mit: Übung 3, Einbeinige Kniebeuge ➡

Einarmige Dips mit Beinstreckung

3) Einbeinige Kniebeuge (20 s, 30 s, 45 s)

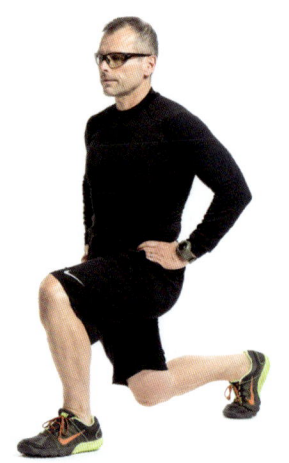

Die letzte Übung bevor der zweite Ausdauerteil folgt. Du belastest zunächst 20-45 s das rechte Bein, danach das linke. Die einbeinige Kniebeuge trainiert die gesamte Oberschenkelmuskulatur. Seite 112.

Einbeinige Kniebeuge

Weiter geht es mit:
Übung 1, Einbeinige Kniebeuge mit Rotation ➡

Workout-Point 2

1) Einbeinige Kniebeuge mit Rotation (20 s, 30 s, 45 s)

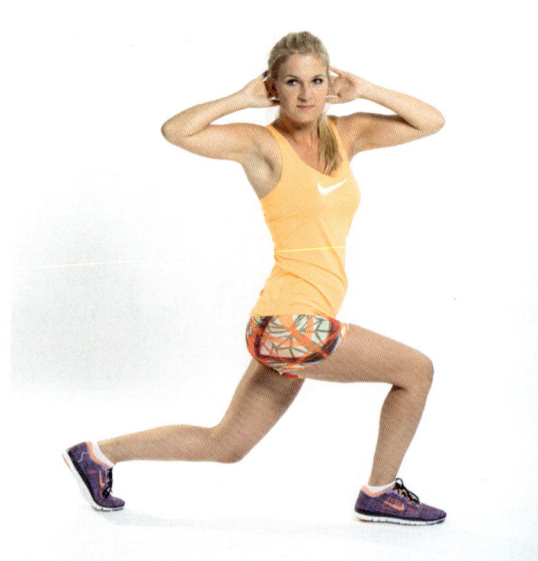

Der zweite Teil des Krafttrainings beginnt. Du trainierst mit den einbeinigen Kniebeugen Oberschenkel, Gesäß und Rumpf. Wieder zunächst das rechte Bein, danach das linke. Seite 113.

Einbeinige Kniebeuge mit Rotation

Weiter geht es mit:
Übung 2, Dynamischer Sprung ➡

2) Dynamischer Sprung (20 s, 30 s, 45 s)

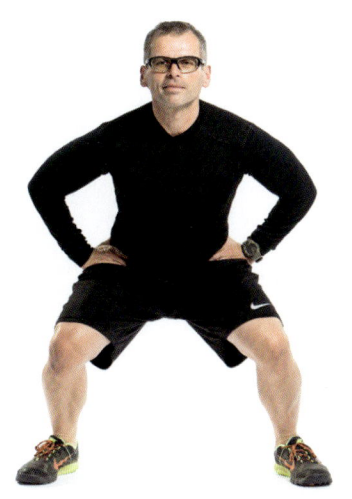

Eine verhältnismäßig einfache Übung für Ober-schenkel- und Gesäßmuskulatur. Seite 114.

Weiter geht es mit:
Übung 3, Beidbeinige Sprünge ➡

Dynamischer Sprung

3) Beidbeinige Sprünge (20 s, 30 s, 45 s)

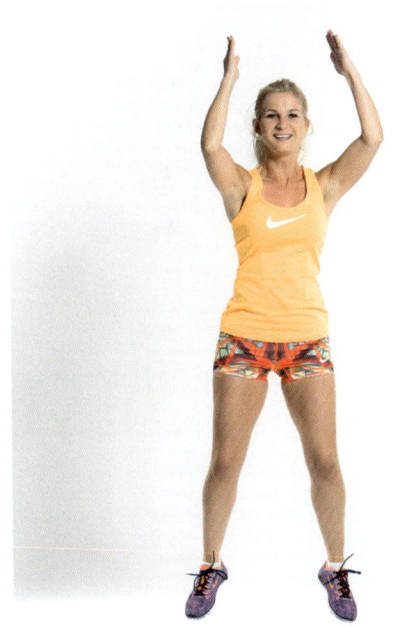

Wieder werden Oberschenkel und Gesäß bean-sprucht. Im Anschluss folgt dein letztes Ausdauer-intervall. Seite 121.

Weiter geht es mit:
Übung 1, Die Brücke ➡

Beidbeinige Sprünge

Workout-Point 3

1) Die Brücke (20 s, 30 s, 45 s)

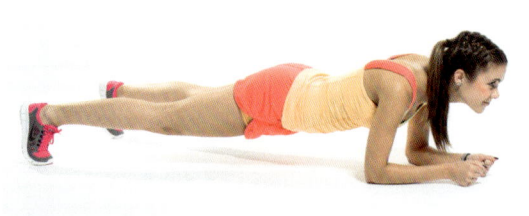

Die Brücke

Im letzten Teil des Krafttrainings arbeiten Rumpf- und Bauchmuskulatur. Bei der Übung „Die Brücke" kannst du ein Handtuch für die Arme als Unterlage nutzen. Seite 87.

Weiter geht es mit:
Übung 2, Rumpfstrecker im Stehen ➡

2) Rumpfstrecker im Stehen (20 s, 30 s, 45 s)

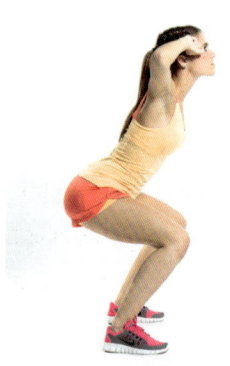

Rumpfstrecker im Stehen

Eine ideale Übung für das Outdoor-Workout, weil du im Stehen trainierst. Vor allem der untere Rücken wird beansprucht. Seite 104.

Weiter geht es mit:
Übung 3, Unterarmstütz mit Rumpfrotation ➡

3) Unterarmstütz mit Rumpfrotation (20 s, 30 s, 45 s)

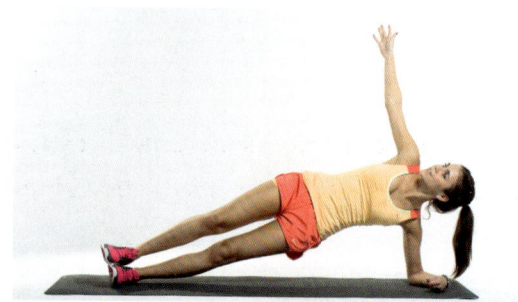

Unterarmstütz mit Rumpfrotation

Auch bei dieser Übung kannst du ein Handtuch als Unterlage benutzen. Es werden hauptsächlich der Rumpf und die Schultern trainiert. Du führst die Übung zunächst auf dem linken Arm abgestützt aus, danach auf dem rechten. Seite 99.

Weiter geht es mit:
Übung 4, Rumpfaufdreher ➡

4) Rumpfaufdreher (20 s, 30 s, 45 s)

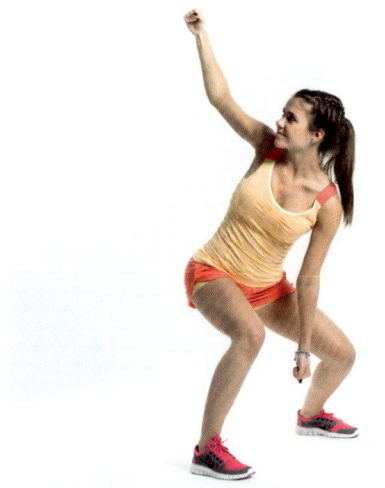

Rumpfaufdreher

Kräftigt den gesamten Rumpfbereich. Seite 105.

Weiter geht es mit:
Übung 5, Statisches Beinstrecken ➡

5) Statisches Beinstrecken (20 s, 30 s, 45 s)

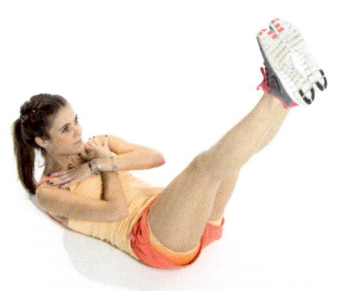

Statisches Beinstrecken

Die letzte Übung dieses Workouts – ein echter Hammer für die Bauchmuskeln zum Abschluss. Lege dich dafür am besten auf dein Handtuch. Seite 87.

Punkte dich fit!® ✳ ✳ ✳

Das Outdoor-Workout absolvierst du in der Regel lediglich einmal pro Einheit – da der Zirkel durch das Joggen vor den Workout-Points deutlich zeitintensiver ist. Du darfst dir für dieses Training 80 Punkte gutschreiben.

Büro-Workout

Ein kurzes Programm in der Mittagspause bringt den Körper wieder in Schwung. Wer tagsüber viel sitzt und am Computer arbeitet, sollte sich auch zwischendurch die eine oder andere Zerstreuung gönnen. Ideal am Arbeitsplatz: ein Stretchingzirkel, der maximal 5 min dauert.

1) Entspannte Brust (3 x 10 s, jeweils 10 s Pause)

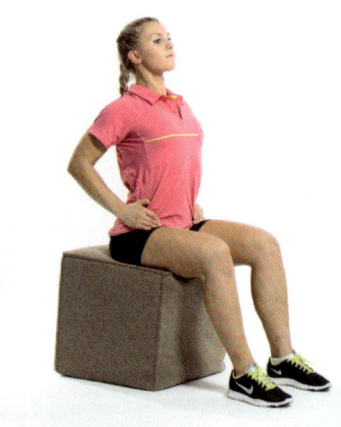

Die Übung kannst du perfekt am Schreibtisch durchführen – sie entspannt Brust, Schultern und Bauch. Beschreibung: Seite 179.

Weiter geht es mit:
Übung 2, Schulterziehen ➡

Entspannte Brust

2) Schulterziehen (3 x 10 s, jeweils 10 s Pause)

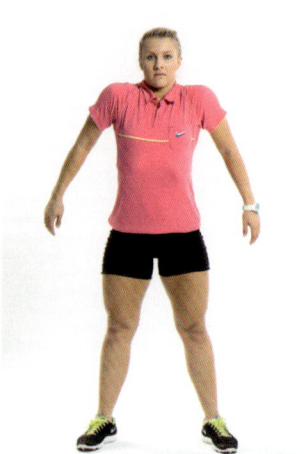

Du leidest unter Verspannungen im Schulterbereich? Genau die richtige Übung für dich! Seite 180.

Weiter geht es mit: Übung 3,
T-Stretch ➡

Schulterziehen

3) T-Stretch (3 x 10 s, jeweils 10 s Pause)

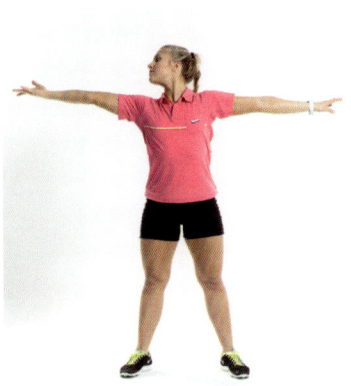

Ebenfalls eine Übung, die vor allem für die Schultern und die Halswirbelsäule angenehm ist. Seite 181.

Weiter geht es mit:
Übung 4, Rückenstrecker ➡

T-Stretch

4) Rückenstrecker (3 x 10 s, jeweils 10 s Pause)

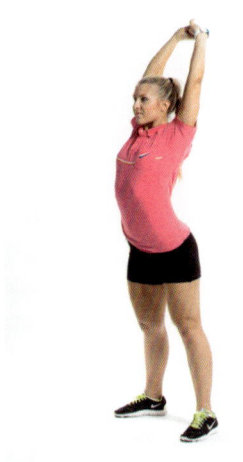

Wer unter Rückenschmerzen leidet, wird diese Übung lieben – bereits 3 x 10 s entspannen ungemein.
Seite 182.

Weiter geht es mit:
Übung 5, Katzenbuckel ➡

Rückenstrecker

5) Katzenbuckel (3 x 10 s, jeweils 10 s Pause)

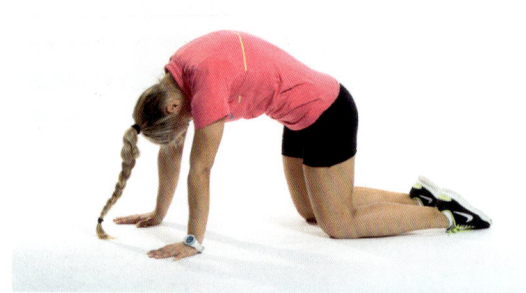

Katzenbuckel

Die letzte Übung für den unteren sowie den oberen Rücken. Seite 182.

Weiter geht es mit: Übung 6, Wadendehnen ➡

6) Wadendehnen (3 x 10 s pro Bein, jeweils 10 s Pause)

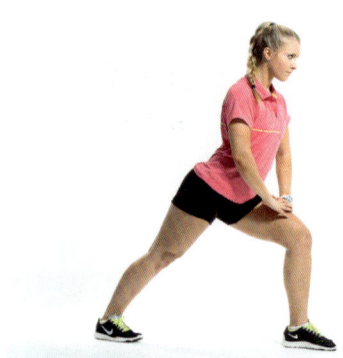

Wadendehnen

Zum Abschluss ein kurzes Dehnen der Wadenmuskulatur. Seite 185.

Punkte dich fit!® ✳ ✳ ✳

Der Stretching-Zirkel dient vor allem der Entspannung während des Arbeitstages. Ein Durchgang genügt. Du erhältst 10 Punkte.

Cool-down-Workout

Am späten Abend vor dem Schlafengehen solltest du dich nicht mehr zu stark auspowern. Sehr wohl kannst du aber eine gemäßigte Trainingseinheit absolvieren, um den Tag langsam ausklingen zu lassen. Damit die Belastung nicht zu intensiv wird, folgen beim Cool-down-Zirkel nie mehr als zwei Übungen für die gleichen Körperpartien aufeinander.

Punkte dich fit!® ✳✱✱

Wiederhole diesen Zirkel am Abend nicht häufiger als einmal. Du erhältst 20 Punkte.

1) Rumpfdrehen im Fersensitz (20 s, 30 s, 45 s)

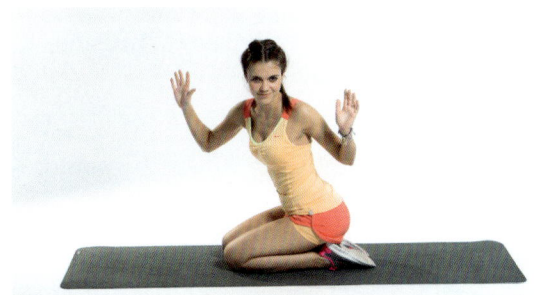

Das Abend-Workout beginnt mit einer Übung für den gesamten Rumpfbereich. Beschreibung: Seite 102.

Weiter geht es mit: Übung 2, Wechselseitiger Beinanzug ➡

Rumpfdrehen im Fersensitz

2) Wechselseitiger Beinanzug (20 s, 30 s, 45 s)

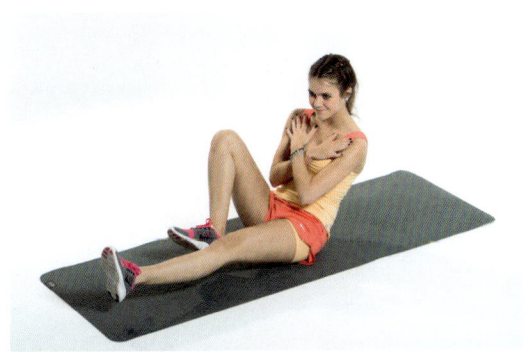

Bei dieser Übung wird vor allem die Bauchmuskulatur beansprucht.
Seite 100.

Weiter geht es mit: Übung 3, Der kombinierte Beinabspreizer ➡

Wechselseitiger Beinanzug

3) Der kombinierte Beinabspreizer (20 s, 30 s, 45 s)

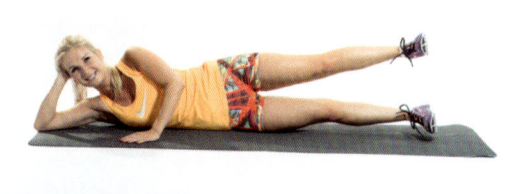

Der kombinierte Beinabspreizer

Wechsel zu den Beinen: Die Oberschenkel- sowie die Hüft-Lenden-Muskulatur arbeiten nun. Du führst einen Durchgang mit dem linken Bein aus, danach mit dem rechten. Seite 120.

Weiter geht es mit: Übung 4, Bodenrudern ➡

4) Bodenrudern (20 s, 30 s, 45 s)

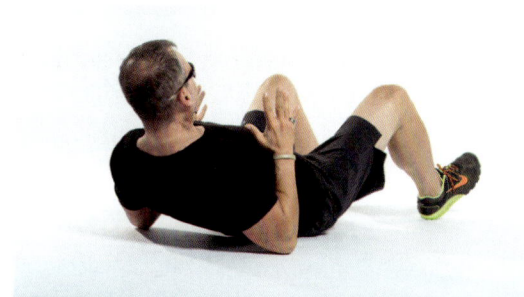

Bodenruderen

Die erste Übung für den Oberkörper. Beim Bodenrudern wird vor allem der breite Rückenmuskel trainiert. Zudem arbeitet die Bauchmuskulatur. Seite 133.

Weiter geht es mit: Übung 5, Liegestütze mit Core-Drehung ➡

5) Liegestütze mit Core-Drehung (20 s, 30 s, 45 s)

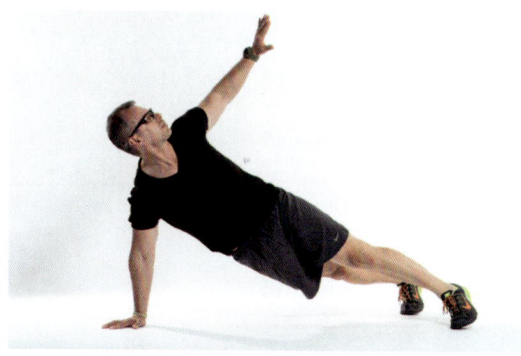

Liegestütze mit Core-Drehung

Fast der gesamte Oberkörper wird bei dieser Übung beansprucht – besonders intensiv für Brust, Schultern, Rumpf und Trizeps. Seite 137.

Weiter geht es mit: Übung 6, Seitlicher Knieanzieher ➡

6) Seitlicher Knieanzieher (20 s, 30 s, 45 s)

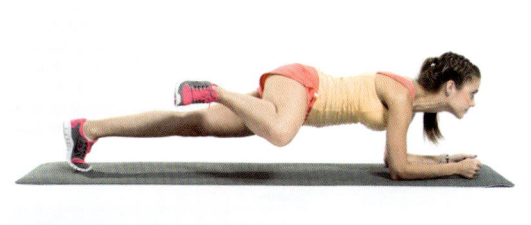

Seitlicher Knieanzieher

Der Bauch ist wieder an der Reihe. Vor allem die seitlichen Bauchmuskeln werden beansprucht. Seite 96.

Weiter geht es mit: Übung 7, Der Delfin ➡

7) Der Delfin (20 s, 30 s, 45 s)

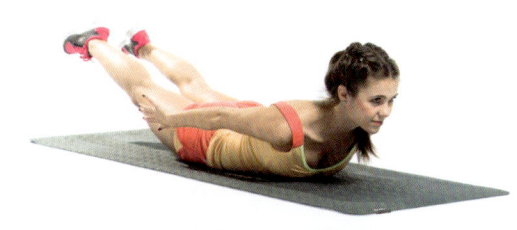

Der Delfin

Nach den Bauchmuskeln arbeitet wieder der untere Rücken. Seite 92.

Weiter geht es mit: Übung 8, Der kombinierte Beindrücker ➡

8) Der kombinierte Beindrücker (20 s, 30 s, 45 s)

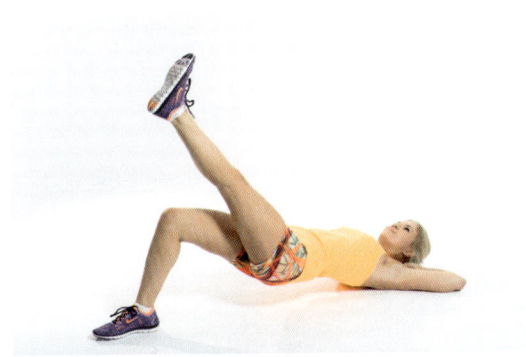

Der kombinierte Beindreher

Eine Übung, die vor allem den Beinbeuger und das Gesäß beansprucht. Du absolvierst zunächst einen kompletten Durchgang mit dem linken Bein, erst danach kommt das rechte zum Einsatz. Seite 118.

Weiter geht es mit: Übung 9, Bizepscuris ➡

9) Bizepscurls (20 s, 30 s, 45 s)

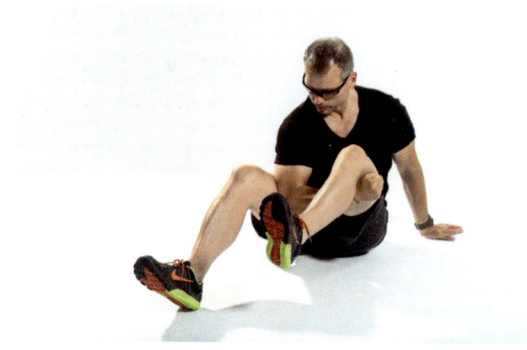

Bizepscurls

Das Training des Bizeps darf in keinem Zirkel fehlen. Zunächst mit dem rechten Arm, danach mit dem linken. Seite 130.

Weiter geht es mit:
Übung 10, Der Ruderer ➡

10) Der Ruderer (20 s, 30 s, 45 s)

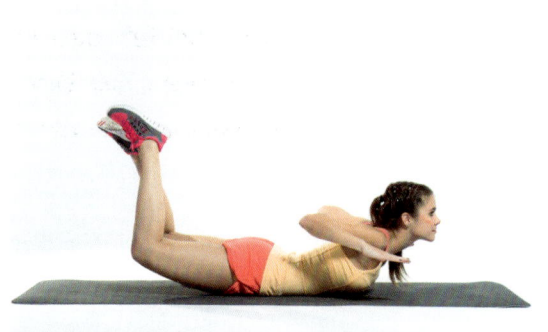

Der Ruderer

Ein Klassiker für das Training des gesamten Rückens und des hinteren Schulterbereichs. Seite 97.

Weiter geht es mit:
Übung 11, Die Beinschere ➡

11) Die Beinschere (20 s, 30 s, 45 s)

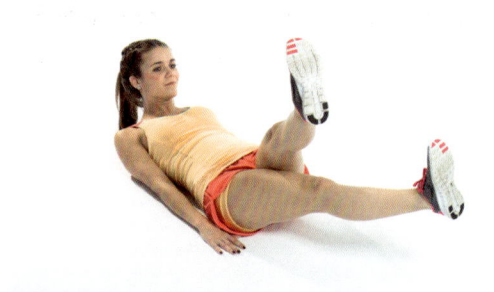

Die Beinschere

Die letzte Übung in diesem Zirkel für die Bauchmuskulatur. Seite 94.

Weiter geht es mit: Übung 12, Rückwärtiger Ausfallschritt mit Beinanziehen ➡

12) Rückwärtiger Ausfallschritt mit Beinanziehen (20 s, 30 s, 45 s)

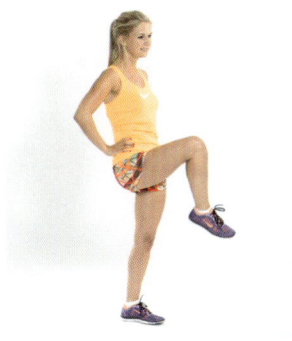

Noch einmal kommen die Beine dran. Die Übung beansprucht die gesamte Oberschenkelmuskulatur sowie das Gesäß. Wie bei den meisten Beinübungen: erst ein Durchgang mit links, danach mit rechts. Seite 115.

Weiter geht es mit: Übung 13, Dynamische Brücke ➡

Rückwärtiger Ausfallschritt mit Beinanziehen

13) Dynamische Brücke (20 s, 30 s, 45 s)

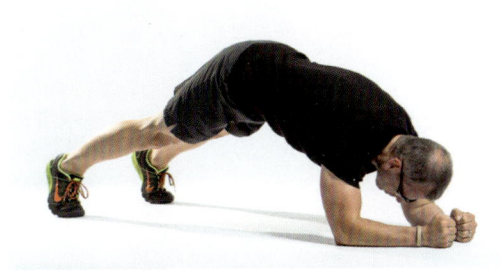

Endspurt! Die „Dynamische Brücke" trainiert hauptsächlich Rumpf und Schultern und beansprucht zudem die Wadenmuskulatur. Seite 139.

Weiter geht es mit: Übung 14, Bauchrudern ➡

Dynamische Brücke

14) Bauchrudern (20 s, 30 s, 45 s)

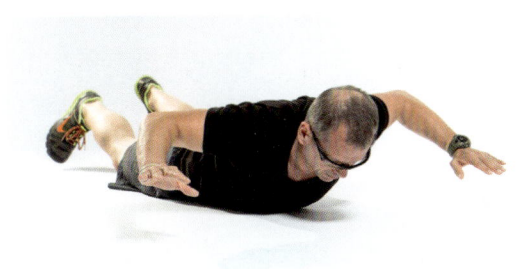

Die letzte Übung deines Abendprogramms. Beim Bauchrudern werden noch einmal der untere Rücken, der breite Rückenmuskel und die Schultern gefordert. Seite 144.

Bauchrudern

Zusatz-Workouts

Die folgenden vier Ganzkörper-Workouts bestehen alle aus jeweils acht
Übungen mit unterschiedlichen Schwierigkeitsgraden. Die Zirkel sorgen für
Abwechslung – und du punktest wie immer je nach Anzahl der Durchgänge.

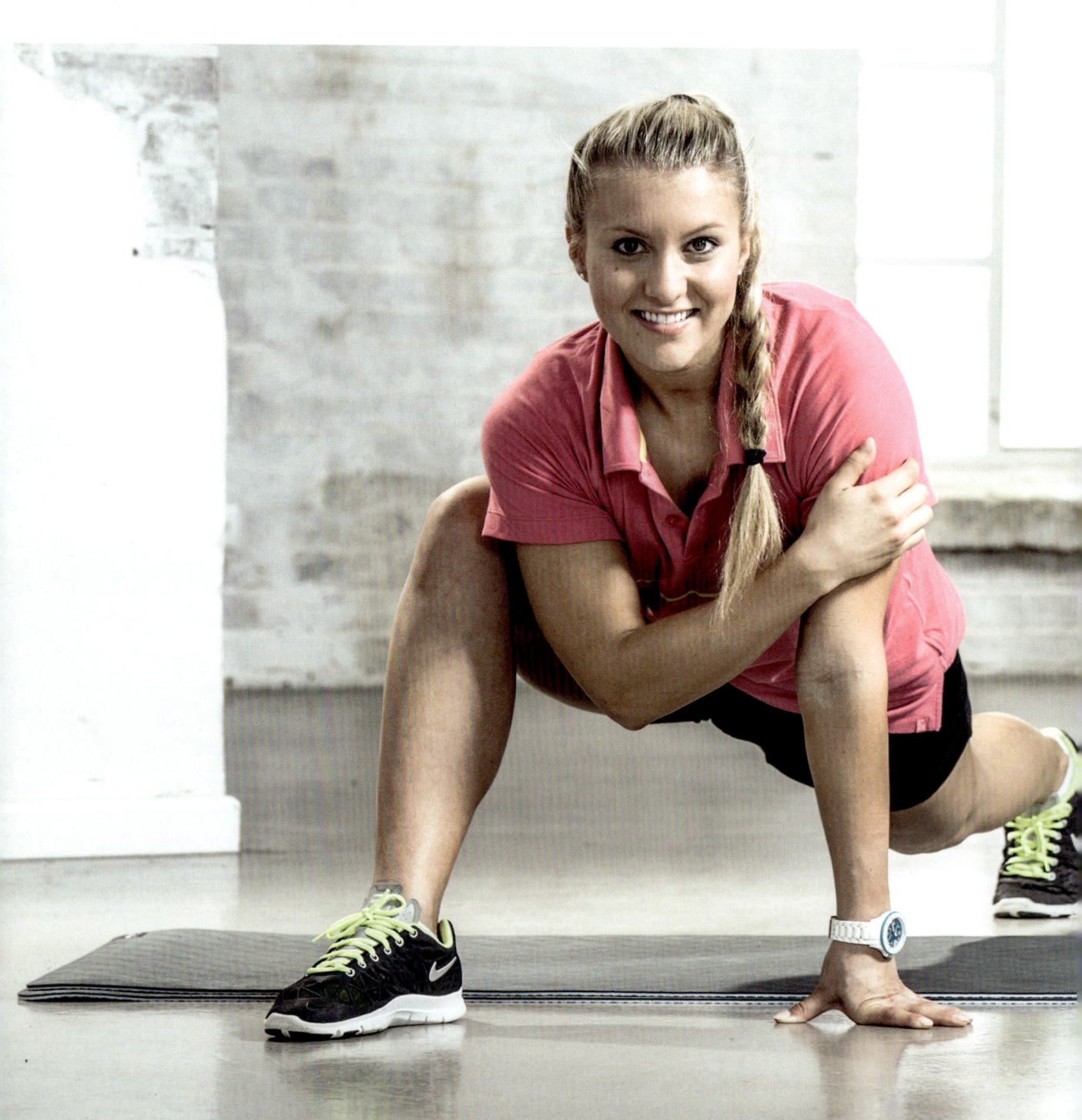

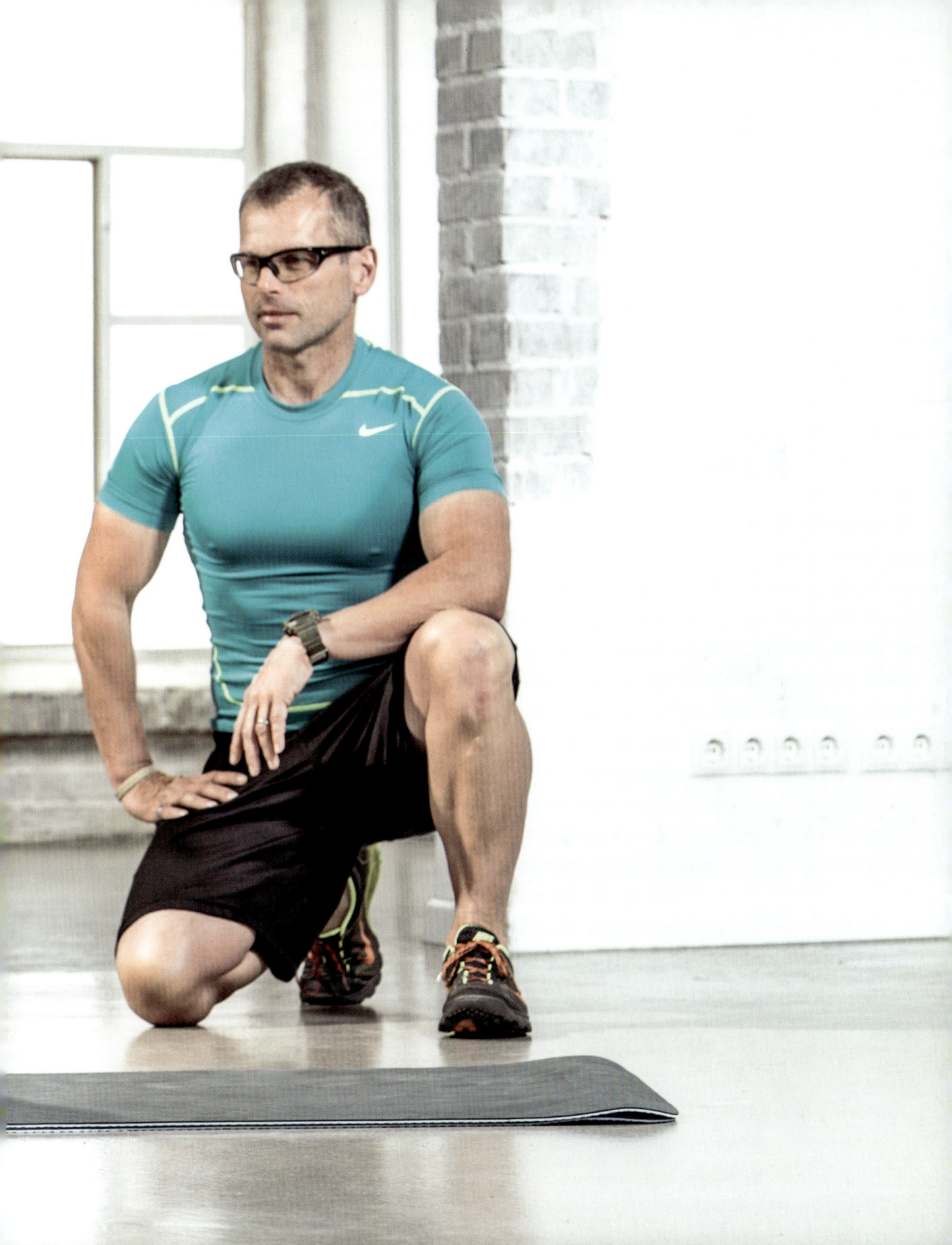

Zusatz-Workout 1

1) Rotationbauchsaufzug (20 s, 30 s, 45 s)

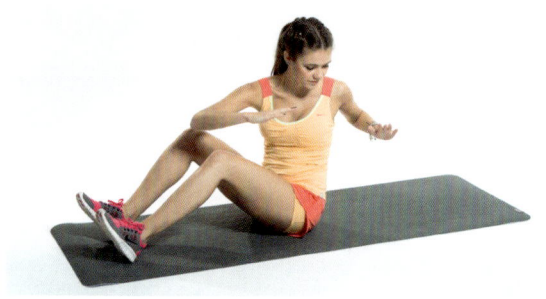

Du trainierst den Bauch und zusätzlich den unteren Rücken. Seite 80

Weiter geht es mit:
Übung 2, Einbeinige Kniebeuge
mit Rotation ➡

Rotationbauchsaufzug

2) Einbeinige Kniebeuge mit Rotation (20 s, 30 s, 45 s)

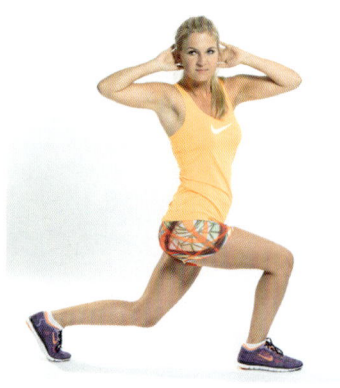

Eine Übung für Oberschenkel, Gesäß und Rumpf. Seite 113

Weiter geht es mit:
Übung 3, Militär Liegestütze ➡

Einbeinige Kniebeuge mit Rotation

3) Militär Liegestütze (20 s, 30 s, 45 s)

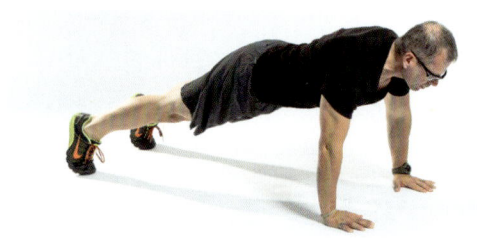

Ideal, um den gesamten Oberkörper zu kräftigen: Brust, Schultern, Bauch, unterer Rücken, Trizeps. Seite 143

Weiter geht es mit:
Übung 4, Kreuztritt ➡

Militär Liegestütze

4) Kreuztritt (20 s, 30 s, 45 s)

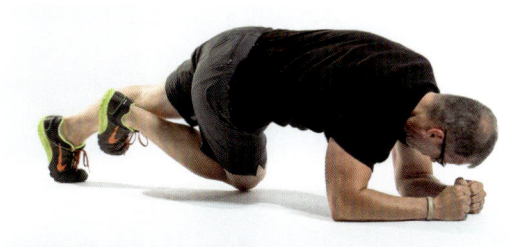

Du bleibst in ähnlicher Position, arbeitest nun speziell für die seitlichen Bauchmuskeln und den unteren Rücken. Seite 101

Weiter geht es mit:
Übung 5, Gestrecktes Beinheben ➡

Kreuztritt

5) Gestrecktes Beinheben (20 s, 30 s, 45 s)

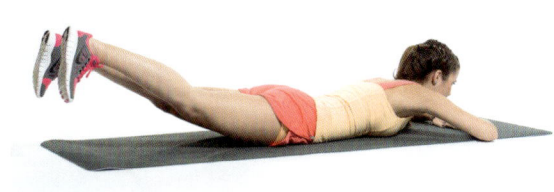

Ein Klassiker für den unteren Rücken und das Gesäß. Seite 82

Weiter geht es mit:
Übung 6, Kniebeuge mit Tritt ➡

Gestrecktes Beinheben

6) Kniebeuge mit Tritt (20 s, 30 s, 45 s)

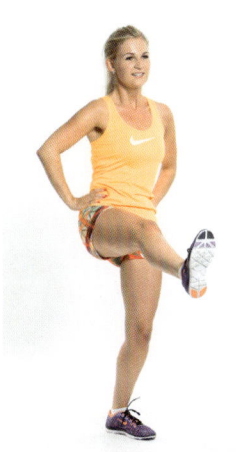

Die Beine sind wieder dran – und ebenfalls das Gesäß. Seite 125

Weiter geht es mit:
Übung 7, Gestreckter Bauchaufzug ➡

Kniebeuge mit Tritt

7) Gestreckter Bauchaufzug (20 s, 30 s, 45 s)

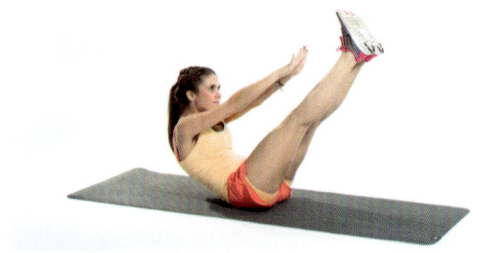

Brutale Übung für den Bauch und den unteren Rücken. Seite 83

Weiter geht es mit:
Übung 8, High Knees ➡

Gestreckter Bauchaufzug

8) High Knees (20 s, 30 s, 45 s)

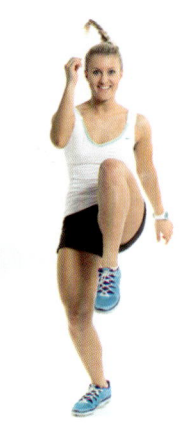

Beansprucht fast den ganzen Körper und geht ordentlich auf die Pumpe! Seite 162

High Knees

Punkte dich fit!® (für alle 4 Zusatz-Workouts) ✳ ✳ ✳

1 Durchgang = 10 Punkte

2 Durchgänge, jeweils 90 s Pause zwischen den Durchgängen = 25 Punkte

3 Durchgänge, jeweils 90 s Pause zwischen den Durchgängen = 45 Punkte

4 Durchgänge, jeweils 90 s Pause zwischen den Durchgängen = 70 Punkte

5 Durchgänge, jeweils 90 s Pause zwischen den Durchgängen = 100 Punkte

6 Durchgänge, jeweils 90 s Pause zwischen den Durchgängen = 150 Punkte

7 Durchgänge, jeweils 90 s Pause zwischen den Durchgängen = 200 Punkte

Zusatz-Workout 2

1) Plank Knees Up (20 s, 30 s, 45 s)

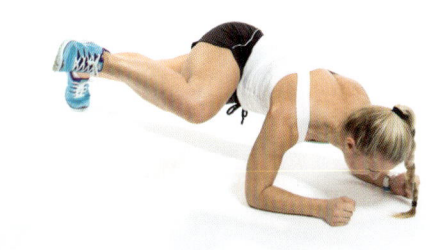

Ein Kracher zum Einstieg! Beansprucht Bauch, unteren Rücken, Schulter, Brust, Hüft-Lenden-Muskel. Seite 163

Weiter geht es mit:
Übung 2, Rumpfaufdrehen im Vierfüßlerstand ➡

Plank Knees Up

2) Rumpfaufdrehen im Vierfüßlerstand (20 s, 30 s, 45 s)

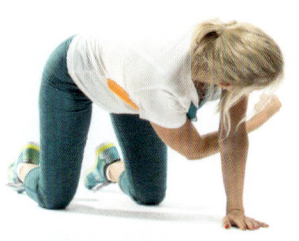

Keine besonders schwere Übung – aber perfekt für Rumpf und Schultergürtel. Seite 132

Weiter geht es mit:
Übung 3, Gesprungener Ausfallschritt ➡

Rumpfaufdrehen im Vierfüßlerstand

3) Gesprungener Ausfallschritt (20 s, 30 s, 45 s)

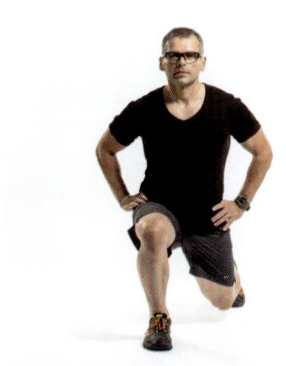

Erfordert eine gute Balance – und kräftigt Beinmuskulatur und Gesäß. Seite 122

Weiter geht es mit:
Übung 4, Wide Push Ups ➡

Gesprungener Ausfallschritt

4) Wide Push Ups (20 s, 30 s, 45 s)

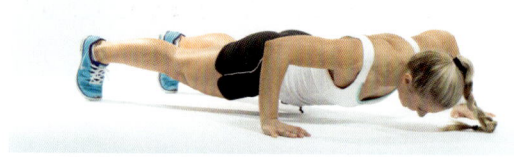

Wide Push Ups

Breite Liegestütze, ideal für Brust, Schultern, Bauch, unteren Rücken und Trizeps. Seite 161

Weiter geht es mit:

Übung 5, Der Taucher ➡

5) Der Taucher (20 s, 30 s, 45 s)

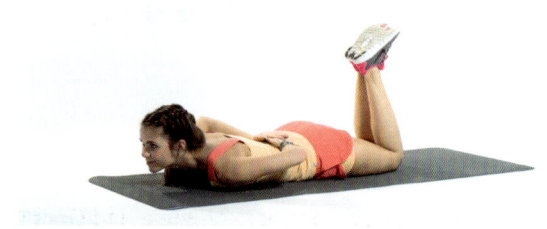

Der Taucher

Eine der effektivsten Übungen für den unteren Rücken. Seite 95

Weiter geht es mit:

Übung 6, Beinschere ➡

6) Beinschere (20 s, 30 s, 45 s)

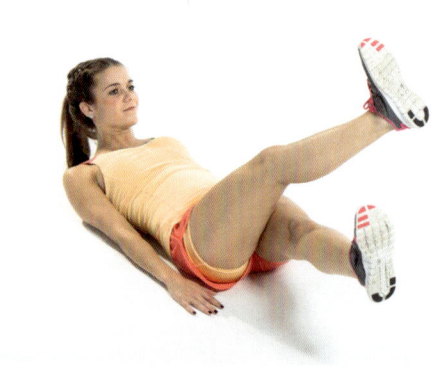

Beinschere

Du trainierst den Gegenspieler des unteren Rückens – den Bauch. Seite 94

Weiter geht es mit:

Übung 7, Liegestütze mit Core Drehung ➡

7) Liegestütze mit Core Drehung (20 s, 30 s, 45 s)

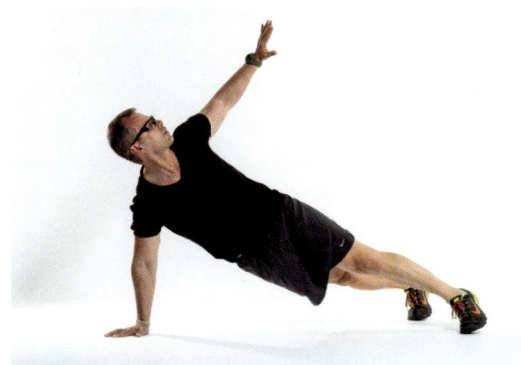

Die letzte Übung für den Oberkörper. Beansprucht werden Rumpf, Schultern, Brust und Trizeps. Seite 137

Weiter geht es mit:
Übung 8, Beidbeinige Sprünge ➡

Liegestütze mir Core Drehung

8) Beidbeinige Sprünge (20 s, 30 s, 45 s)

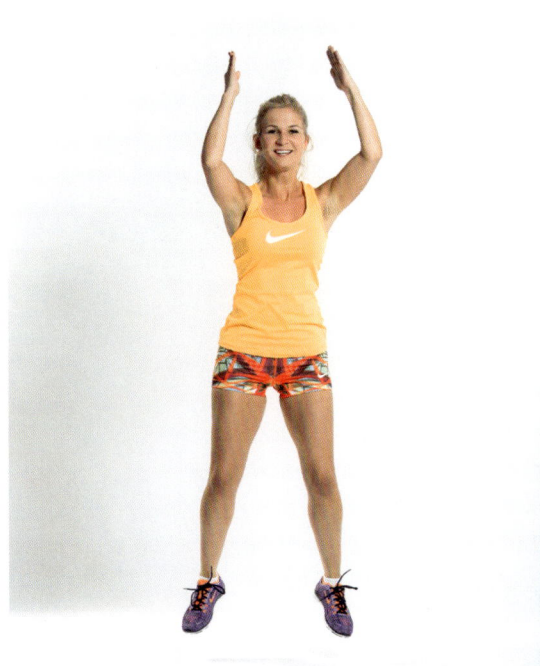

Zum Abschluss sind noch einmal Beine und Gesäß dran. Seite 121

Beidbeinige Sprünge

Zusatz-Workout 3

1) Beindrücker links und rechts (20 s, 30 s, 45 s)

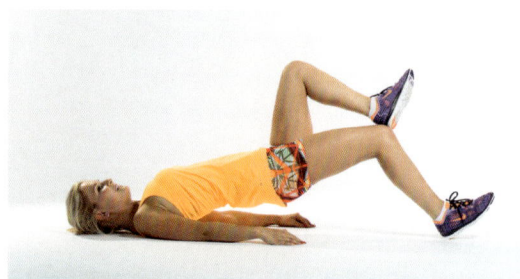

Ein Klassiker beim Bodyweight Training für die Beine. Seite 117

Weiter geht es mit:
Übung 2, Rumpfdreher im Fersensitz ➡

Beindrücker links und rechts

2) Rumpfdreher im Fersensitz (20 s, 30 s, 45 s)

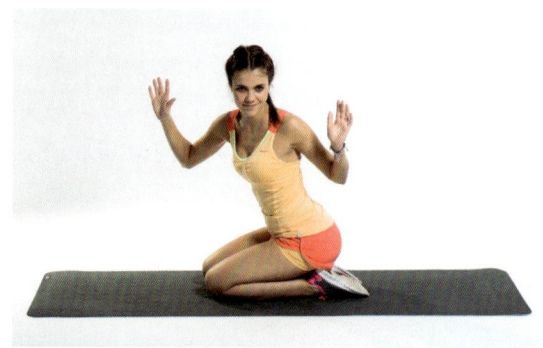

Eine eher seichte Übung für den gesamten Rumpf. Seite 102

Weiter geht es mit:
Übung 3, Der Käfer ➡

Rumpfdreher im Fersensitz

3) Der Käfer (20 s, 30 s, 45 s)

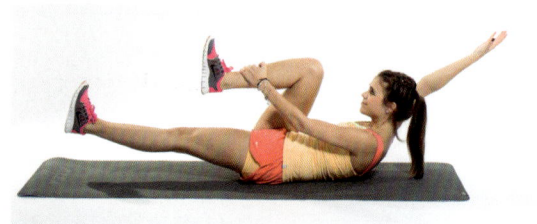

Dafür wird es jetzt schon härter – die Bauchmuskeln müssen arbeiten. Seite 78

Weiter geht es mit:
Übung 4, Star Jumps ➡

Der Käfer

4) Star Jumps (20 s, 30 s, 45 s)

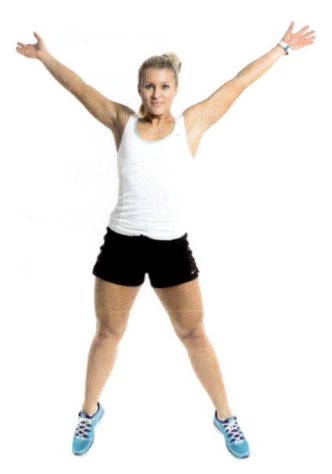

Ein Teil des HIT-Zirkels. Oberschenkel, Schultern und Rumpf werden beansprucht. Seite 164

Weiter geht es mit:
Übung 5, Dynamische Liegestütze ➡

Star Jumps

5) Dynamische Liegestütze (20 s, 30 s, 45 s)

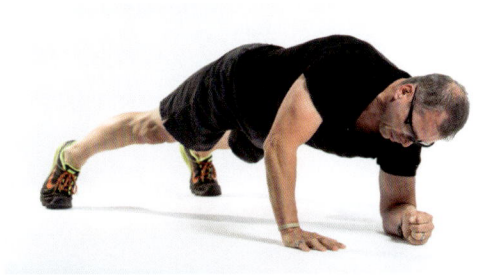

Perfekt für den gesamten Oberkörper. Seite 146

Weiter geht es mit:
Übung 6, Mountain Climbers ➡

Dynamische Liegestütze

6) Mountain Climbers (20 s, 30 s, 45 s)

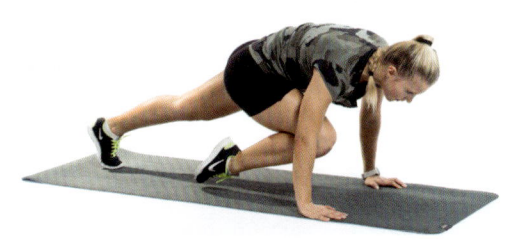

Anstrengend auf die Dauer – Ganzkörperübung! Seite 168

Weiter geht es mit:
Übung 7, Das Klappmesser ➡

Mountain Climbers

7) Das Klappmesser (20 s, 30 s, 45 s)

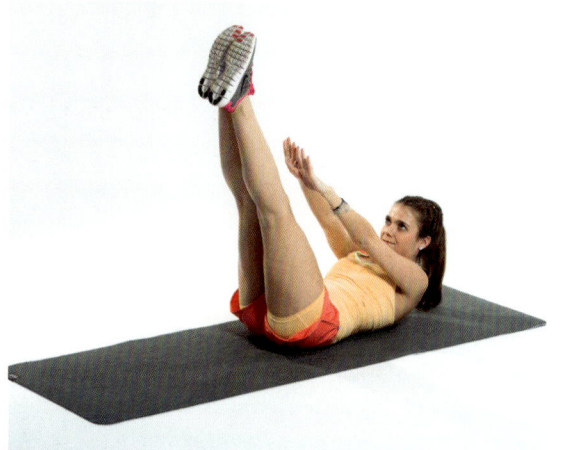

Eine der härtesten Übungen für den Bauch. Durchhalten! Seite 98

Das Klappmesser

Weiter geht es mit:
Übung 8, Unteramrstütz mit Rotation links und rechts ➡

8) Unterarmstütz mit Rotation links und rechts (20 s, 30 s, 45 s)

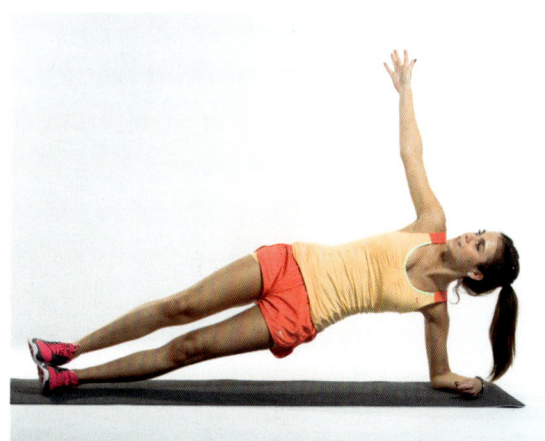

Zum Abschluss trainierst du Rumpf und Schultern. Seite 99

Unterarmstütz mit Rotation links und rechts

Zusatz-Workout 4

1) Russian Twist (20 s, 30 s, 45 s)

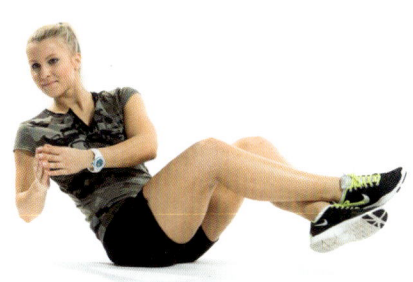

Du startest dein Workout mit einer Übung für Bauch und Rücken. Seite 169

Weiter geht es mit:
Übung 2, 180 Grad Sprünge ➡

Russian Twist

2) 180 Grad Sprünge (20 s, 30 s, 45 s)

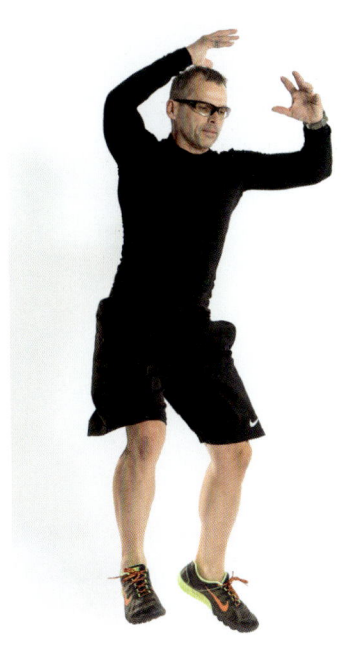

Jetzt liegt der Schwerpunkt auf den Beinen – und gleichzeitig werden Gesäß und Rumpf beansprucht. Seite 127

Weiter geht es mit:
Übung 3, Der Delfin ➡

180 Grad Sprünge

3) Der Delfin (20 s, 30 s, 45 s)

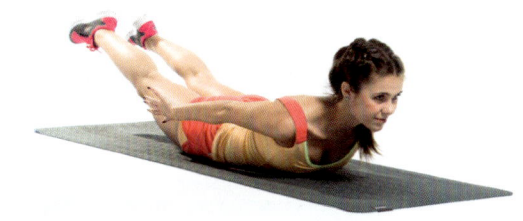

Der Delfin

Perfekt für den unteren Rücken. Seite 92

Weiter geht es mit:
Übung 4, Die Kerze ➡

4) Die Kerze (20 s, 30 s, 45 s)

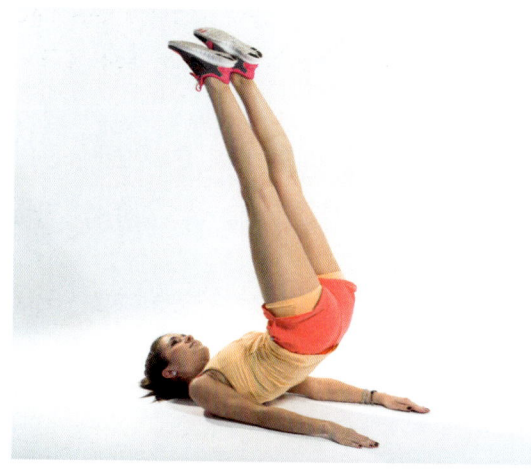

Die Kerze

Achtung, echt hart! Sorgt auf Dauer für eine Six-pack-Garantie! Seite 88

Weiter geht es mit:
Übung 5, Plank Jacks ➡

5) Plank Jacks (20 s, 30 s, 45 s)

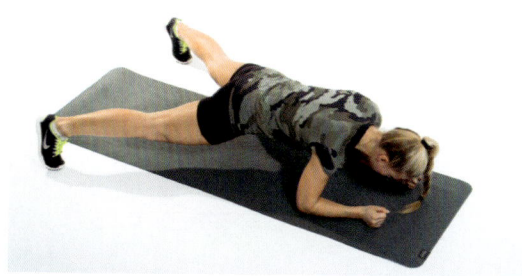

Plank Jacks

Fast der gesamte Körper wird trainiert – Rumpf, Schultern, Gesäß, Abduktoren, Adduktoren. Seite 175

Weiter geht es mit:
Übung 6, Dynamische Brücke ➡

6) Dynamische Brücke (20 s, 30 s, 45 s)

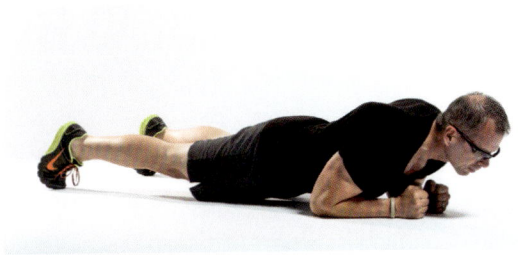

Wieder liegt der Schwerpunkt auf dem Rumpf. Seite 139

Weiter geht es mit:

Übung 7, Wide Push ups ➡

Dynamische Brücke

7) Wide Push Ups (20 s, 30 s, 45 s)

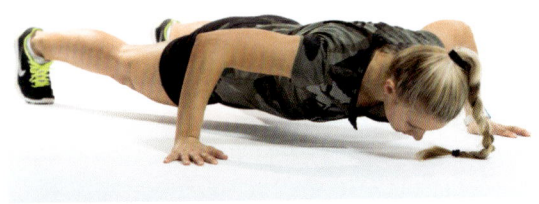

Breite Liegestütze, auch hier wird der gesamte Oberkörper extrem stark beansprucht. Seite 173

Weiter geht es mit:

Übung 8, Rückwärtiger Ausfallschritt mit Beinanziehen ➡

Wide Push Ups

8) Rückwärtiger Ausfallschritt mit Beinanziehen (20 s, 30 s, 45 s)

Am Ende noch eine Übung für Oberschenkel und Gesäß. Seite 115

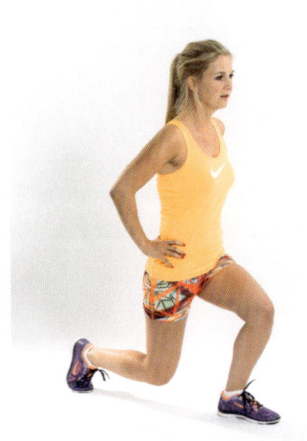

Rückwärtiger Ausfallschritt mit Beinanziehen

Keine Ausreden – deine 14-Tage-Challenge!

Du möchtest trainieren wie ein Profisportler? Vielleicht willst du vor dem nächsten Strandurlaub in kurzer Zeit richtig in Form kommen?

Die folgende 14-Tage-Challenge, bestehend aus Bodyweight-, Sprint- und Laufeinheiten, wird dich zwei Wochen lang an deine Grenzen bringen. Sämtliche Übungen hast du in diesem Buch bereits kennengelernt. Ich verspreche dir eines: Nach den zwei Wochen hast du dein Fitnesslevel deutlich gesteigert!

MONTAG, TAG 1
Intervallläufe
200 Meter Sprint
50 Kniebeugen
400 Meter joggen
50 Liegestütze
200 Meter Sprint
20 Ausfallschritte pro Seite
400 m joggen
Wiederhole die Abläufe je nach Fitnesszustand zwei- bis dreimal. Auch bei der Anzahl von Kniebeugen (10-50), Liegestütze (5-50) und Ausfallschritten (10-20) kannst du entsprechend deines Leistungsniveaus variieren.

DIENSTAG, TAG 2
Kraftausdauer
Burpees (Einsteiger 5, Könner 8, Profis 10 Wiederholungen)
Liegestütze (5, 10, 15)
Klappmesser (10, 15, 20)
Kniebeugen (10, 20, 25)
Ausfallschritte (10, 20, 30 pro Seite)
Dips (10, 20, 35)
Mountain Climbers (15, 20, 40 pro Seite)
Hampelmann (20, 40, 50)
Der Hocker (20, 40, 60 Sekunden)
Wiederhole die Durchgänge je nach körperlichem Zustand mit zweiminütigen Pausen bis zu dreimal.

MITTWOCH, TAG 3
Tabata-Training

(Jede Übung 2 x 20 s im Wechsel, dazwischen 10 s Pause. Bis zu 3 Durchgänge!)

Zirkel 1:

Sprint auf der Stelle

Liegestütze

Mountain Climbers

Kniebeugen

Zirkel 2:

High Knees

Burpees

Beidbeinige Sprünge

Ausfallschritte

DONNERSTAG, TAG 4
Regeneration und Kompensation

Drei harte Einheiten liegen hinter dir. Zur Regeneration und um ein sogenanntes Übertraining zu vermeiden, absolvierst du heute lediglich einen *lockeren Lauf zwischen 15 und 30 Minuten*. Im Anschluss dehnst du deine Muskulatur.

FREITAG, TAG 5
Krafttraining Körpergewicht

Käfer/angewinkeltes Beinheben (Einsteiger 3 x 15 s, Könner 3 x 20 s, Profis 3 x 30 s im Wechsel)

Ausfallschritte/Beindrücker (3 x 15 s, 3 x 20 s, 3 x 30 s im Wechsel)

Enge Liegestütze/Bodenrudern (3 x 15 s, 3 x 20 s, 3 x 30 s im Wechsel)

SAMSTAG, TAG 6
PAUSE!

SONNTAG, TAG 7
Ausdauertraining

Heute absolvierst du einen Dauerlauf mit Tempowechseln. Variiere zwischen hohem Tempo, lockerem Trab und Passagen, in denen du einfach nur gehst. Einsteiger: 15 Minuten, Könner: 30 Minuten, Profis: 45 Minuten. Anschließend dehnst du deine Muskulatur mit den bekannten Übungen (siehe Kapitel Stretching).

MONTAG, TAG 8
Kraftausdauer

Kurzes Warm up, dann Bodyweight Training für Ausdauer, Kraft und Kraftausdauer!

Mountain Climbers

Squat Jumps

Die Brücke

Burpees

Beidbeinige Sprünge

Dips

Liegestütze

Plank Jacks

Hampelmann

Einsteiger: jede Übung 20 Sekunden, Könner: jede Übung 40 Sekunden, Profis: jede Übung 60 Sekunden. Wiederhole die Durchgänge je nach körperlichem Zustand mit zweiminütigen Pausen bis zu dreimal.

DIENSTAG, TAG 9
Sprinttraining

5 x 20 Meter, 30 s Pause nach jedem Sprint, dann 90 s Pause

5 x 40 Meter, 40 s Pause nach jedem Sprint, dann 90 s Pause

4 x 60 Meter, 50 s Pause nach jedem Sprint, dann 120 Sek. Pause

3 x 80 Meter, 60 s Pause nach jedem Sprint, dann 120 s Pause

2 x 100 Meter, 90 s Pause nach jedem Sprint

10 min locker auslaufen

Dies ist die Variante für Profis! Variiere die Pausenzeiten deshalb entsprechend deines Levels!

MITTWOCH, TAG 10
Regeneration und Kompensation

Die zweite Regenerationseinheit. Heute steht ein lockerer Lauf auf dem Programm, der dich nicht anstrengen sollte. Gehe 10 bis 20 Minuten joggen und dehne anschließend deine Muskulatur.

DONNERSTAG, TAG 11
Krafttraining Körpergewicht

Wiederholung der Einheit vom ersten Freitag!

FREITAG, TAG 12
PAUSE!

SAMSTAG, TAG 13
HIT-Tabata-Training

Du startest mit einem kurzen Warm-up und absolvierst dann zwei Tabata-Zirkel:

Zirkel 1 (jede Übung 4 x 20 s, dazw. 10 s Pause)

Hampelmann

Mountain Climbers

Zirkel 2 (jede Übung 2x 20 s, dazwischen 10 s Pause)

Sprint auf der Stelle

Beidbeinige Sprünge

Sprint auf der Stelle

High Knees

SONNTAG, TAG 14
Kraftausdauer

Warm up:

10 Kniebeugen

10 Liegestütze

10 High Knees pro Seite

10 Hampelmann-Sprünge

Absolviere so viele Durchgänge wie möglich: Einsteiger eine Minute, Könner drei Minuten, Profis fünf Minuten.

Workout:

10 Ausfallschritte pro Seite

5 x Liegestütze

10 Kniebeugen

5 Liegestütze

10 Klappmesser

5 Liegestütze

10 Back Bowes

5 Liegestütze

Absolviere wieder so viele Runden wie möglich: Einsteiger 5 Minuten, Könner 10 Minuten, Profis 15 Minuten. Reduziere wenn nötig auch die Wiederholungen.

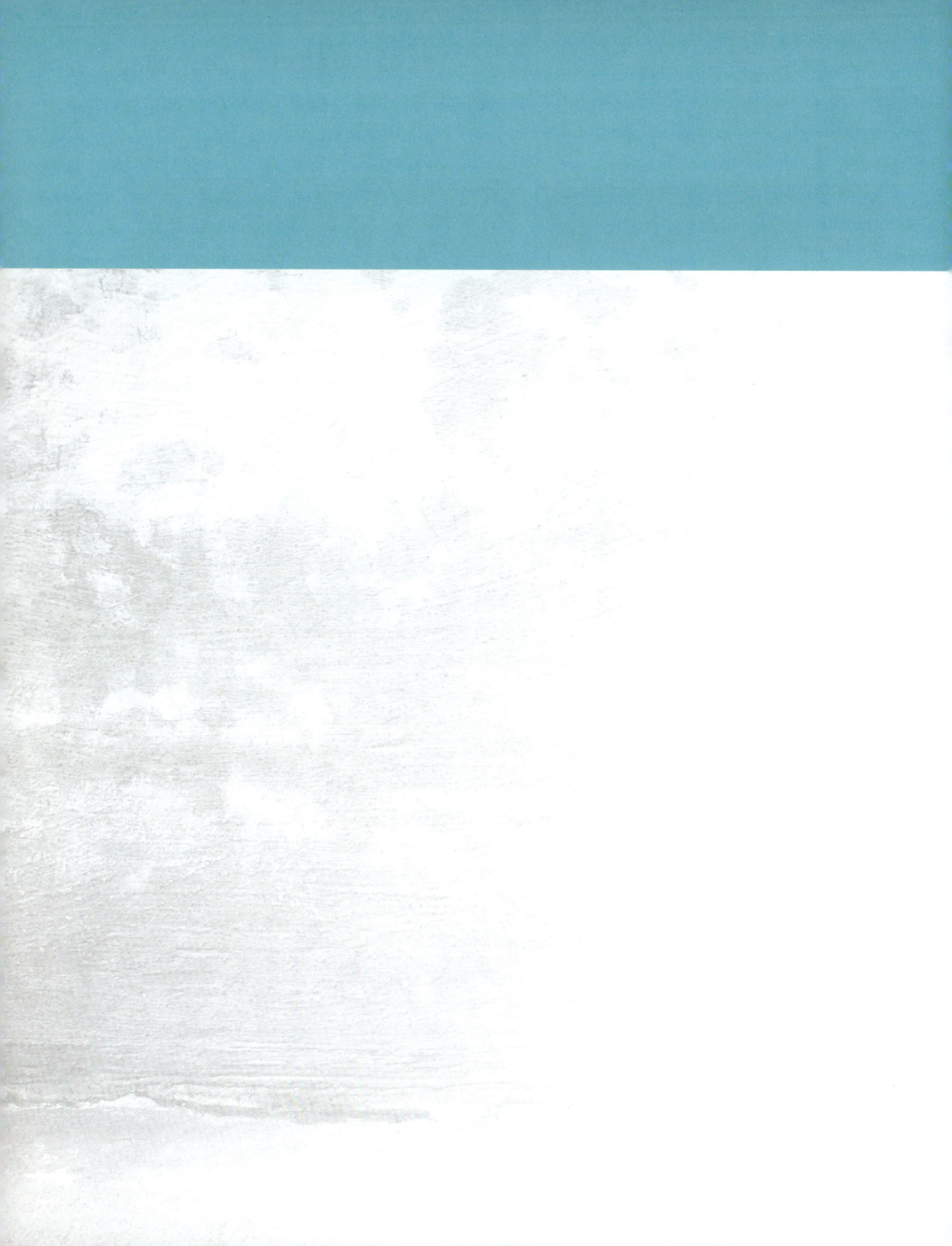

7 ERNÄHRUNG:
DU BIST, WAS DU ISST

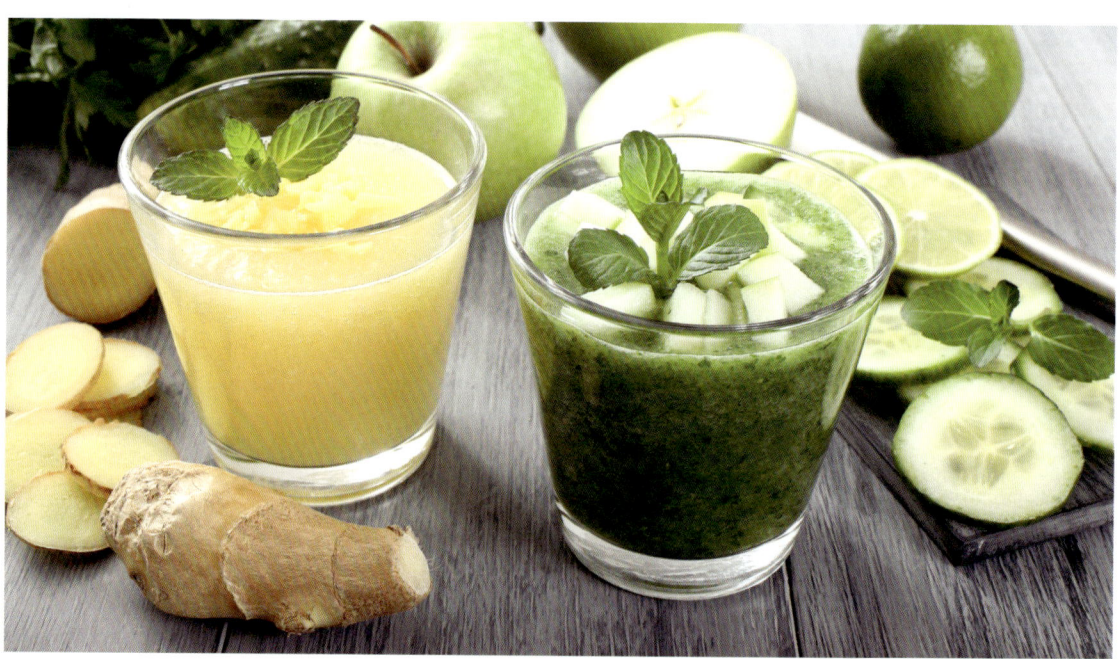

Eine ausgewogene Ernährung ist essenziell für einen gesunden und fitten Körper – Training alleine genügt nicht. Die wichtigsten Grundsätze zu Fetten, Kohlenhydraten, Proteinen und Nahrungsergänzungsmitteln.

Dieser uralte Spruch „Du bist, was du isst" passt wie der berühmte Deckel auf den Topf. Wer täglich zur Pommesbude rennt und sich die Fritten mit Ketchup und Mayo reinschiebt, der darf sich nicht wundern, wenn er immer unförmiger wird und zunehmend verfettet. Wie sagt man so schön? „Gott schuf den Menschen und McDonalds formte ihn."

In Deutschland leben laut einer Studie aus dem Jahr 2014 europaweit die meisten übergewichtigen Menschen – wir sind also Weltmeister im Fußball und Europameister im Verfetten. Das liegt zum einen an zu wenig sportlicher Betätigung und zum anderen an falscher Ernährung.

Neulich erzählte mir doch tatsächlich eine stark übergewichtige Frau, der Verzehr von Pommes frites mit Mayonnaise und Ketchup würde nicht dick machen. Während sie diese grausamen Worte aussprach, stopfte sie sich mit Weingummis voll und leerte innerhalb kürzester Zeit eine große Flasche Cola. Ich war sprachlos. Nun ist das ein extremes Beispiel und kaum jemand, der sich ausschließlich von Fastfood ernährt, wird dieses Buch lesen. Aber auch Sportler begehen bei der Ernährung oft elementare Fehler. Klar ist: Gleichgültig, wie häufig, hart und intensiv du trainierst – nimmst du nicht die richtigen Energielieferanten zu dir, wirst du immer unter deinen Möglichkeiten bleiben. Die Versorgung mit den wichtigsten Nährstoffen ist die Basis für ein erfolgreiches Workout und ein gesundes Leben. Sie sind vergleichbar mit dem richtigen Sprit für das Auto. Wer einen Sportwagen fährt, sollte kein normales Benzin tanken.

Wenige Themen sind so umstritten wie die ideale Ernährung. Es gibt unzählige Ratgeber und jeder Trainer, jeder Arzt, meint es am besten zu wissen. Fragst du fünf sogenannte *Experten*, wirst du fünf verschiedene Ansichten hören. Die einen schwören auf vegetarische oder gar vegane Ernährung, viele Leistungssportler verzichten zunehmend auf glutenhaltige Lebensmittel. Das Thema ist so vielschichtig, dass es in einem Fitnessbuch nicht ausreichend detailliert behandelt werden kann. Deshalb beschränke ich mich hier ausschließlich auf die wichtigsten Grundlagen, die meiner Meinung

nach unumstritten sind und die jeder Sportler kennen sollte. Ich weiß, dass ich weitverbreiteten Glaubenssätzen widerspreche und viele selbsternannte Ernährungsgurus werden jetzt möglicherweise auf die Barrikaden gehen. Aber ich rate dir zu einem gesunden Mix in deiner Ernährung. Du darfst und musst auch als Sportler sehr wohl Fette und Kohlenhydrate zu dir nehmen. Entscheidend ist, welche es sind und in welchen Mengen und wann du sie konsumierst.

Grundsätzlich gilt: Wer Sport treibt, der benötigt Energie. Selbst ein Mensch, der den ganzen Tag nur im Bett liegt, verfügt über einen bestimmten Energiebedarf. Man spricht in diesem Fall vom sogenannten *Grundumsatz*. Dieser ergibt sich aus den Kalorien, die der Körper für das normale Funktionieren im Ruhezustand benötigt. Der größte Teil unseres Energieverbrauchs (etwa 50-70 %) ist also nicht auf unsere Muskelaktivität zurückzuführen, sondern auf den Grundumsatz. Eine Faustformel besagt, dass Männer etwa 25 kcal/kg Körpergewicht für den Grundumsatz verbrauchen, Frauen etwa 10 % weniger. Treibt ein Mensch Sport oder bewegt er sich beruflich viel, steigt sein Grundumsatz.

Für die richtige Sportlerernährung solltest du die wichtigsten Grundsätze beachten: Dazu gehört vor allem der Verzehr von hochwertigen Fetten (9 kcal/g), guten Kohlenhydraten und Proteinen (4 kcal/g). Auf diese sogenannten *Makronährstoffe* gehe ich später noch genauer ein.

Ich muss häufig lächeln, wenn Fitnessmodels mit irgendwelchen Pulvern in der Hand ihre Sixpacks präsentieren. Klar, in der heutigen Zeit wird uns von Medien, Werbung und Industrie eine Menge angedreht – mit den tollsten Versprechungen. Nahrungsergänzungen, auch dazu komme ich später noch ausführlich, halte ich generell für sinnvoll –, wenn man die richtigen Produkte wählt. Ich denke allerdings, dass du in erster Linie die Grundsätze einer ausgewogenen Ernährung beachten solltest. Um im Training Erfolge zu erzielen, brauchst du deinen Körper nicht mit Chemie vollzupumpen. Lass dich auch nicht von Diätpäpsten verunsichern, denn die richtige Ernährung ist immer individuell. Entwickle stattdessen deine eigenen, gesunden Essgewohnheiten. Willst du abnehmen, dann überprüfe dein Essverhalten. Wie viel Fastfood stopfst du in dich hinein? Wie viele zuckerhaltige Getränke nimmst du zu dir? Wie häufig isst du spät am Abend schwere, kalorienhaltige Mahlzeiten? Beginne damit, ab sofort dein Trainingsprogramm zu absolvieren und passe zusätzlich die Kalorienzufuhr deinem persönlichen Ziel an.

Früher legten sich die Menschen Fettdepots an, quasi für schlechte Zeiten. Als der Mann noch jagen ging, wusste er nie, ob er ausreichend Beute erlegen würde. Also sorgte er für eventuellen Notstand vor. Inzwischen aber haben wir alle unsere Mammuts, nämlich Supermärkte, Restaurants und Küchen in der Nähe – wir brauchen keine großen Fettreserven mehr!

Gewöhne deinen Körper idealerweise an sechs kleine Mahlzeiten pro Tag. Zeige ihm dadurch, dass er keinen Grund hat, Fett zu speichern – weil er nicht unter Hunger leiden muss. Die klassischen Heißhungerattacken wirst du so vermeiden. Stattdessen wird deine Bauchspeicheldrüse deinen Blutzuckerspiegel konstant halten und du wirst energiegeladen durch den Tag und das Leben gehen.

Fette – Fett macht nicht unbedingt fett!

Fette haben einen schlechten Ruf – weil sie uns angeblich dick, unförmig und krank machen. Teilweise stimmt das auch, aber nicht alle Fette landen automatisch auf den Hüften. Sie haben auch andere Aufgaben, denen sich die wenigsten Menschen bewusst sind. Fett isoliert den Körper beispielsweise vor Kälte. Es ölt die Haut und verhindert, dass sie austrocknet. Zudem dient es als Baustoff für Hormone und Zellwände und ist verantwortlich für den Transport und das Speichern von fettlöslichen Vitaminen. Bestimmte Fette sorgen für eine schnellere Regeneration der Muskeln. Unter dem Strich sind Fette nichts anderes als der Basiskraftstoff für alle Körperfunktionen.

In der Ernährungswissenschaft unterscheidet man **gute** und **schlechte Fette** – man spricht in diesem Fall von **ungesättigten** und **gesättigten Fettsäuren**. Letztere kommen vor allem in Lebensmitteln, wie Butter, Fleisch, Wurst, Käse und Sahne, vor. Fettbomben, wie Kuchen, Pizza, Pommes und Chips, sind die Feinde der schlanken Linie. Nun musst du auf diese Leckereien nicht komplett in deiner Ernährung verzichten – aber du musst kein Ernährungsexperte sein, um zu verstehen, dass du sie nur in geringen Maßen genießen solltest. Laut medizinischen Untersuchungen sollte der Anteil an gesättigten Fettsäuren in der Ernährung nicht mehr als 10 % betragen. Beim Einkaufen im Supermarkt empfehle ich dir, die Zutaten auf den Verpackungen zu checken. Insbesondere Produkte, die gehärtete Fette beinhalten, gilt es zu vermeiden. Sie lassen die Cholesterinwerte enorm ansteigen, dadurch nimmt die Gefahr von Herz- und Krebserkrankungen zu.

Anders ist es mit den sogenannten **guten Fetten**, den **ungesättigten** und **mehrfach ungesättigten Fettsäuren.** Eine besondere Form sind die essenziellen, also lebensnotwendigen Fettsäuren. Der Körper kann sie nicht selbstständig herstellen. Ungesättigte Fettsäuren dienen uns als Energieschübe, sie senken gleichzeitig den Cholesterinspiegel und damit auch die Gefahr von Herz-Kreislauf-Erkrankungen und Krebsdiagnosen. Ein Mangel an bestimmten ungesättigten Fetten führt häufig zu Konzentrationsschwierigkeiten, teilweise auch zu Depressionen, Infektionsanfälligkeit oder Hautproblemen. Du kannst diese guten Fette unter anderem durch Gemüse, Nüsse, Oliven, Leinöl, nicht gehärtete Pflanzenöle, Soja und Fisch aufnehmen. Insbesondere für Sportler ist eine ausreichende Zufuhr von Omega-3-Fettsäuren besonders wichtig – auf diese gehe ich später noch ein.

Grundsätzlich sind sowohl die gesättigten als auch die ungesättigten Fettsäuren gute Energielieferanten, weil sie das Gefühl der Sättigung erhöhen. Etwa 30 % unserer Kalorien sollten wir durch Fette aufnehmen, pro Tag sind das etwa 1.500 Kalorien. Das Problem: Bei den meisten Menschen überwiegt der Anteil der gesättigten Fettsäuren. Wer dann nicht ausreichend trainiert, der lässt seine Fettzellen mit der Zeit immer weiter wachsen, der Körperfettanteil steigt und die Zeiger auf der Waage bewegen sich in erschreckende Bereiche. Wer will das schon? Du als Leser dieses Buches ganz bestimmt nicht.

Beispiele für Lebensmittel mit ungesättigten Fettsäuren – unbedingt essen!	
Obst und Gemüse	Mehrere Portionen täglich, u. a. Avocados! Auch Nüsse sollten verzehrt werden.
Fleisch und Geflügel	u. a. Rinderfilet, Putenbrust, Kalbsfilet, Schweinefilet, Schweineschnitzel, Kalbsschnitzel
Fisch	u. a. Zander, Seelachs, Tintenfisch, Thunfisch, Hering, Makrele
Milchprodukte	u. a. Joghurt, Speisequark, Buttermilch, Molke
Käse	u. a. Harzer, Edamer, Ziegenkäse, Mozzarella
Getreideprodukte	u. a. Knäckebrot, Vollkornbrot, Roggenbrot, Haferflocken
Pflanzenöle	u. a. Leinöl, Olivenöl, Rapsöl, Sonnenblumenöl, Distelöl, Weizenkeimöl

Beispiele für Lebensmittel mit gesättigten Fettsäuren – unbedingt weglassen!	
Fleisch und Geflügel	u. a. Speck, Gans, Ente, Mettwurst, Salami, Bratwurst, Schweinebraten, Wurst
Kuchen & Co.	u. a. Sahnetorten, Muffins, Waffeln
Frittierte Produkte	u. a. Pommes frites, Chips
Milchprodukte	u. a. Butter, Sahne, Eiscreme, Schmand
Käse	u. a. Camembert, Emmentaler, Appenzeller, Bergkäse
Sonstiges	u. a. Mayonnaise, Erdnussbutter, Margarine, Schmalz, Schokomüsli

Kohlenhydrate – Vorsicht geboten!

Im Gegensatz zu den Fetten könnte der Mensch auf Kohlenhydrate bedenkenlos verzichten, um zu überleben. Obwohl sie noch immer als Basis der Ernährung gelten, gehören sie nicht zu den essenziellen Nährstoffen. Bestimmte Kohlenhydrate führen in großen Mengen automatisch zu gesundheitlichen Problemen – sie machen auf die Dauer dick. Andere Kohlenhydrate hingegen gehören unbedingt zu einer gesunden und ausgewogenen Ernährung.

Ähnlich wie bei Fetten, unterscheidet man auch zwischen **guten** und **schlechten Kohlenhydraten**. Alle Kohlenhydrate sind Zuckerbausteine. Sie werden im Körper zu Glukose (Traubenzucker) umgewandelt und dienen uns als Energiespender. Entscheidend ist, wie schnell die Kohlenhydrate im menschlichen Körper zu Glukose verarbeitet werden. Dies wird durch den **glykämischen Index (GI)** ausgedrückt. Ein Kohlenhydrat mit einem niedrigen GI wird langsam aufgenommen, ein **Kohlenhydrat** mit einem hohen GI schnell. Je schneller ein Kohlenhydrat aufgenommen wird, desto schneller steigt der Blutzuckerspiegel an – und ebenso rasch wird er wieder abgebaut. Klassische Heißhungerattacken sind die Folge. Du kennst dieses Phänomen, wenn du viele Süßigkeiten isst. Dann bist du zwar erst einmal relativ schnell satt, allerdings hält dieser Zustand nicht lange an. Nach kurzer Zeit wächst dein Verlangen nach noch mehr Süßem. Es entsteht ein Kreislauf, der einen enormen Überfluss an Glukose erzeugt. Die Folge: eine zunehmende Verfettung. Bei diesem Prozess kommt das bekannte und lebenswichtige Hormon Insulin ins Spiel, das den Blutzuckerspiegel kontrolliert. Es wird von der Bauchspeicheldrüse produziert, wenn sie mit viel Zucker konfrontiert wird. Je mehr Zucker dem Körper zugeführt wird, desto unempfindlicher wird er mit der Zeit gegen das Insulin. Die Folgen: ein ständig zu hoher Insulinspiegel und eine stetige Gewichtszunahme. Wird eine Grenze überschritten, spricht man von **Insulinresistenz**. Diabetes ist die Folge. Ebenso werden Bluthochdruck, Herzinfarkte, Schlaganfälle und andere Herz-Kreislauf-Erkrankungen begünstigt. 2014 gab es bereits mehr als sechs Millionen Diabetiker in Deutschland – Tendenz steigend.

Welche Kohlenhydrate solltest du nun essen und auf welche besser verzichten? Grundsätzlich sind Kohlenhydrate mit einem niedrigen glykämischen Index ratsam. Ihre Umwandlung in Zucker dauert länger und sie erhöhen den Blutzuckerspiegel nur leicht. Sogenannte „gute" Kohlenhydrate sind beispielsweise in Vollkornnudeln, Vollkorn-Getreideprodukten, Hülsenfrüchten, Gemüse und vielen Obstsorten enthalten. Sie halten lange satt und kurbeln sogar die Fettverbrennung an. Schlechte Kohlenhydrate stecken in Weißbrot, Pommes frites, Pizza, Bratkartoffeln, Schokolade, Eiscreme, aber auch in reifen Bananen, Ananas und vor allem in Limonaden und Cola.

Der glykämische Index, der in den 1970er-Jahren von Dr. David Jenkins ins Leben gerufen wurde, macht es auch Laien einfach, gute von schlechten Kohlenhydraten zu unterscheiden. So stufte Jenkins alle Nahrungsmittel auf einer Skala zwischen 0 und 110 ein und legte fest, dass jene Produkte, die einen höheren GI als 55 besitzen, zu den schlechten zählen. Ein GI bis 55 gilt als niedrig, ein GI zwischen 56 und 69 als mittel und ab einem Wert von 70 spricht man von einem hohen GI. Die folgenden Tabellen geben dir einen Überblick über eine kleine Auswahl an Lebensmitteln mit guten und schlechten Kohlenhydraten. Angaben zum GI von nahezu allen Lebensmitteln findest du unter anderem bei der Deutschen Gesellschaft für Ernährung oder im Buch *Logi Guide* aus dem Systemed Verlag.

Kohlenhydrate mit glykämischem Index unter 55 – Schlankmacher!	
Kategorie	**Lebensmittel**
Getränke	u. a. Wasser, frische Fruchtsäfte ohne Zucker (Apfelsaft, Orangensaft etc.), Rotwein, Weißwein (trocken)
Obst, Gemüse, Früchte	u. a. Apfel, Grapefruit, Kirschen, Himbeeren, Heidelbeeren, Linsen, grüne Bohnen, Karotten, Pilze
Milchprodukte	u. a. Milch (vollfett), Kakao aus fettarmer Milch, Fruchtjoghurt (fettarm), Smoothies
Brot und Getreide	u. a. Vollkornmüsli, Roggenbrot (Vollkorn), Kleiebrot, Pumpernickel
Beilagen	u. a. Vollkornnudeln, Naturreis, brauner Reis
Süßigkeiten	u. a. Bitterschokolade (mind. 70 % Kakao), Marmelade ohne Zucker, Erdnüsse, Butterkekse
Fleisch und Fisch	u. a. Hackfleisch (Rind), Huhn, Kalbfleisch, Hummer, Hecht, Hering, Heilbutt, Lachs, Rotbarsch

Kohlenhydrate mit glykämischem Index über 55 – Krankmacher!	
Kategorie	**Lebensmittel**
Getränke	u. a. Cola, Limonaden, gezuckerte Fruchtsäfte
Obst, Gemüse, Früchte	u. a. Ananas, reife Bananen, Datteln (getrocknet), Wassermelone, Kürbis, Kohlrüben, Litschi, Rosinen, Pastinaken
Milchprodukte	u. a. Kondensmilch (gezuckert), Eiscreme
Brot und Getreide	u. a. Weißbrot (Baguette etc.), Graubrot, Brezeln, Croissant, Haferbrot, Weizenvollkornbrot, Cornflakes
Beilagen	u. a. Pommes frites, Bratkartoffeln, Pellkartoffeln, Backkartoffeln, Kartoffelpüree
Süßigkeiten	u. a. Schokolade, Waffeln, Pfannkuchen, Traubenzucker, Hörnchen, Donuts, Popcorn

Proteine – unersetzlich für Sportler!

Eiweiße sind die wichtigsten Baustoffe unseres Körpers. Man unterscheidet jene, die der Körper selbst herstellt, von denen, die mit der Nahrung aufgenommen werden müssen. Letztere bestehen aus Ketten von Aminosäuren und haben vor allem zwei wichtige Aufgaben: die Versorgung des Körpers mit Energie und die Lieferung lebenswichtiger Aminosäuren, die zur Produktion körpereigener Eiweiße benötigt werden. Proteine sind für den Aufbau und die Erhaltung der Muskulatur unabdingbar, sie sättigen schneller als Kohlenhydrate und Fette und sie enthalten nur 4 kcal/g.

Die Proteine bilden unter anderem sämtliche Körperstrukturen, wie Sehnen, Muskeln, Bänder, Knochen und Organe. Sie werden für den Zellaufbau und für das Immunsystem benötigt und sie transportieren verschiedene Substanzen im Körper, zum Beispiel Sauerstoff und Fette. Zudem werden Proteine als Botenstoffe und Antikörper aktiv und lösen in Form von Enzymen wichtige chemische Reaktionen aus.

Im menschlichen Körper gibt es etwa 20 bekannte Aminosäuren. Neun davon sind essenziell, also lebensnotwendig. Wir sind nicht in der Lage, diese selbstständig herzustellen und müssen sie daher über die Nahrung aufnehmen. Ein Mangel an Proteinen führt häufig zu einer Schwächung des Immunsystems, zu Muskelabbau und Haarausfall. Grundsätzlich gilt: Eiweiß sollte die Basis jeder (Sportler-)Mahlzeit sein. Wer regelmäßig trainiert, der sollte täglich etwa 1,4-1,8 g Proteine pro kg Körpergewicht zu sich nehmen. Damit meine ich keineswegs nur die Hardcore-Pumper, sondern auch diejenigen, die normale athletische und sportliche Figuren und eine gesunde Lebensweise anstreben. Wer sich wenig bewegt, benötigt für die Mindestversorgung immerhin noch etwa 0,8 g Eiweiß pro kg Körpergewicht.

Allerdings: Viele Menschen bedienen sich vor allem an Eiweißquellen wie rotem Fleisch und Wurst. Sie enthalten gleichzeitig tierische Fette, die auf die Dauer dick machen. Deshalb solltest du unbedingt darauf achten, magere Eiweißquellen, wie Fisch, Thunfisch, fettarmen Aufschnitt, Magerquark, Geflügel, Eier, Milchprodukte, Tofu, Soja, Hülsenfrüchte, Linsen oder Bohnen, zu wählen. Für Sportler sind zudem gewisse Proteinshakes ratsam, auf die ich später noch eingehe.

Viele Sportler, die Muskelmasse aufbauen wolen, fragen mich häufig, warum sie trotz intensiven Trainings keine Fortschritte verzeichnen. Es gibt natürlich Menschen, denen fällt der Muskelzuwachs aufgrund ihres genetisch festgelegten Körperbaus leichter, anderen schwerer. Je weniger eine Person dafür ausgelegt ist, dicke Muskeln aufzubauen, desto mehr muss sie darauf achten, ihrem Körper zum richtigen Zeitpunkt die nötigen Proteinmengen zur Verfügung zu stellen. Bei jeder der empfehlenswerten sechs Mahlzeiten am Tag sollten je nach Körpergewicht 20-40 g Eiweiß verzehrt werden. Eine dieser Mahlzeiten sollte 1 h vor dem Trainingsbeginn eingenommen werden. 30 min nach dem Workout ist ein Eiweißshake ideal.

Viele Experten argumentieren, zu viel Eiweiß schade den Nieren. Erfahrungen und klinische Studien belegen inzwischen, dass die Nieren in der Regel problemlos mit großen Mengen Eiweiß zurechtkommen. Sie passen sich dem Bedarf an, hypertrophieren (also wachsen) leicht und erhöhen ihre Filtrationsleistung. Wichtig ist es natürlich dennoch, die Nieren bei ihrer Arbeit zu unterstützen und – nicht nur beim Sport – dem Körper ausreichend Flüssigkeit zuzuführen.

Eiweißquellen im Überblick		
10 g Proteine	**20 g Proteine**	**Mehr als 20 g Proteine**
0,3 l Vollmilch	3 Hühnereier	100 g Parmesan (32 g)
35 g Leinsamen	60 g Schinken	100 g Emmentaler (29 g)
40 g Erdnüsse	80 g Putenbrust	100 g Lachsschinken (30 g)
50 g Mozzarella	100 g Erbsen, Linsen, Bohnen	100 g Leinsamen (24 g)
75 g Magerquark	100 g Rinderhack, Rinderfilet	100 g Sojabohnen (34 g)
100 g Frischkäse	125 g Hummer	100 g Forellenfilet (31 g)
200 g Sojasprossen	200 g Austern	100 g Whey Protein (75 g)

Supplementierung – die ideale Nahrungsergänzung

Ich könnte problemlos ein ganzes Buch mit diesem Thema füllen. Der Markt mit Nahrungsergänzungsmitteln ist weltweit inzwischen ein Milliardengeschäft, immer mehr Produkte gelangen in den Handel – viele sind förderlich und hilfreich für Sportler, viele aber auch nicht. Einige Kollegen vertreten die Meinung, es reiche eine gesunde und ausgewogene Ernährung, um ausreichend mit Nährstoffen versorgt zu werden. Ich teile diese Ansicht nicht. Gewisse Ergänzungen sind nicht nur für Sportler empfehlenswert, sondern für jeden, der seinen „Motor" mit dem bestmöglichen „Sprit" versorgen möchte. Bevor ich dir die in meinen Augen wichtigste Basis für eine gesunde Nahrungsergänzung vorstelle, möchte ich dir vier Grundsätze mit auf den Weg geben, die du bei einer Supplementierung (lat. supplere: ergänzen, ersetzen) beachten solltest:

1. Nahrungsergänzung entspricht nur einem Mosaiksteinchen im Gesamtmosaik der körperlichen Leistungsfähigkeit. Ohne hartes Training bringen sie dir nichts!

2. Verwende nie Produkte, die auf der Doping-liste stehen. Wir treiben Sport, um gesund zu bleiben und nicht, um uns zu zerstören. Unser Ansatz ist die langfristige Gesundheit, nicht die kurzfristige Leistungsfähigkeit.

3. Eine Supplementierung muss individuell abge-stimmt werden. Lasse dich deswegen von Ärz-

ten, Apothekern und/oder gut ausgebildeten Trainern beraten – und dich nicht durch Wer-bung verarschen. Es gibt keine Wundermittel!

4. Verzichte auf Bestellungen im Ausland über das Internet. Bei vielen Präparaten sind Ver-unreinigungen durch verbotene Substanzen durchaus möglich.

Omega-3-Fettsäuren

Die **Omega-3-Fettsäuren** gehören zu den mehr-fach ungesättigten Fettsäuren. Besonders wichtig sind die **Eicosapentaensäure** (EPA), die **Docosa-hexaensäure** (DHA) sowie die **Alpha-Linolensäu-re** (ALA). Sie sind für den Menschen essenziell – das heißt, er kann sie nicht selbst produzieren. Ihr Bedarf muss über die Ernährung gedeckt werden. Vor allem Fisch (insbesondere Lachs, Makrelen, Sardellen, Thunfisch und Heringe) sind hervorra-gende Quellen. An zweiter Stelle stehen Pflanzen-öle wie Rapsöl, Sojaöl, Leinöl und Walnussöl. Sie enthalten zwar kein EPA und DHA, dafür jedoch ALA, die vom Körper in DHA und EPA umgewan-delt werden kann.

Omega-3-Fettsäuren sind im Körper für verschie-dene Aufgaben zuständig, unter anderem für die

Herstellung entzündungsfördernder Stoffe, die zur Abwehr von Krankheitserregern benötigt wer-den. Aber sie unterstützen gleichzeitig auch die Produktion entzündungshemmender Stoffe, die diese Reaktionen bremsen. Wer viel Sport treibt, der sollte täglich etwa 3 g Omega-3-Fettsäuren zu sich nehmen. Der Grund: Die Muskelzellen können so die Aminosäuren aus den Proteinen besser für den Aufbau von Muskelfasern verwerten. Gleich-zeitig wird die Regenerationsfähigkeit gefördert. Kaum ein Nahrungsergänzungsmittel zeigt laut diverserer Studien so viele positive Effekte wie Omega-3-Fettsäuren. Um deine Versorgung mit Omega-3-Fettsäuren zu optimieren, rate ich dir, dich bei deinem Hausarzt oder in der Apotheke deines Vertrauens über entsprechende Präparate zu informieren.

Eiweißprodukte

Die beste Möglichkeit, sich nach einem intensiven Krafttraining mit den nötigen Eiweißen zu versorgen, sind klassische Eiweißshakes. Sie helfen dabei, den Muskeln die für das Wachstum wichtigen Proteine zuzuführen, gleichzeitig leiten sie die Regenerationsphase ein und unterstützen diese. Es gibt diverse Eiweißquellen und Produkte für die Nahrungsergänzung – manche eignen sich besser für den Muskelaufbau, andere sind empfehlenswert für Personen, die eine Gewichtsreduzierung anstreben. Man unterscheidet grob zwischen solchen Produkten, die vom Körper schnell verarbeitet werden und anderen, bei denen die Verarbeitung eher langsam geschieht. Das Molkeprotein Whey beispielsweise steht dem Körper extrem schnell zur Verfügung und ist aus diesem Grund für alle Kraftsportler eine gute Wahl. Im Gegensatz dazu ist das Milcheiweiß Kasein vor allem für Menschen hilfreich, die abnehmen wollen. Seine Einnahme führt wegen seiner langsamen Verarbeitung zu einem Sättigungsgefühl und gilt deshalb für viele auch als Mahlzeitenersatz.

Kreatin

Für mich ist es unglaublich, dass heutzutage (trotz zahlreicher positiver Studien!) noch immer eine Supplementierung durch Kreatin infrage gestellt wird. Wahrscheinlich ist ein Großteil der Trainer und Sportler zu faul, Nachforschungen anzustellen und sich auf dem Gebiet der Nahrungsergänzung weiterzubilden. Kreatin ist eine Aminosäure, die in gewissen Eiweiß- und Energiepräparaten enthalten ist. Es greift dem Körper bei der Regeneration unter die Arme, unterstützt die Denkleistung, hat einen positiven Einfluss auf die Kontraktionsfähigkeit der Muskeln und fördert die Leistungsfähigkeit im Allgemeinen. Einen Großteil des Kreatinbedarfs decken wir mit unserer Ernährung ab – aber eben nicht den gesamten Bedarf. Deshalb empfehle ich die zusätzliche Einnahme von etwa 4 g Kreatin in Verbindung mit Whey-Proteinen direkt nach dem Training. **Wichtig:** Diese Dosis sollte nicht überschritten werden. „Viel hilft viel" gilt in diesem Fall nicht.

Zink

Zink ist ein Spurenelement, das folglich nur in sehr geringen Mengen im menschlichen Körper vorhanden ist. Trotzdem spielt es für den Stoffwechsel eine entscheidende Rolle, weil es wichtiger Bestandteil zahlreicher Enzyme ist. Viele biochemische Prozesse im Körper könnten ohne Zink nicht ablaufen, das Spurenelement ist für uns lebensnotwendig. Zink ist an diversen Stoffwechselvorgängen beteiligt. Es ist beispielsweise für die Eiweißsynthese und für die Zellteilung von Bedeutung – und somit für Haut, Haare und die Heilung von Wunden. Das Spurenelement ist außerdem wichtig für die Verdauung, die Blutbildung, die Spermienproduktion und das Immunsystem. Normalerweise enthält der Körper 2-4 g Zink. Es befindet sich in den meisten Körperzellen. Weil die Speicherung allerdings nur für kurze Zeit möglich ist und der Körper Zink nicht selbst herstellen kann, muss es über die Nahrung zugeführt werden.

Vitamin D

Vitamin D ist wichtig für den Kalziumhaushalt und reguliert den Auf- und Abbau der Knochen. Daher hat ein starker Vitamin-D-Mangel unter anderem Folgen für die Gesundheit der Knochen. Sie können sich bei Kindern verbiegen (Rachitis), bei Erwachsenen erweichen (Osteomalazie) oder abbauen (Osteoporose). Der Körper deckt seinen Vitamin-D-Bedarf zu etwa 80 % selbst – und zwar mithilfe der Sonne. Bei ausreichender Bestrahlung durch UV-Licht bildet die Haut Vitamin D in einer Menge, die den Bedarf des Körpers deckt. Menschen mit hellerer Haut nehmen größere Mengen des UV-Lichts auf und bilden damit entsprechend mehr Vitamin D.

Die restlichen 20 % erhält der Körper über die Nahrung. Zu den Lebensmitteln, die Vitamin D enthalten, gehören unter anderem Fisch (Lebertran), Eier und Milch. Sie beinhalten Vitamin D_3. Manche pflanzliche Nahrungsmittel (z. B. Avocados) und Pilze enthalten Vitamin D_2. Lebensmittel mit bedeutsamem Vitamin-D-Gehalt stellen jedoch Ausnahmen dar. Allgemein kommt das natürliche Vitamin D in geringen Mengen in Nahrungsmitteln vor.

Die perfekte Ergänzung!

Die eben vorgestellten Nahrungsergänzungen bilden eine kräftige Kombination. Omega-3-Fettsäuren fördern den Aufbau von Muskelfasern. Das Whey-Protein steht dem Körper schnell zur Verfügung und trägt zum Wachstum und zur Erholung der Muskeln bei. Außerdem unterstützt Eiweiß das Immunsystem. 3-4 zusätzliche Gramm Kreatin sorgen für Power und helfen dabei, harte Einheiten durchzustehen – auch sie unterstützen den Aufbau von Muskeln und deren Regeneration. Zink gleicht den Hormonhaushalt aus und spielt für den Stoffwechsel eine entscheidende Rolle. Vitamin D ist wichtig für den Kalziumhaushalt und die Gesundheit der Knochen. Diese Kombination nehme ich spätestens 30 min nach meinen Trainingseinheiten zu mir.

8 UNSER KÖRPER:
EIN WUNDER DER NATUR

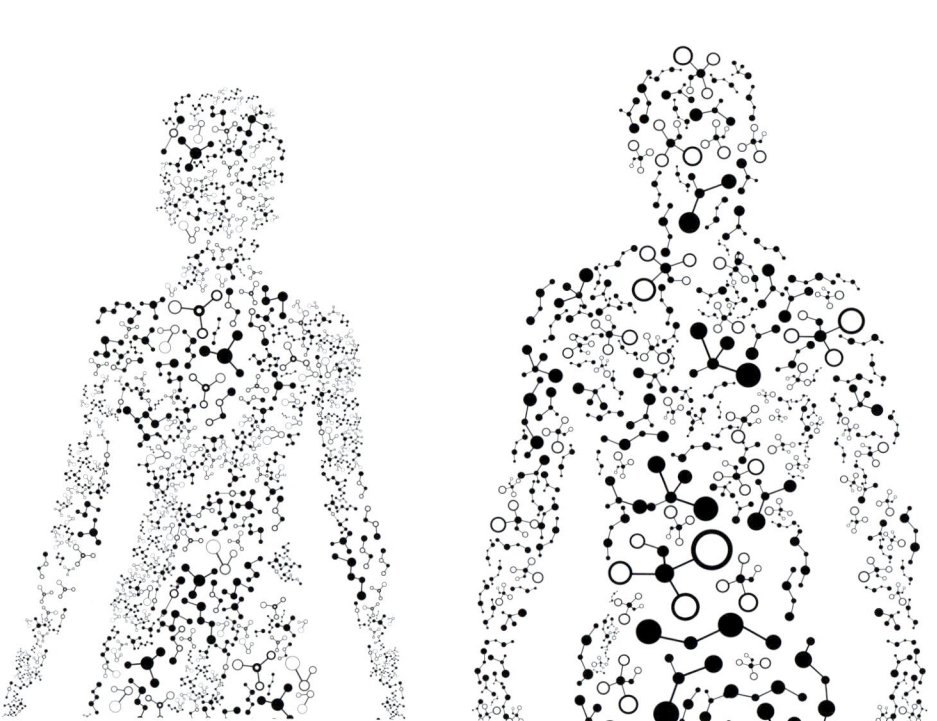

Die wenigsten Sportler kennen die wichtigsten Funktionen und Organsysteme ihres Körpers wirklich. Ein kurzer Exkurs in die Anatomie des Menschen.

Es ist für mich immer wieder schockierend, wie wenige Menschen tatsächlich über ihren Körper Bescheid wissen. Sie kennen sich perfekt mit ihrem Handy aus, natürlich auch mit dem Computer und erst recht mit dem Auto. Aber von den wichtigsten Grundlagen des menschlichen Körpers haben die meisten so viel Ahnung wie eine Kuh vom Tauchen. Viele Fitnessfreaks rennen zwar 5 x in der Woche ins Studio und trainieren hart. Sie kennen auch bestens den Butterfly oder die Multipresse, aber welche Muskelbereiche damit trainiert werden, das wissen sie nicht. Dabei kann man nur dann ein gutes Verhältnis zu seinem Körper aufbauen, wenn man ihn kennt und weiß, wie er funktioniert. Nur wer zumindest über die wichtigsten Basics informiert ist, der ist auch in der Lage, effektives und gesundes Krafttraining zu betreiben.

Die Natur hat uns mit dem effektivsten und besten Trainingsgerät überhaupt ausgestattet – mit unserem Körper! Er ist ein wahres Wunderwerk – er bewegt uns, er macht uns kräftig, ausdauernd und schnell. Vor allem aber ist der Körper unser Panzer, der uns vor Beschwerden und Verletzungen schützt. Je besser unsere Muskulatur ausgebildet ist, desto mehr beugen wir Problemen mit Sehnen und Bändern vor. Und: Je mehr der Körper gefordert und gefördert wird, umso mehr gibt er uns zurück!

Ich möchte keine langweiligen Exkurse in die Anatomie des Menschen unternehmen – aber eine kurze und intensive Reise durch unseren Körper sollten wir uns am Ende dieses Buches noch gönnen.

Das Muskelsystem

Für die Muskeln interessieren sich Sportler in der Regel am meisten, wenn es um Funktionen des menschlichen Körpers geht. Sie machen bei Männern etwa die Hälfte des Körpergewichts aus, bei Frauen im Schnitt ein Viertel. Zusammen mit dem Skelett erzeugen sie die Bewegungsenergie und ermöglichen beispielsweise präzise Bewegungen, das Heben von Gegenständen und sogar das Sprechen. Die sogenannten *unwillkürlichen (glatten) Muskeln*, einschließlich der „spezialisierten" Herzmuskeln, liefern die Energie für das Atmungs-, das Herz-Kreislauf- und das Verdauungssystem.

Jeder Mensch verfügt über mehr als 600 sogenannte *Skelettmuskeln*. Sie arbeiten mit den Knochen zusammen und verleihen dem Körper die Kraft, die er zur Bewegung braucht. Ein Skelettmuskel hängt für gewöhnlich an einem Knochenende, erstreckt sich über ein Gelenk, verjüngt sich dann hin zu einem anderen Knochen und hängt sich an diesen an. Wenn sich ein Muskel zusammenzieht, bewegt er einen Knochen, während der andere Knochen relativ stabil bleibt. Der Punkt, an dem ein Muskel an dem unbewegten Knochen hängt, heißt *Ursprung*. Der Punkt, an dem er am bewegten Knochen hängt, wird *Ansatz* genannt. Viele Muskeln besitzen mehrere Ursprungs- und Ansatzpunkte.

Die einzelnen Muskeln sehen ganz unterschiedlich aus. Am oberen Rücken etwa befinden sich die dicken Dreiecksmuskeln. Und in den Händen verlaufen schlanke, kabelartige Muskeln. Die Stärke, mit der sich ein Muskel zusammenziehen kann – und somit seine spezifische Funktion –, hängt von seiner Form ab. Die Muskeln, die entlang des Rückgrats verlaufen, sind am stärksten. Sie sorgen für eine aufrechte Körperhaltung und für die Kraft, die unter anderem auch zum Heben und Stoßen notwendig ist. Der kleinste Muskel des menschlichen Körpers ist übrigens der Steigbügelmuskel im Ohr.

Die Muskeln sind so aufgebaut, dass sie sich als Reaktion auf Nervenimpulse zusammenziehen können und einen Teil des Skeletts in die Kontraktionsrichtung ziehen. Die Muskeln sind jeweils gegensinnig angeordnet, da sie nur ziehen und nicht stoßen können. Das bedeutet, dass die Bewegungen einer Muskelgruppe immer von ihren Antagonisten (Gegenspielern) umgekehrt werden kann.

Die Skelettmuskeln bestehen aus dichten, länglichen Zellbündeln – den Muskelfasern, die durch Bindegewebsfasern zusammengehalten werden. Dieses Gewebe ist von zahlreichen Kapillaren durchdrungen, die dafür sorgen, dass die Muskeln Sauerstoff und Glukose erhalten, die sie zur Kontraktion benötigen.

Das Skelett

Das Skelett ist quasi das Gerüst des menschlichen Körpers. Die Knochen, aus denen das Skelett besteht, sind auch für andere Organsysteme wichtig: Die roten und weißen Blutzellen wachsen und entwickeln sich zu einem inneren Fettgewebe, dem roten Knochenmark. Die Mineralien, die sich in den Knochen ablagern, insbesondere Kalzium, werden bei Bedarf an den Organismus abgegeben.

Das Herz-Kreislauf-System

Seine Hauptaufgabe ist es, den Körper mit wichtigen Nährstoffen und mit Sauerstoff zu versorgen. Ein Stillstand von nur wenigen Sekunden führt zur Bewusstlosigkeit. Alle Körperorgane und -gewebe müssen mit sauerstoffreichem Blut versorgt werden. Gleichzeitig müssen Abfallprodukte beseitigt werden. Diese Versorgung wird dem Bedarf angepasst.

Das Nervensystem

Das Gehirn ist nicht nur das Zentrum des Bewusstseins, sondern es steuert auch sämtliche Körperbewegungen über das Rückenmark und die Nerven. Zusammen mit den endokrinen Drüsen reguliert das Nervensystem die anderen Systeme und sichert deren Funktion.

Das endokrine System

Hormone sind chemische Botenstoffe, die von den endokrinen Drüsen und einigen anderen Organen abgesondert werden. Sie zirkulieren im Blut und in anderen Körperflüssigkeiten und tragen zu einer optimalen Umgebung im Körperinneren bei.

Das endokrine System setzt beispielsweise die Veränderungen in Gang, die während der Pubertät stattfinden und steuert viele Alltagsprozesse, einschließlich der Menopause.

Das Immunsystem

Die körpereigenen Abwehrkräfte bieten einen wichtigen Schutz vor Infektionen und sorgen für eine störungsfreie Funktion der inneren Körpersysteme. Bei einem gesunden Menschen schützt das Zusammenspiel von physikalischen, zellulären und chemischen Abwehrkräften vor vielen Gefahren. Eine schlechte Konstitution verringert die Widerstandskräfte.

Das Verdauungssystem

In diesem röhrenförmigen, 9 m langen Gebilde zwischen Mund und Anus wird die Nahrung gespeichert und verdaut. Abfallprodukte werden beseitigt und Nährstoffe optimal verwertet. Eine gesunde Verdauung hängt auch davon ab, ob Immun- und Nervensystem richtig funktionieren und ob das seelische Wohlbefinden stimmt.

Das Harnsystem

Aufgaben der Nieren sind es, das Blut zu filtern und Abfallprodukte auszuscheiden. Die Harnproduktion wird vom Blutfluss und Blutdruck beeinflusst, ebenso von Hormonen und verschiedenen allgemeinen Rhythmen und Kreisläufen des Körpers – zum Beispiel dem Schlaf-Wach-Rhythmus.

Das Atemsystem

Die Luft wird mithilfe der Atemmuskeln durch die Atemwege zur Lunge transportiert. Dort findet der Gasaustausch statt. Das Herz-Kreislauf-System transportiert die Gase; es versorgt die Zellen mit Sauerstoff und beseitigt das Abfallprodukt Kohlendioxid. Die Luft, die wir einatmen, ist mit vielen Viren, Bakterien und chemischen Stoffen verunreinigt. Die Hauptaufgabe unseres Immunsystems besteht darin, diese Eindringlinge zu bekämpfen.

Das Fortpflanzungssystem

Das Fortpflanzungssystem ist das biologische Mittelstück des Körpers. Im Gegensatz zu den anderen Systemen des Körpers funktioniert es nur für eine bestimmte Zeit im Leben. Es ist das einzige System, das operativ entfernt werden kann, ohne dabei das Leben zu gefährden.

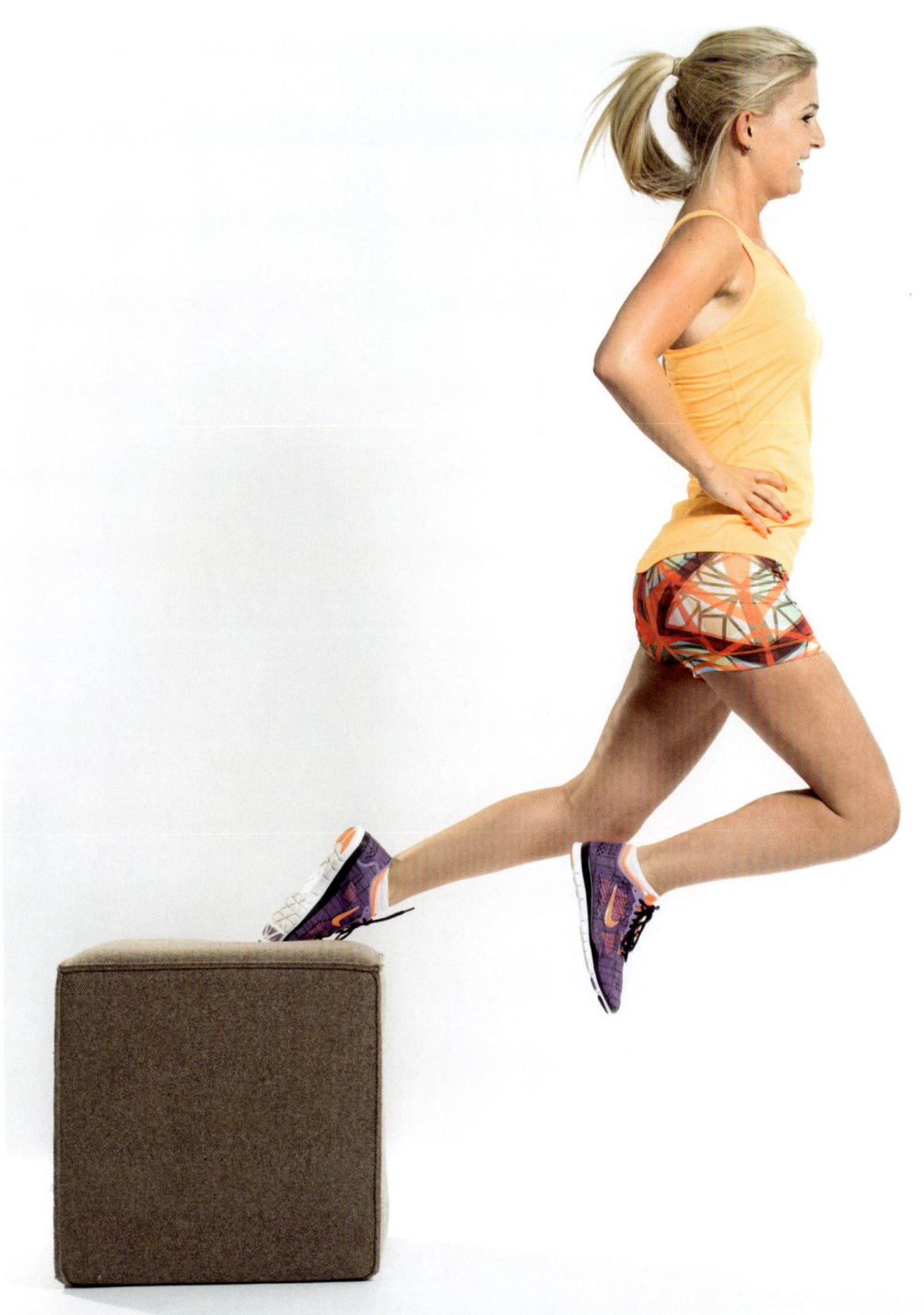

Dynamisch und explosiv: Sprünge kräftigen vor allem die Beinmuskulatur.

9 FRAGE UND ANTWORT: WAS DU SCHON IMMER ÜBER KRAFT-TRAINING WISSEN WOLLTEST

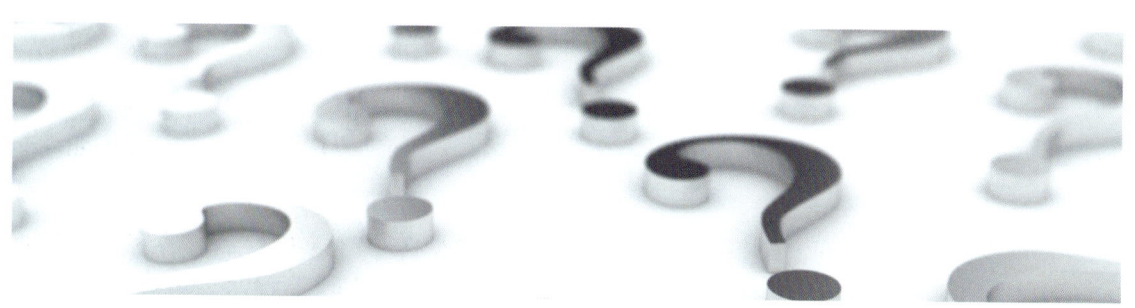

Machen zu viele Muskeln unbeweglich? Werden Frauen durch das Training männlicher? Sollten auch Senioren trainieren? Und was hilft bei Muskelkater? Antworten auf die wichtigsten Fragen zum Krafttraining.

Wird der Körper durch Muskelmasse träge und unbeweglich?

Schaut euch einmal an, wie 400-m-Sprinter, Zehnkämpfer, Crossfitsportler oder Kämpfer von Spezialeinheiten aussehen. Findet ihr diese Jungs (und auch Mädels) träge und unbeweglich? Sicher nicht! Sie sind muskulös, bewegen sich trotzdem flink, überwinden schwierigste Hindernisse. Das Zusammenspiel der wichtigsten körperlichen Komponenten funktioniert bei ihnen perfekt. Im Ernst: Ohne Krafttraining und eine gut ausgebildete Muskulatur werdet ihr träge, unbeweglich und langsam. Das Vorurteil, dass Muskelaufbau automatisch Unbeweglichkeit zur Folge hat, hält sich noch aus den Zeiten, als das reine Bodybuilding in Mode war und es vielen Kraftsportlern ausschließlich um den Aufbau von Muskelbergen ging. Heutzutage steht ausgewogenes, modernes Training im Fokus der meisten Profiathleten und Hobbysportler. Muskeln sollen vor allem schlank, leistungsfähig, ausdauernd, kräftig und mobil werden. Dabei helfen Übungen, bei denen ein größtmöglicher Bewegungsradius beansprucht wird – Bodyweight Training ist ideal dafür. Zusätzlich ist es ratsam, sich an trainingsfreien Tagen zu stretchen, um die Dehnbarkeit der Muskeln und Sehnen zu verbessern. Ich habe in diesem Buch immer wieder eines klargemacht: Der Mix ist entscheidend! Nur Muskeln aufzubauen, ist lange out und wenig dienlich. Es kommt darauf an, funktional zu trainieren und alle Komponenten wie Kraft, Ausdauer, Schnelligkeit, Beweglichkeit und Koordination ins Training zu integrieren.

Hilft Krafttraining beim Fettabbau?

Wenn man sich Fett und Muskeln anschaut, erkennt man schnell, dass es sich um zwei grundsätzlich verschiedene Gewebearten handelt. Das heißt: Man muss sie differenziert betrachten und behandeln. Mit gezieltem Krafttraining formst du deinen Körper und stärkst deine Muskeln. Primär hat dieses Krafttraining aber keinen Einfluss auf das Fettgewebe. Sehr wohl erhöhst du durch Krafttraining deinen Grundumsatz, was wiederum die Fettverbrennung anregt. Ein dauerhaft perfektes Training besteht aus einer Kombination von Kraft- und Ausdauereinheiten – die idealerweise in eine Einheit integriert werden. Wir haben dazu diverse Beispiele im Übungskapitel vorgestellt. Krafttraining bringt die Muskeln zum Wachsen und die Mischung aus Kraft- und Ausdauerübungen lässt das Fett schmelzen. **Wichtig:** Die Kalorienzufuhr ist der Hauptfaktor bei der Regulierung des Körpergewichts.

Wie häufig und intensiv muss ich trainieren, um Muskelmasse aufzubauen?

Gerade bei der Intensität trennt sich die Spreu vom Weizen. Die Frage ist deshalb nicht eindeutig zu beantworten, weil jeder Sportler Muskelmasse anders definiert – und jeder andere Ziele verfolgt. Klar ist: Je intensiver du arbeitest, desto stärker werden deine Muskeln wachsen. Trainierst du 4 x pro Woche konzentriert und mit höchster Intensität, steht einem gesunden, schlanken und gut trainierten Muskelaufbau nichts im Wege. Allerdings ist der Aufbau von Muskulatur immer auch abhängig vom Körperbau und den Muskelfasern. Es gibt schmal gebaute Menschen, die sich zwar sehr wohl einen muskulösen, durchtrainierten Körper erarbeiten können. Aber sie werden keine Muskelberge aufbauen und die Statur eines Extrem-Bodybuilders bekommen.

Werden Frauen durch Krafttraining männlicher?

Ständig höre ich von Frauen, sie würden kein Krafttraining betreiben, um nicht zu breit und muskulös zu werden. Mädels, keine Angst! Es ist nahezu ausgeschlossen, dass ihr durch regelmäßiges Training die Gestalt von Arnold Schwarzenegger annehmt. Es sei denn, ihr wollt es und gehört den extremen Bodybuilderinnen an. Frauen haben einen sehr niedrigen Testosteronspiegel. Dieser sorgt unter normalen Umständen und selbst bei mehrfachem, intensivem Training in der Woche für einen verhältnismäßig geringen Muskelaufbau. Sehr wohl aber führt Fitnesstraining auch bei Frauen zur Bildung eines schlanken, sportlichen Körpers. Und das ist ein Ziel, für das es sich lohnt zu trainieren!

Sollten auch Senioren regelmäßig trainieren?

Ein entschiedenes Ja! Die Frage allerdings ist: Ab wann gehört man überhaupt zur Gruppe der Senioren? Nennen wir die Senioren mal lebensreife Menschen, zu denen ich mich mit meinen 48 Jahren mittlerweile auch zähle. Wer ist schon alt heutzutage? Ich habe Kunden, die sind mit über 60 körperlich (und geistig!) fitter, als viele andere in den Zwanzigern. Die kritische Frage, ob Senioren Krafttraining betreiben sollten, hält sich seit Jahrzehnten. Früher schonte man die Älteren, weil man dachte, Schonung und Ruhigstellung seien förderlich für das Altern und die Gesundheit. Gott sei Dank hat sich diese Einstellung durch viele Studien als falsch erwiesen. In den USA gibt es sogenannte *Militär-Sport-Coaches*, die Seniorenheime besuchen und dort Sportprogramme anbieten. Auch hierzulande werden immer mehr Sportkurse für Senioren angeboten. Denn: Gerade bei älteren Menschen kann ein wohldosiertes und individuelles Training zum Erhalt der körperlichen Vitalität und somit zur Steigerung der Lebensqualität führen. Kraft, Koodination und Ausdauer müssen auch im Alter gefordert und gefördert werden, damit wir alle lange selbstständig, gesund und mobil bleiben. Viele Übungen aus diesem Buch eignen sich perfekt für ältere Menschen, weil sie gelenkschonend sind und je nach Fitnesslevel individuell durchgeführt werden können.

Was hilft bei Muskelkater? Und sollte ich trotzdem weitertrainieren?

Jeder kennt es, dass nach harten Einheiten der Körper schmerzt. Je weniger wir gewisse Bereiche regelmäßig trainieren, desto leichter entsteht dort der fiese Muskelkater. Die gute Nachricht ist: Muskelkater ist nicht schädlich. Es handelt sich dabei um feine Faserrisse, die allerdings selbstständig verheilen. Spätestens nach 7-10 Tagen hat sich der Körper regeneriert. Durch einen richtigen Aufbau des Trainings kannst du dem Muskelkater vorbeugen. Wichtig ist, langsam zu beginnen und die Belastung stufenweise zu steigern. Dies gilt vor allem für ungewohnte Belastungen durch neue Übungen. Grundsätzlich gilt: Regelmäßiges Training senkt das Risiko eines Muskelkaters.

Wer sich viel bewegt, verbessert seine Koordination. Je koordinierter Übungen ausgeführt werden, desto besser arbeiten die Muskeln zusammen. Zudem werden die Muskeln mit zunehmender Beanspruchung immer belastbarer. Zur Vorbeugung von Muskelkater gibt es verschiedene Tipps – ebenso für die Behandlung im akuten Fall. Du solltest verschiedene Möglichkeiten ausprobieren, denn was dem einen hilft, mag beim anderen nicht funktionieren. Viele Sportler steigen nach hohen Belastungen in sogenannte *Eisbäder*, die Wassertemperatur liegt in der

Regel zwischen 5 und 15° C. Durch die Kälte ziehen sich die Muskeln zusammen und Schwellungen in den Fasern werden reduziert. Kritiker warnen zwar vor einem erhöhten Erkältungsrisiko, ich weiß durch viele Erfahrungen allerdings, dass Eisbäder bei diversen Sportlern helfen. Genauso sinnvoll kann auch eine Wärmebehandlung sein. Viele Athleten schwören auf Saunabesuche nach dem Training. Auch heiße Bäder können zu einer schnelleren Genesung der Muskelfasern beitragen, weil die Durchblutung der Muskulatur gesteigert wird.

Klar ist: Wenn der Muskelkater erst einmal aufgetreten ist, gibt es lediglich Behandlungsmöglichkeiten, die ihn lindern. Wichtig ist, hohe Belastungen in dieser Phase zu vermeiden und leichte Übungen durchzuführen. Abraten würde ich von Massagen. Vor allem, wenn sie nicht professionell ausgeführt werden, sind sie für die verletzten Muskelfasern oft schädlicher, als dass sie helfen würden.

Sorgen Nahrungsergänzungsmittel für einen schnelleren Muskelaufbau?

Auf die sogenannte *Supplementierung* (engl. supplements = Ergänzung) bin ich bereits in Kap. 7, „Ernährung", ausführlich eingegangen. Sinn und Zweck einer Nahrungsergänzung ist der Ausgleich eines Mangels in der Ernährung. Bei Sportlern sollen sie helfen, Ziele schneller zu erreichen. Fakt ist: In Verbindung mit hartem Training sorgen einige Präparate (beispielsweise Eiweiß, Omega-3-Fettsäuren, Kreatin etc.) für einen erhöhten

Muskelzuwachs. Allerdings solltest du bei einer Supplementierung nur auf erlaubte Nahrungsergänzungsmittel zurückgreifen und dich zuvor von Fachleuten (Trainer, Ärzte, Apotheker) beraten lassen. Trotzdem sind die Prinzipien einer ausgewogenen Ernährung auch von Sportlern zu beachten. Eine Einnahme von Nahrungsergänzungen kann auf keinen Fall eine unausgewogene Ernährung ausgleichen.

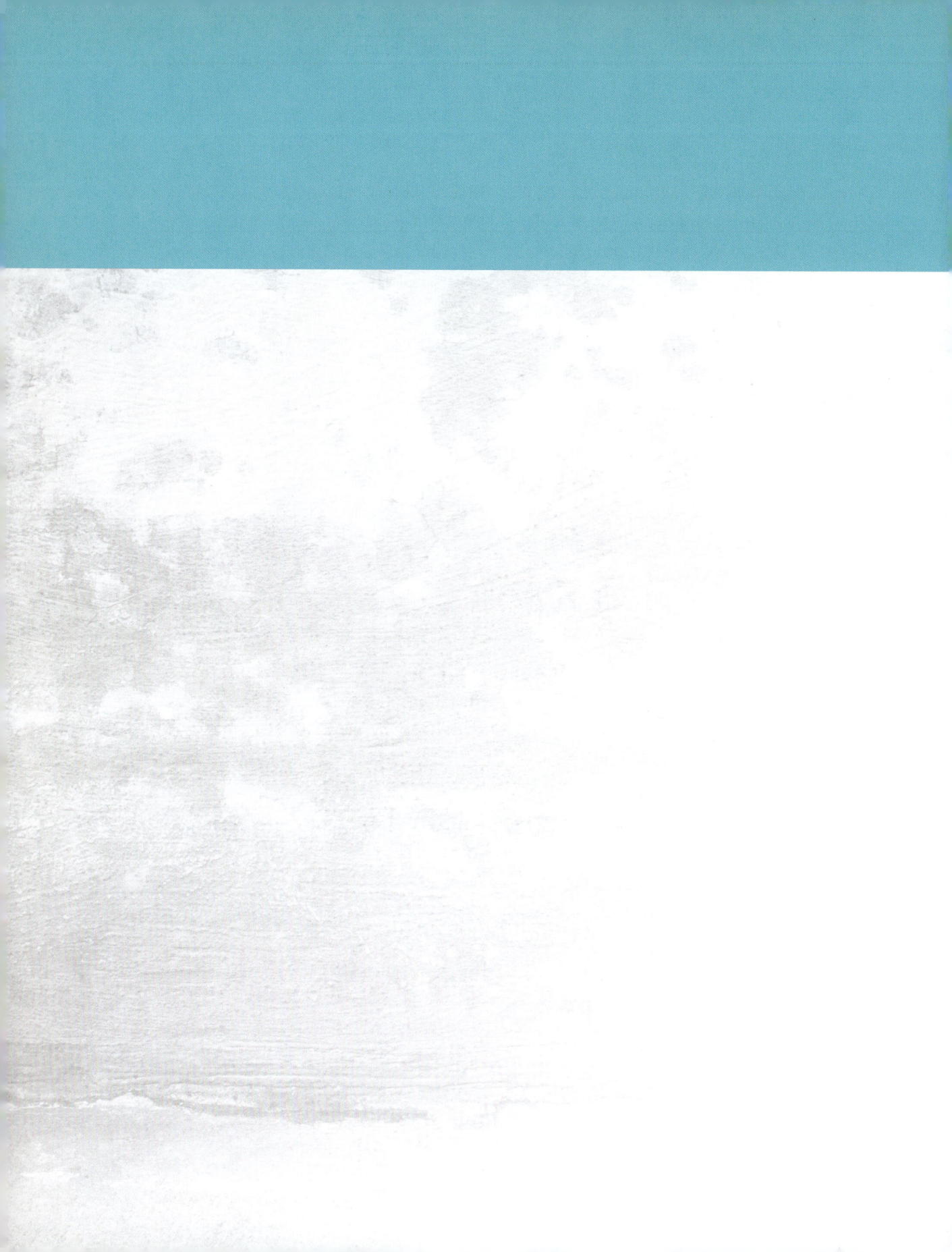

ANHANG

Verwendete Literatur

Albers, T., Worm, N. (2013). *Der Logi-Muskel-Coach* (1. Auflage). Lünen: Systemed Verlag.

Smith, T. (2004): *Der menschliche Körper – Ein Bildatlas.* Köln: Karl Müller Verlag.

Lauren, M., Clark, J. (2013): *Fit ohne Geräte. Trainieren mit dem eigenen Körpergewicht.* (11. Auflage). München: Riva Verlag.

Bertram, O. (2014): *Das Men's Health Workout ohne Geräte* (2. Auflage). München: Südwest Verlag.

Boeckh-Behrens, W-U. (2010): *maxxF – Der Megatrainer* (6. Auflage). München: GRÄFE UND UNZER Verlag.

Grillparzer, M. (2013): *Fatburner – So einfach schmilzt das Fett weg* (7. Auflage). München: GRÄFE UND UNZER Verlag.

Bildnachweis

Fotos:

Coverfoto & Bilder Innenteil: Stefan von Stengel

© picture-alliance/dpa: S. 11, 55, 69

© Thinkstock/iStock: S. 238, 254, 262,

© adobe Stock: S. 7, 47, 65

Umschlagfoto: Stefan von Stengel,

© Thinkstock/iStock

Umschlag und Aufmachergrafik:

© Thinkstock/iStock

Mitwirkende:

Covergestaltung, Innenlayout & Satz: Sannah Inderelst

Lektorat: Dr. Irmgard Jaeger, Katrin Thiele

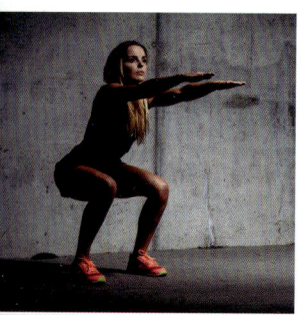

BLEIBEN SIE FIT!

* Preisänderungen vorbehalten und Preisangaben ohne Gewähr! © adobe Stock

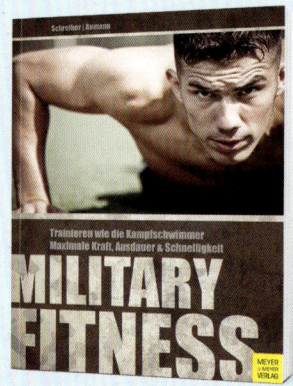

ISBN 978-3-89899-966-3

Ca. € [D] 24,95/€ [A] 25,70

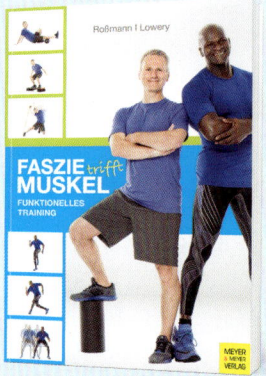

ISBN 978-3-8403-7547-7

Ca. € [D] 25,00/€ [A] 25,70

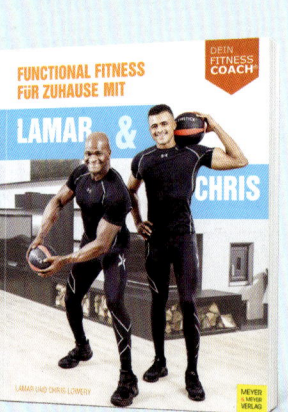

ISBN 978-3-8403-7531-6

Ca. € [D] 19,95/€ [A] 20,60

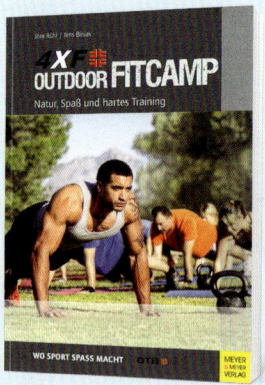

ISBN 978-3-89899-886-4

Ca. € [D] 24,95/€ [A] 25,70

DAS TAGEBUCH

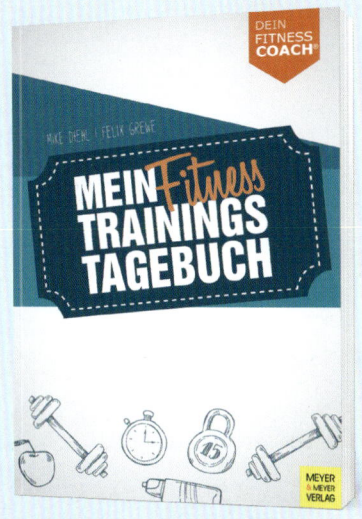

208 Seiten, s/w

Hardcover

16,5 x 24 cm

ISBN 978-3-8403-7546-0

€ [D] 9,95

€ [A] 10,30

Diehl | Grewe

Mein *Fitness*trainingstagebuch

Ab sofort bringst du Struktur in deine Workouts! Schreibe in diesem Trainingstagebuch ein ganzes Jahr lang deine Fitnesseinheiten nieder. Notiere deine Stärken und Schwächen, deine sportlichen Ziele sowie deine Essgewohnheiten. Stelle dich regelmäßigen Erfolgskontrollen, in dem du Fortschritte festhältst und mit eigenen Fotos dokumentierst. Vergleiche deine Workouts miteinander, damit du deine Ziele schneller erreichst. Wer ohne Plan und nur nach Gefühl trainiert, wird früher oder später stagnieren. Transparenz sorgt für Motivation und garantiert langfristigen Erfolg!

MEYER & MEYER
Fachverlag GmbH
Von-Coels-Str. 390
52080 Aachen

Telefon	02 41 - 9 58 10 - 13
Fax	02 41 - 9 58 10 - 10
E-Mail	vertrieb@m-m-sports.com
Webseite	www.dersportverlag.de

MEYER
& MEYER
VERLAG

Unsere Bücher erhalten Sie online oder bei Ihrem Buchhändler.

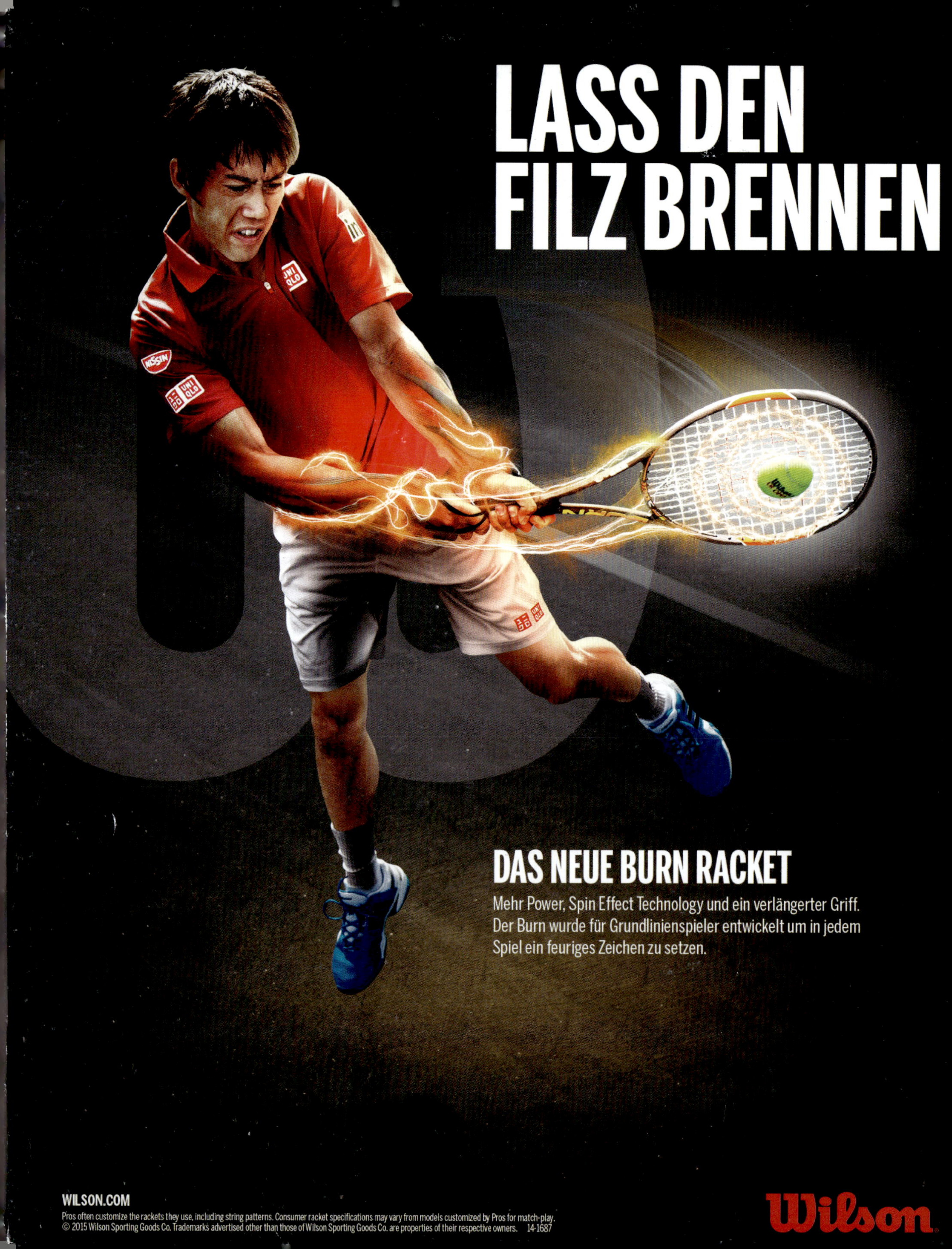

LASS DEN FILZ BRENNEN

DAS NEUE BURN RACKET

Mehr Power, Spin Effect Technology und ein verlängerter Griff.
Der Burn wurde für Grundlinienspieler entwickelt um in jedem
Spiel ein feuriges Zeichen zu setzen.

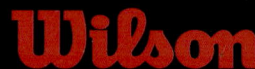